예방의학자의 건강 이야기

건강한 삶 행복한 사회

김장락 지음

예방의학자의 건강 이야기

건강한 삶
행복한
사회

발 행 일	2025. 1. 31
지 은 이	김장락
편 집	김현순
디 자 인	서영희
발 행 인	권경민
발 행 처	한국지식문화원
출판등록	제 2021-000105호 (2021년 05월 25일)
주 소	서울시 서초구 서운로13 중앙로얄빌딩
대표전화	0507-1467-7884
홈페이지	www.kcbooks.org
이 메 일	admin@kcbooks.org
ISBN	97911-7190-099-2

ⓒ 한국지식문화원 2025
본 책 내용의 전부 또는 일부를 재사용하려면
반드시 저작권자의 동의를 받으셔야 합니다.

예방의학자의 건강 이야기
건강한 삶 행복한 사회

김장락 지음

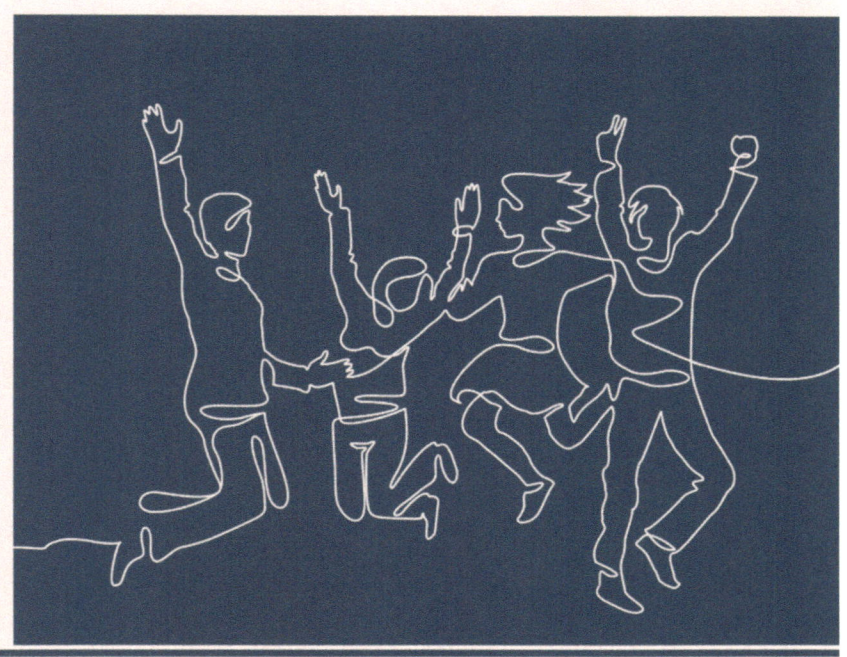

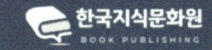
한국지식문화원
BOOK PUBLISHING

〈들어가는 말〉

나는 예방의학자이다. 의과대학을 졸업하고 군의관 전역을 한 후 줄곧 예방의학을 연구하고, 강의하고 주민들에게 강연하거나 보건 당국에 자문하는 역할을 해 왔다. 그동안 나름대로 공부하고 생각한 것을 글로 쓰고 싶다는 생각만 하고 있다가 정년을 앞둔 이제야 컴퓨터 앞에서 자판기를 두드리기 시작한다. 의사가 되고 바로 군의관으로 복무하면서 피를 보고, 응급 환자를 진료하는 임상의사가 적성에 맞지 않다는 생각이 들었다. 그래서 아픈 사람을 안 봐도 되는 의사가 되고 싶었다. 건강한 사람 또는 집단을 대상으로 질병을 예방하고 행복한 삶을 살아가는 방법을 연구하고 교육하는 분야가 바로 예방의학이다.

의학의 전문과목으로서 예방의학은 일반인에게는 생소할 것이다. 아니면 방역이나 예방접종을 떠올릴 것이다. 예방의학은 '개인 또는 특정 인구집단의 건강과 안녕(웰빙)을 보호, 유지, 증진하고 질병 및 장애와 조기사망을 예방하는 것을 전문으로 하는 의학의 한 분야'로 정의된다. 사람들은 누구나 건강하게 오래 살기를 원한다. 노인들은 건배사로 '9988234'를 외친다. 즉 오랫동안(99세까지) 팔팔(88)하게 살다가 이삼(23)일만 앓고 죽자(4)라는 희망이다. 요약하면 건강하게 오래 살자! 무병장수는 많은 사람의 꿈이다. 모든 사람이 건강하게 오래 사는 사회는 예방의학자의 꿈이다.

이 책은 건강에 대한 것이다. 건강은 너무나 중요하지만 흔하디흔한 주제라서 식상하기까지 하다. 하지만 평생에 걸쳐 건강을 화두로 살아온 예방의학자의 시각에서 건강을 이야기해 보고자 한다.

이 책은 개인이 건강하게 오래 살기 위해 무엇이 필요한지에 관한 것이다. 누구는 건강하고 누구는 건강하지 않은가? 건강은 타고나는가? 만들어지는가? 건강이 중요한지, 건강을 위해서 무엇을 하는지 물어보면 흔히 대답한다. 건강은 인생의 행복을 위해 꼭 필요하며 건강을 위해서 좋은 식습관, 운동, 건강검진, 휴식, 금연 및 절주를 하거나 건강식품을 먹는다고 한다. 어떤 사람은 자신만의 건강 비법이 있다. 하지만 한 사람의 건강 관리법이 다른 사람에게도 적용된다는 법은 없다. 그것은 그냥 건강한 사람이 가지고 있는 습관이나 버릇일 수 있다. 사람마다 개인차가 있기 때문에 모든 사람에게 해당하는 건강 비법이란 없고 건강 결정요인 개념이 있다. 현대과학은 엄격한 연구 방법에 따라 원인과 결과 관계를 규명한다. 건강 결정 또는 질병 위험요인은 건강이나 질병의 확률적 원인이다. 여기에는 개인 차원의 생활양식 또는 습관(좋은 식습관, 신체활동 및 운동, 적정 체중 유지, 금연 및 절주, 스트레스 관리, 충분한 수면, 건강검진 받기 등)과 개인을 둘러싸고 있는 환경요인(기후, 환경 오염, 물과 식량, 주거, 소득 및 교육 수준 등 삶의 조건 등)이 있다. 이 책은 여러 수준의 다양한 건강 결정요인에 대해 수많은 과학적 연구 결과 중에서도 최신의 가장 좋은 근거에 기반한 정보나 지식을 인용할 것이다.

이 책은 모두가 건강하게 오래 사는 사회를 만들기에 관한 것이다. 우리나라에서 동시대에 태어난 사람들인데 어떤 집단은 다른 집단보다 더 건강하지 못한가? 왜 가난한 사람은 부자보다, 농어촌 사람은 도시 사람보다, 지방 사람은 서울 사람보다 더 오래 살지 못하는가? 이러한 건강 불평등 또는 건강 격차의 원인을 살피고 다 함께 건강하고 행복한 사회를 만들기 위해 사회와 국가가 무엇을 해야 할지 방향에 대해 모색해 보고자 한다.

　이 책은 크게 세 부분으로 구성된다. 제1부 건강과 건강 결정요인의 개괄, 제2부 개인 차원의 건강 결정요인(건강을 위해 나는 무엇을 할까?), 제3부 건강하고 행복한 사회 만들기이다.

　정보가 차고 넘친다. 건강에 대한 정보도 그렇다. 넘치는 정보의 홍수 속에서도 휩쓸리지 않고 잘 선택해서 활용하면 나와 가족 나아가 사회의 건강을 지키고 나아지게 할 수 있다. 예방의학자로서 흔해 빠진 정보 속에서 건강, 건강 결정요인, 건강 사회 만들기라는 주제로 보석 같은 정보를 찾아내어 나름 엮어 보려고 한다. 기존의 연구, 조사, 전문 서적, 또는 신문이나 인터넷 정보 등을 참고하되 하나의 주제를 향하여 과학적 근거라는 관점에서 서술한다. 이 책은 기존의 저술을 재구성한 것이어서 크게 새로운 것은 없다.

　그렇지만 희망한다. 이 책이 허접한 건강 정보 더미 위에 또 다른 쓰레기를 보태는 것이 아니기를 바란다. 나, 당신 그리고 그들의 건강을 위하여 무엇을 어떻게 해야 할지 좋은 정보원이 되었으면 한다. 무엇보다 책을 읽는 사람에게 우리가 함께 건강하고 행복한 사회를 만들 수 있다는 생각이 들게 하면 좋겠다. 기후 위기와 양극화 시대를 살아가는 사람에게. 또 나의 건강뿐 아니라 함께 하는 건강 사회를 믿는 사람, 함께 행복하기를 꿈꾸는 사람에게.

경상국립의대 칠암동 연구실에서
김장락

제1부. 건강과 그 결정요인 11

제1장. 건강과 건강 결정요인 모형
들어가는 말 12
1. 건강이란 무엇인가? 14
2. 건강하지 않은 상태, 질환, 질병 그리고 죽음 26
3. 건강 결정요인을 설명하는 틀, 건강모형 33
요약 및 마무리 41

제2장. 일반적 사회경제적, 문화적 그리고 환경요인
들어가는 말 43
1. 사회경제적 환경 가장 중요한 건강 결정요인 45
2. 건강 결정요인으로서 문화 49
3. 정치적 요인, 남북한 건강 격차의 원인 52
4. 건강 결정의 주요 변수가 된 자연환경 54
요약 및 마무리 79

제3장. 생활 및 근로 조건
들어가는 말 81
1. 실직, 공중보건 문제 83
2. 직업병, 작업관련성질환, 산업재해 그리고 스트레스 84
3. 물과 위생, 너무나 당연한 건강 조건 90
4. 식량 및 농업, 영양부족과 영양과잉의 공존 시대 91
5. 무주택과 주거 불안정, 공중보건 문제 92
6. 사회경제적 지위와 교육 수준, 가장 중요한 건강 결정요인 95
7. 보건의료서비스의 양면성 99
요약 및 마무리 109

제4장. 사회와 지역 내 관계망
들어가는 말 111
1. 사회적 자본이란? 114
2. 사회적 자본, 건강의 결정요인 116
3. 사회적 자본의 두 얼굴 124
요약 및 마무리 126

제2부. 개인 차원의 건강 결정요인 129

제1장. 개인의 생활양식 요인 - 총론
들어가는 말 130
1. 생활양식, 생활습관 그리고 건강행태 131
2. 건강에 바람직한 생활양식 132
3. 생활양식, 사망의 거의 절반에 기여 136
요약 및 마무리 138

제2장. 개인의 생활양식 요인 - 각론
Ⅰ. 비흡연
들어가는 말 139
1. 남자는 높고 여자는 낮은 우리나라 흡연율 141
2. 흡연은 건강에 백해무익 142
3. 흡연의 사회경제적 비용 152
4. 안전하지 않은 전자담배 152
5. 흡연에 대한 전문 기관의 권고 및 금연 도움말 154
요약 및 마무리 156

Ⅱ. 좋은 식습관
들어가는 말 157
1. 우리나라 식습관, 과일과 채소 섭취 감소 추세 159
2. 과다 섭취가 문제가 되는 식이 요인 160
3. 충분한 섭취가 권장되는 식이 요인 168
4. 기호식품, 커피와 차 171
5. 채식이 건강에 더 좋을까? 173
6. 소식, 간헐적 단식 그리고 아침 결식 176
7. 영양제보다 건강한 식단 179
8. 식습관에 대한 기관 권고 및 도움말 180
요약 및 마무리 183

Ⅲ. 신체활동
들어가는 말 185
1. 우리나라 사람의 부족한 신체활동 187

2. 왜 신체활동을 권장하는가? 188
3. 신체활동의 유형, 빈도, 강도, 지속 시간 194
4. 부상의 위험이 있는 너무 심한 운동 201
5. 신체활동에 대한 기관 권고 및 도움말 202
요약 및 마무리 205

Ⅳ. 적정(건강) 체중 유지하기
들어가는 말 206
1. 세계적으로 낮은 우리나라 비만율 208
2. 과체중과 비만의 원인, 생활습관과 환경 210
3. 과체중과 비만이 높이는 질병 및 사망위험 211
4. 적정 체중 유지와 체중 감량, 생활습관 개선과 환경 조성 215
5. 체중에 대한 기관 권고 및 도움말 220
요약 및 마무리 222

Ⅴ. 절주 혹은 금주
들어가는 말 223
1. 우리나라 음주 통계, 남자에서 높은 음주율과 고위험음주율 225
2. 건강과의 연관성, 음주의 양면성 226
3. 음주의 영향, 술의 종류냐 음주 행태냐? 237
4. 음주의 사회경제적 비용 238
5. 음주에 대한 전문 기관의 권고 및 절주 도움말 239
요약 및 마무리 241

Ⅵ. 스트레스 관리
들어가는 말 242
1. 우리나라 스트레스 인지율 244
2. 스트레스란 무엇인가? 244
3. 건강과의 연관성, 스트레스는 만병의 근원? 250
4. 관리가 가능한 스트레스 253
요약 및 마무리 258

Ⅶ. 충분한 수면
들어가는 말 259
1. 늦게 자고 적게 자는 우리나라 사람 261
2. 수면과 건강의 연관성, 좋은 잠의 중요성 261
3. 수면 부족, 박탈 및 수면 장애 264
요약 및 마무리 267

Ⅷ. 건강검진 받기 및 그 외 건강행태
들어가는 말 268
1. 소득수준에 비례하는 건강검진율 270
2. 일차예방과 이차예방 270
3. 건강검진의 두 얼굴, 이득과 해 271
4. 건강검진에 대한 전문 기관의 권고 275
요약 및 마무리 278

제3장. 연령, 성별 그리고 유전적 요인
들어가는 말 281
1. 건강과 질병의 주 결정요인, 연령과 성 283
2. 건강 결정요인으로서 유전적 요인 285
3. 유전자 연구와 의학의 미래 289
요약 및 마무리 289

제3부. 건강증진, 건강하고 행복한 사회
건강, 행복 그리고 건강증진 296

제1장. 기후 변화 대응
들어가는 말 302
1. 시간이 부족한 기후변화 대응 304
2. 기후변화 대응, 완화와 적응 307
3. 기후변화 대응 방안의 실현 탄소소 사회로 가는 길 315
4. 환경보건 관리의 원칙 321
요약 및 마무리 325

제2장. 건강의 사회적 결정요인 대책
들어가는 말 327
1. 우리나라에서 건강수명이 가장 높은 성남시 분당구 329
2. 건강 형평성 제고를 위한 사회적 결정요인 대책 333
3. 모두가 건강하고 행복한 사회로 가는 길 341
요약 및 마무리 346

제3장. 건강에 바람직한 행태를 위한 건강증진
들어가는 말 348
1. 생활양식은 개인의 선택이자 환경의 산물이다. 350
2. 건강증진 어떻게 하나? 352
3. 건강 형평성과 건강증진 360
요약 및 마무리 366

참고문헌 373

제1부. 건강과 그 결정요인
제1장. 건강과 건강 결정요인 모형 374
제2장. 일반적인 사회경제적, 문화적 및 환경적 요인 379
제3장. 생활 및 근로 조건 389
제4장. 사회와 지역 내 관계망 398

제2부. 개인 차원의 건강 결정요인
제1장. 개인의 생활양식 요인 - 총론 403
제2장. 개인의 생활양식 요인 - 각론 403
제3장. 연령, 성별 그리고 유전적 요인 436

제3부. 건강증진, 건강하고 행복한 사회
건강, 행복 그리고 건강증진 441
제1장. 기후 변화 대응 442
제2장. 건강의 사회적 결정요인 대책 448
제3장. 건강에 바람직한 행태를 위한 건강증진 455

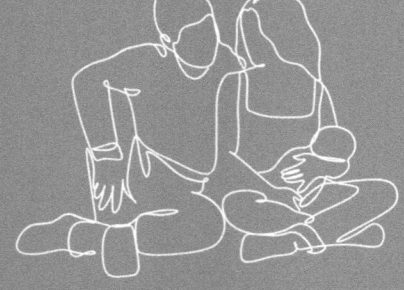

제1부.

건강과
그 결정요인

제1장
건강과 건강 결정요인 모형

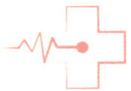

들어가는 말

　대부분 사람은 오래 살고 싶어 한다. 그것도 건강하게. 우리나라 전래동화 주인공들처럼 오래오래 행복하게 살기를 원한다. 최근 우리나라 사람의 평균수명이 83세라고는 하지만 어떤 이는 평균에 못 미치거나 심지어 아주 어린 시절에 죽기도 한다. 오래 살지만 아픈 사람이 있고, 늙어서도 건강한 사람이 있다. 같은 시기, 같은 나라에서 태어나고 자라나도 사람마다 수명이 차이가 나고 사는 동안 건강의 정도가 다르다.

　왜 어떤 사람은 오래 살고, 어떤 사람은 그렇지 못할까? 내 초등학교 동기 중 30살 조금 넘어 죽은 사람도 있고, 요즘 나이로 한창때인 60살도 못 살고 저세상으로 간 친구들도 있다. 심지어 너무 일찍 세상을 떠나 내 초등학교 동기가 될 기회조차 가질 수 없었던 미지의 아기도 있었을 것이다. 중국 지도자 등소평은 술과 담배를 모두 즐기고도

90세까지 천수를 누렸다고 하니 건강을 '타고난' 사람이다. '머리는 빌릴 수 있어도 건강은 빌릴 수 없다'라고 하면서 눈이 오나 비가 오나 가벼운 달리기를 하는 습관으로 88세까지 산 김영삼 전 대통령은 노력으로 건강을 '만든' 유형이다.

환경요인의 관점에서 보면 심장병으로 젊어서 죽은 나의 친구가 만약 더 옛날에 태어나서 담배도 못 피우고 기름진 음식도 못 먹었다면 오히려 더 오래 살 수도 있었을 것이다. 반대로 천수를 누리는 많은 현대인이 가난한 시대 또는 나라에 태어나서 못 먹고 불결한 환경 속에 자라났다면 감염병에 걸려 요절했을지도 모른다. 개인의 특성뿐 아니라 태어나고 자란 환경이 질병의 이환과 수명의 길이를 결정한다. 이 장에서는 건강 및 연관된 주제 그리고 무엇이 건강을 결정하는지 개관하고자 한다. 그간의 많은 과학적 연구는 건강의 결정요인을 거의 밝혔다. 따라서 건강을 위해서 무엇을 해야 할지 우리는 답을 알고 있다.

1. 건강이란 무엇인가?

최고 수준의 건강을 누리는 것은 모두의 기본권이다.

사람들은 질병 없이 오래 살면 건강하다고 말하겠지만, 사실 건강에 대한 정의는 시대 상황과 질병 양상에 따라 변하고 학자에 따라 다르다. 오늘날 가장 흔히 인용되는 건강의 정의는 1948년의 세계보건기구(World Health Organization, 이하 WHO) 헌장에서 서술된 '단순히 질병이 없거나 허약하지 않다는 것에 그치지 않고 완전한 신체적, 정신적 및 사회적 안녕 상태'이다.[1] 여기서 안녕이란 우리나라 사람들이 흔히 사용하는 영어인 웰빙(well-being)을 번역한 말로 건강뿐만 아니라 행복한 삶이라는 긍정적인 의미까지 포함하는 것이다. WHO 정의는 광범위해서 신체적, 정신적 안녕뿐 아니라 심지어 사회적 관계를 맺고 사회적 역할까지 해야 건강이라고 한다. 너무 이상적이고 구체적이지 않아 비현실적이라는 비판이 있다. 이 정의에 따르면 건강을 제대로 누리는 사람이 얼마나 될까? 사람들은 보통 신체적으로나 정신적으로 완전하지 않아서 하나 또는 그 이상의 결함을 가지고 살 수밖에 없다. WHO는 1986년에 '건강은 삶의 목표라기보다 일상생활의 자원이다'라고 하여 생활 수단으로서 현실적 의미의 건강을 인정하였다.[2] 건강 자체가 우리 삶의 목표일 수는 없다. 건강은 삶의 질이나 행복 같은 더 높은 목표를 달성하기 위한 수단이다.

윌슨(Wilson)이라는 학자는 '건강이란 행복하고 성공된 생활을 조성하는 인체의 상태'라고 하여 의학적 심신의 건강 상태보다 본인의 충족감을 중시한다. 이 견해에 따르면 의학적으로 질병이 없고, 심리적으로도 문제가 없으며, 사회적 역할도 훌륭하게 할 수 있다고 보이는 사람도 자신이 충족감을 느끼지 못하고 살 보람을 찾지 못한다면 건강한 것이 아니다.[1]

건강을 누리는 것은 모두의 권리이다. WHO 헌장은 최고 수준의 건강은 민족, 종교, 정치적 이념, 사회경제적 상태를 초월해서 누구나 누려야 할 기본적인 권리라고 규정한다. 이를 건강권이라고 한다. 세계의 많은 사람이 건강하지 못한 현실을 타개하기 위하여 WHO는 1978년 국제회의에서 '모든 사람에게 건강을'(Health for all)을 기치로 내건 알마아타 선언을 채택한 바 있다. 건강권은 국제연합 세계인권선언과 우리나라 보건의료기본법 등에도 명시되어 있다.[1] 우리나라 사람은 누구나 건강할 권리가 있고 국가는 이를 보장할 책임이 있다.

우리나라 사람은 세계적으로 오래 산다.

우리나라 사람은 얼마나 건강할까? 추상적인 WHO 정의에 따라 건강 수준을 측정하기는 어렵다. 건강의 반대편 개념은 질병이고, 그 극단적 상태가 죽음이니 얼마나 오래 사는지, 또는 얼마나 질병 없이 오래 사는지로 한 사회의 건강 수준을 간접적으로 가늠할 수 있다. 바로 기대수명과 건강수명이다. 간단하게 기대수명의 산출 방법을 보자.

기대수명은 흔히 우리가 평균수명이라고 잘못 알고 있는 지표이다. 어느 해에 죽은 사람들이 평균 몇 년을 생존했는지 의미하는 것이 아니다. 오히려 미래에 경험할 것으로 기대되는 평균 생존년수다. 사람들이 1년을 살면 일부는 사망할 것이다. 특정 연령의 사람 중에 한 해에 얼마나 죽는지 계산한 값을 연령별 사망률이라고 하고, 한 해의 사망 신고 자료에 따라 산출한다. 특정 연령에 도달한 사람이 향후 한 살씩 나이를 먹을 때마다 그 해의 연령별 사망률 수준만큼 죽는다고 가정하면, 향후 살 것으로 기대되는 생존년수를 계산할 수 있다. 기대여명은 어느 연령에서의 평균 생존년수이고, 기대수명은 출생아(연령 0세의 사람)의 기대여명이다.[3]

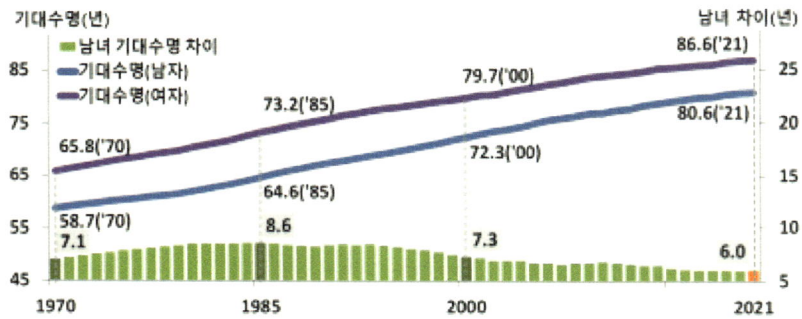

그림1. 우리나라 사람의 기대수명 추이
출처: 통계청. 보도자료(2021년 생명표). 통계청, 2022[3]

우리나라의 2021년 출생아 기대수명은 남자 80.6세, 여자 86.6세, 전체로는 83.6세(여자가 6세 높음)로 역사상 가장 높다(그림1). 경제협력개발기구(OECD) 가입국의 평균보다 남자는 2.9세, 여자는 3.5년 높은 것으로 여자의 경우 일본에 이어 두 번째로 높다. 1970년 우리나라의 기대수명이 여자 65.8세, 남자 58.7세, 전체로는 62.3세(여자가 7.1세 높음)임과 비교하면 거의 2년에 1세라는 놀라운 속도로 증가하였다.[3]

사람은 얼마나 오래 살 수 있을까?

　루이 14세 시대 프랑스는 죽음이 일상화된 사회였다. 통계에 따르면 4명이 태어나면 이 중 1명이 만 1세 이전에, 다른 1명은 20세 이전에, 또 다른 1명은 45세 이전에 사망했다. 60세까지 살아남는 사람은 인구의 불과 10% 미만이었다.[4] 우리나라도 멀지 않은 과거에는 70살을 사는 일이 드물었고 장수는 오복의 하나였다. 이제는 환갑잔치는 하지 않을 정도로 오래 사는 것이 흔한 일이 되었다. 얼마나 살아야 타고난 수명을 다 누리고 오래 사는 것일까?
　인구통계학자들은 인간 기대수명의 한계가 세계 최장수 기록인 122세 근처일 것으로 추정한다.[5] 한 연구는 생리적 회복력은 나이 듦에 따라 점진적으로 감소하기 때문에 스트레스가 거의 없는 환경에서도 인간이 살 수 있는 가장 긴 수명을 120~150세 정도로 제시한다.[6] 대체로 인간이 타고나는 수명 또는 천수는 약 120세라고 할 수 있다. 우리나라에서도 최근 100세 이상 오래 사는 사람의 숫자가 빠르게 늘고 있다. 대부분 사람이 천수를 누리게 될 때까지 기대수명은 앞으로도 계속 증가할 것인가? 긍정적인 견해에 따르면 고소득 국가의 기대수명은 앞으로도 계속 증가할 것이다. 우리나라는 이 속도가 세계적으로 빨라서 여성의 경우 2030년 기대수명이 90살을 넘어 세계 최고가 될 것으로 추정된다.[7] 과학자들의 일반적 전망은 노화 방지를 위한 연구 성과와 첨단 의료의 도움으로 미래에도 인간의 건강수명과 최대수명은 늘어나는 것이다.[5]
　반면 최근 둔화하는 기대수명 증가 추세를 볼 때,[8] 이제 곧 한계에 부딪힐지도 모른다는 시각도 있다. 이미 미국에서 이 현상이 나타나고 있다. 미국의 1900년 기대수명은 47세, 2019년에는 79세였다. 하지만 질병통제예방센터(CDC)의 보고에 따르면, 2020년에는 기대수명이

77세로 떨어졌고, 2021년에는 76.4세로 더 떨어졌다. 원인은 심장병, 암, 약물(대부분 마약) 과다 복용 등 주요 사망원인에다 코로나-19 대유행이 겹쳤기 때문이다.[9] 코로나-19는 우리나라에서도 2022년 기대수명이 전해에 비하여 남자 0.8세, 여자 1.0세 감소하는 결과를 초래하였다.[10] 심화하는 기후변화도 미래의 기대수명 전망을 어둡게 한다. 지구 온난화는 폭염과 기상이변에 따른 기후 관련 재해의 빈도와 심각성 증가, 기존 질환의 악화 그리고 감염병 증가 등으로 사망률을 높인다.[11] 기온이 1°C 상승하면 기대수명은 0.44세 감소한다는 연구도 있다.[12]

심각해지는 지구 온난화와 함께 주기적으로 치명적인 신종 감염병이 세계적으로 유행을 일으킨다면, 특히 저소득 국가와 저소득층의 기대수명은 향후 증가하지 못하고 감소할지 모른다.

우리나라 건강지표의 그늘, 오래 아프다.

꼭 오래 사는 것이 좋기만 한 것은 아니다. 아프지 않아도 도가 높은 어떤 사람은 때가 되면 곡기를 끊어 죽는다고 하지만, 오늘날에도 심하게 아프면 보통 사람도 빨리 죽고자 한다. 안락사가 합법인 나라 중에서 네덜란드의 경우 2022년 전체 사망자의 5%가 안락사로 인한 것이다. 이 나라에서 안락사는 환자가 '좋아질 전망이 없는 견딜 수 없는 고통'을 겪고 있는 경우 합법이다.[13] 어떤 사람에게 죽음은 구원이다. 몇 년 전에 본 '칠곡 아지매'라는 다큐멘터리의 어느 할머니 대사처럼 "안 아프면 쪼매 더 살고 싶고, 아프면 빨리 죽고 싶어."가 정답이다. 경상남도 조사(2008년)에서 65세 이상 노인 중 '최대한 오래 살고 싶다'는 비율은 33%였지만, '오래 살고 싶지 않다'는 비율은 그보다 더 높은 43%였다. 오래 살고 싶지 않다는 이유로는 '건강상의 문제'가 가장 중요하고 다음은 '자식에게 부담 주기 싫어서'이다. 오래 살고 싶지 않다는 비율은 소득수준이 낮을수록 현저히 증가한다.[14] 이러한 마음의 발로인지, 노인들 사이에는 '재수 없으면 100세까지 산다'라는 말이 유행한다. 노인에게 간병보험 가입을 권유하는 광고 문구인지도 모르겠다. 우리나라 2021년 생명표 자료로 65세 노인이 재수 없이(?) 100세까지 살 확률을 확인해 보자. 남자의 경우 90세까지 생존할 확률이 26%, 100세까지는 2%이다. 여자의 경우는 각각 47%, 6%이다. 100세까지 살기는 쉽지 않으나 90세까지 살 가능성은 제법 된다.[3]

아픈 사람들이 얼마나 되는지 나타내는 지표가 '주관적 건강 수준 인지율'이다. 자신의 건강이 평소에 어떻다고 생각하는지에 대한 조사 대상자의 대답(양호, 보통, 나쁨)으로 측정한다. 경제협력개발기구(이하 OECD) 보건 통계에 따르면, 우리나라 사람의 양호한 주관적 건강 수준 인지율은 OECD 국가 중에서 가장 낮다. 이는 우리나라 사람이 자신의 건강에 대한 인식이 더 부정적이기 때문으로 해석할 수 있지만, 국제 비교이므로 조사 방법 등의 차이 때문일 수도 있다.[15] 우리나라 기대수명이 OECD 국가 중에서도 긴 것을 고려한다면 오래 사니 질병을 더 앓고 아프다고 볼 수도 있다.

아픈 정도를 객관적으로 측정하여 반영하는 지표가 '건강수명'이다. 건강수명(healthy life expectancy)은 '얼마나 건강하게 오래 사는지'에 중점을 두고 산출한다.[16] 질병에 따라서 사망에 이르기 전에 장애를 가지고 살아가는 기간이 존재하는데, 그 상대적 크기를 장애 가중치라고 한다. 장애를 정의하는 방식은 명확하거나 일관된 방식은 없다.[17] 장애 가중치의 값은 0~1 사이로 0은 완전 건강 상태, 1은 사망을 의미한다. 일부 질환의 예를 들면 여드름 0.055, 알레르기비염 0.084,

코로나-19 감염(경증) 0.110, 철결핍성빈혈 0.181, 편두통 0.186, 상기도감염 0.207, 갑상샘암(1기) 0.276, 무릎관절염 0.277, 백내장 0.281, 당뇨병(합병증 없는) 0.322, 녹내장 0.399, 유방암(1기) 0.459, 치매 0.660, 췌장암 0.919, 폐암(4기) 0.922이다.[18] 만약 편두통이 있는 사람이 1년 중 6개월이 아프다면 0.186*0.5=0.093년, 무릎관절염이 있는 사람이 1년 내내 아프다면 0.277*1=0.277년이 생존년수에서 제외된다.

건강수명은 당연히 기대수명보다 짧은데 우리나라 2018년 남자의 기대수명은 79.7세, 여자는 85.7세인데 반하여, 건강수명은 각각 68.3세, 여자는 72.4세로 산출된다. 다시 말하면 기대수명 중 남자는 11.4년, 여자는 13.3년을 질병이나 부상으로 인한 장애 때문에 상실한다. 평균적으로 남자는 여자보다 6년 먼저 죽고, 여자는 오래 살지만, 남자보다 2년을 더 앓는다.[19] 여자는 오래 사는 대신 더 긴 기간 아프다. 오래 살면 필연적으로 아프기 마련이다. 너무 아프면 오래 살고 싶은 마음도 없다. 고통스럽게 생명을 연장하고 싶지도, 말년을 요양병원에 보내고 싶지도 않다. 중요한 것은 오래 사는 것이 아니라 건강하게 오래 사는 것이다. 다르게 표현하면 건강수명 연장이다.

건강하고 오래 살기 위해서는?

건강하고 오래 살기 위해서는 아프지 않아야 하니 질병이 생기는 것을 예방 또는 연기해야 한다. 질병 발생의 위험을 높이는 요인, 즉 질병 위험요인 노출을 피하거나 줄이면 된다. 질병의 일차예방이다. 이를 위해서는 건강-질병 현상의 결정요인 또는 질병 위험요인을 알아야 한다. 위험요인이 질병 발생의 모두를 설명하는 것이 아니므로 질병을 완벽하게 예방하는 것은 불가능하다. 이때는 질병의 증상이 없을 때, 즉 아직 아프지 않을 때, 조기에 발견하여 치료하면 그 질병으로 인한 합병증, 후유증, 또는 조기사망을 줄일 수 있다. 이를 이차예방이라고 한다. 이미 질병이 있는 경우에도 적절한 의료적 개입을 통하여 그 질병으로 인한 기능장애나 조기사망을 줄이거나 고통을 완화할 수 있다. 이를 삼차예방이라고 한다. 현대 의료에 힘입어 질병이 있어도 상대적으로 건강하게 오래 살 수 있다.

예방이 치료보다 정말 좋은 것일까? '1온스(약 30그램)의 예방이 1파운드(16온스) 치료만큼 가치가 있다'라고 하는 서양 관용구가 있다. "호미로 막을 일을 가래로 막는다"는 우리 속담과 비슷한 의미로 질병 예방을 소홀히 하면 큰 병(재앙)에 걸릴 수 있다는 것이다. 질병에 걸리는 것을 싫어하는 마음은 동서양 공통이다. 인도주의적 이유로 예방이 치료보다 좋다.[20] 학자들은 질병 예방의 중요성을 자주 경제적인 관점에서 찾는다. 건강이 나빠지면 의료비가 소요되니 당연히 예방이 경제적 측면에서 좋다고 생각하기 쉬우나 꼭 그렇지도 않다. 예를 들어 금연하면 심장병을 예방해서 오래 살 수 있지만, 결국은 더 늙어서 심장병으로 죽을 가능성이 높다. 예방은 질병에 안 걸리는 것이 아니라 질병 발생을 연기하는 것이다. 의료비의 지출을 회피한 것이 아니라 연기한 것에 불과하다고 볼 수 있다. 실제로 많은 질병과 그로 인한 조기사망이 예방되는 오늘날 의료비는 감소하는 것이 아니라 증가하고 있다. 사람들의 충치가 획기적으로 감소하여도 치과의사의 수와 활동이 감소하는 것이 아니고, 심장병의 발생이 감소한다고 해도 심장병 전문의의 숫자가 감소하는 것은 아니다.[20]

예방의학자의 사명인 질병 예방의 결과가 사회의 경제적 부담을 오히려 증가시킨다는 것은 실망스러운 일이다. 이에 대한 반론도 있다. 오래전이기는 하나 일본의 한 연구(1999년)는 장수하는 사람들의 의료비가 오히려 적다고 한다. 평균적인 사망 나이보다 이르게 사망하는 집단(평균 78세 사망)과 늦게 사망하는 집단(평균 88세 사망)의 사망 전 15년 동안의 의료비를 분석한 결과, 두 군 다 나이가 들수록 의료비는 서서히 올라가다가 사망 전 1년은 급격하게 상승하는 비슷한 양상을 보인다. 전체 15년간 의료비 지출을 보면 이른 사망 집단이 더 높은데, 생애 마지막 1년간 의료비가 늦은 사망 집단보다 훨씬 높기 때문이다. 이유는 두 집단의 사망원인 차이로 설명된다. 이른 나이에 사망하는 사람들은 오랫동안 비싼 의료 행위가 필요한 암, 뇌졸중, 심장병 등 같은 심각한 질병으로 많이 죽는다. 반면 오래 사는 사람들은 상대적으로 비용이 덜 들어가는 폐렴이나 낙상 등의 사망원인이 많다.[21] 통계청 사망자료(2021년)에서 5세 단위 연령별 사망원인을 확인해 보면 우리나라도 70, 80대 사망자에 비하여 90세 이상 오래 산 사람일수록 암 사망 비율은 현저히 낮아지고, 폐렴 및 노쇠 사망 비율은 높아진다.[22]

장수 노인은 질병 이환 압축 현상도 있다. 장수사회에서는 질병에 걸린 사람의 수가 나이에 따라 비례적으로 증가하는 것이 아니라 예상보다 현저하게 낮아진다.[21] 장수 노인에서 나타나는 이 현상은 과도한 의료를 거부하기 때문이라고 볼 수 있다. 질병이 있어도 철저히 진단하지 않고 치료도 하지 않는다는 것이다.[5] 우리나라의 연령별 암 발생률 자료를 보면 연령이 증가할수록, 특히 65세 이상에서 발생률이 현저히 증가하지만 85세 이상에서는 오히려 감소한다. 이는 아주 나이가 많은 노인에 대해서는 암이 의심되어도 진단을 잘하지 않는 경향으로 설명된다.

장수하는 사람은 의료비가 적게 드는 병으로 죽는다. 과도한 의료 이용도 하지 않는다. 결국 죽기 전에 필요한 의료비도 적다, 자식의 부담도 적다. 오래 살아야 할 이유가 하나 더 있는 셈이다.

개인 차원에서 질병의 일차예방을 위해서는 금연, 절주, 좋은 식습관, 운동 등 건강에 바람직한 생활양식을 채택해야 한다. 어떤 사람은 미래의 건강보다 현재의 습관에 안주한다. 흡연의 즐거움을 포기하지 않거나, 먹고 싶은 것을 마음껏 먹거나, 운동하지 않고 게으르게 살거나. 결국 건강하게 오래 사는 것은 일정 부분 개인의 가치관과 의지에 따른 선택일 수도 있다. 세상 다 얻고도 건강을 잃으면 아무 소용이 없으니, 노력을 게을리하지 말거나, 내일을 염려하지 말고 오늘을 즐기거나. 이 책 제2부의 주제이다.

우리나라 건강지표의 그늘, 건강 불평등이 심화하고 있다.

우리나라 사람은 누구나 건강할 권리가 있는데 과연 모두가 건강을 누리고 있을까? 건강 수준은 사람마다 집단마다 차이가 있다. 건강 불평등 또는 격차이다. 여자가 남자보다 오래 살고, 늙은 사람의 건강 수준이 안 좋은 것은 자연스러운 '같지 않음'(불평등)이다. 하지만 부유한 사람이 더 오래 살고, 서울 사람이 건강 수준이 더 좋다면 공정하지 않다. 이를 건강 불공평 또는 불형평이라고 하지만, 흔히 건강 불평등이란 용어를 쓴다.[23] 건강 불평등은 사회적, 경제적, 지리적으로 구분되는 인구집단 사이에서 건강 수준 차이를 유발하는 체계적이고 잠재적으로 개선이 가능한 상태로 정의된다.[1] 반면 이러한 체계적인 차이가 없는 상태는 건강 형평성이라고 한다.[23]

건강 불평등 지표인 소득수준 및 지역에 따른 건강수명 격차의 추이를 보자. 소득수준에 따라 20%씩 나눈 5분위 소득수준이 높을수록 건강수명은 뚜렷하게 높아진다. 소득수준이 가장 높은 집단과 가장 낮은 집단의 건강수명 차이는 2008년 7.9세에서 2012년 6.7세까지 감소하다가 이후 계속 증가하여 2020년에는 8.7세나 된다. 돈 있는 사람이 건강하게 오래 산다. 시군구 지역에 따른 건강수명 격차도 뚜렷하다. 건강수명이 가장 높은 상위 5% 지역과 가장 낮은 하위 5%의 차이는 2008년 4.9세에서 2016년 6.3세까지 증가, 이후 잠깐 감소 후 다시 증가 추세로 2020년 6.2세이다.[24] 결론적으로 우리나라는 사회경제적 및 지리적으로 건강 불평등이 뚜렷하며 증가하고 있다. 세계적인 추세도 유사하다. 지난 수십 년간 건강수명은 증가하고 있지만, 소득 불평등 심화에 따라 건강수명 불평등도 증가해 왔다.[25]

앞으로는 어떨까? 사회경제적 현 체제가 지속되면 지금처럼 소득 양극화와 소득 불평등은 지속 또는 확대될 것이다. 소득 불평등 확대는 그 자체로 건강 불평등 확대를 의미한다. 부유한 계층은 노화 방지를 위한 연구 성과와 첨단 의료의 혜택도 먼저 누릴 수 있다. 점점 심각해지는 기후위기로 인한 재난 또는 한 번씩 찾아올 신종 감염병은 가난한 국가 또는 사람에게 집중적으로 피해를 줄 것이다. 설령 향후 기대수명 또는 건강수명이 늘어날지라도 건강 불평등은 심화할 것이다. 모두가 누려가 하는 건강을 일부 계층이 독점한다면 이는 불공평하다. 소득 계층 및 지역 간 건강 수준 차이를 줄이는 국가적 개입이 필요하다. 제5차 국민건강증진종합계획 목표가 2030년까지 건강수명 연장과 함께 건강 형평성 제고인 이유다.[19]

함께 건강하고 오래 살기 위해서는?

건강 형평성을 제고함은 사회적, 경제적, 지리적으로 구분되는 인구집단 사이의 건강 수준 차이를 줄인다는 것이다. 함께 건강하게 오래 살기 위해서는 무엇을 해야 할까? 소득수준에 따라 건강 수준의 차이가 나는 것은 잘 알려져 있다. 어느 정도 소득이 있어야 생활 및 근로조건을 건강에 바람직하게 유지할 수 있다. 지역에 따라 건강 수준의 격차가 발생하는 원인은 복합적이어서 한마디로 말할 수 없다. 거주하는 개인 특성의 반영일 수 있고, 지역의 환경과 문화 등 지역 집합적 특성이 작용해서 일 수도 있다.[1] 지역을 크게 보면 전반적으로 서울시, 경기도, 인천시 등 수도권은 건강수명이 높고 경상도, 강원도, 전라도 등은 낮다.[26] 지역의 소득수준이 중요한 요인으로 보이나 구체적인 원인에 대해서는 더 많은 탐구가 필요하다.

함께 건강하게 오래 살기 위한 방안을 마련하기 위해서는 먼저 집단의 건강 수준을 결정하는 개인 및 환경요인을 포괄적, 구체적으로 파악하는 것이 필요하다. 지피지기라야 백전백승이다. 이 책 제1부의 주제이다.

함께 건강한 사회는 모든 개인이 건강한 사회이다. 모든 개인이 자신의 노력으로 건강수명을 연장하면 된다. 모두가 자신의 건강 수준을 높이면 함께 건강한 사회가 될 것이다. 하지만 이것이 전부가 아니다. 사회는 단순히 개인의 집합 이상이다. 개인이 자신의 건강에 매우 큰 영향을 미친다고 해도 환경적 결정요인에 대해서 할 수 있는 것은 적다. 개인은 환경의 일부를 구성하기도 하고, 자신을 둘러싸고 있는 환경과 상호작용도 한다.

건강한 사회를 만들기 위해 함께 노력해야 한다. 개인뿐 아니라 집단(세계, 국가 및 지방정부, 공공 및 민간 조직, 지역사회 그리고 여러 공동체)이 함께 가야 한다. 이로써 우리는 불공평한 건강 수준의 차이를 줄여 나갈 수 있다. 건강 형평성 제고는 이 책 제3부의 주제이다.

2. 건강하지 않은 상태, 질환, 질병 그리고 죽음

건강하지 않은 상태, 질환과 질병

흔히 건강의 반대 개념은 질병이고, 그 극단적 상태가 죽음이라고 인정된다. 과거에는 건강이란 질병이 없는 상태이기 때문에 병리학적 시각에서 건강과 질병은 명확하게 구분되는 것으로 인식되었다. 오늘날에는 둘을 연속선상의 개념으로 파악한다.[1] 이런 측면에서 건강하지 않은 상태인 불건강을 여러 단계로 나눌 수 있다. 자신이 느끼기에 단순히 몸의 컨디션이 안 좋은 상태, 몸이 아프다고 생각하는 환자의 병 그리고 의사가 진단하고 병명을 붙여준 병이 있다. 정의에 따라서 질병의 개념은 달라질 수 있다. 환자들이 생각하는 '병'과 의사들이 생각하는 '병'은 다른 개념이다. 환자의 병은 자신이 주관적으로 경험하는 고통으로 이를 질환(illness)이라고 한다.[1] 의사의 병은 객관적인 기준과 분류에 따라 판단한 의학적 진단 결과로 이를 질병(disease)이라고 한다. 질환이 있어도 질병으로 진단되지 않기도 하며, 질환이 없어도 질병이 진단되기도 한다. 우리말로 번역된 용어는 가끔 질병과 질환을 혼용한다. 의사들은 환자가 아프다고 호소하여도 객관적인 진단 기준에 부합하지 않으면 질병명에 흔히 '신경성'이라는 말을 붙인다.

질병은 '신체 일부 또는 전체의 구조나 기능에 영향을 미치며, 보통 특정 징후 및 증상을 나타내는 비정상 상태'로 정의된다.[27] 징후는 객관적으로 보거나 측정할 수 있는 이상 소견(예: 섭씨 38도의 고열)이며 증상은 환자가 주관적으로 인지하는 아픈 상태(예; 머리가 뜨겁고 아프다)를 말한다. 현대 의학은 질병을 세포 또는 분자 수준의 미세 장애로 이해한다. 이 수준의 생물학적 기능장애까지는 아니나 그 상위 수준의 심리적 또는 행동적 기능장애도 질병에 포함한다.[1] 과거에는 질병이 아니던 상태가 의학의 발전에 따라 질병이 되기도 한다. 대표적으로 혈압이 높은 상태(고혈압)가 있다. 미국의 루스벨트 대통령은 재임 중인 1945년 63세의 나이에 뇌출혈로 사망하였다. 당시 의학은 대통령의 혈압이 남들보다 훨씬 높은 줄 알았지만, 높은 혈압이 어떤 결과를 일으키는지, 혈압을 조절해야 하는지, 어떻게 조절하는지 몰랐다. 이후 의학 연구와 고혈압 치료의 발전에 따라 고혈압의 진단 기준은 점점 내려가게 된다.[28] 현대 의학은 개인의 증상이 있든 없든 혈압이 일정 수준 이상이면 고혈압으로 진단하고 혈압을 낮추는 약물을 처방한다.

극단적으로 건강하지 않은 상태, 죽음

인간은 죽음을 피할 수 없으므로 우리가 할 수 있는 일은 이른 시기에 죽는 것, 즉 조기사망을 예방하는 것이다. 조기사망을 줄이는 대책을 세우기 위해서는 사망의 원인을 알아야 한다. 죽음은 생명현상의 정지이며, 호흡, 심장 박동 및 뇌 활동의 정지를 의미한다. 숨을 못 쉬거나 심장이 안 뛰면 죽는 것은 당연하므로 호흡정지나 심장정지는 사망원인으로 포함하지 않는다. 우리나라의 주요 사망원인은 무엇인가?

통계청에서는 사망신고 제도에 따라 제출하는 사망 진단서(의사가 작성한다)의 사망원인을 취합하고 정리하여 해마다 사망원인 통계 연보를 발간한다. 현시점에서 가장 최근 자료는 2022년 통계이지만, 이 해는 예외적으로 코로나-19 감염이 세 번째 사망원인이어서 평소와는 차이가 있다. 여기서는 한 해 전인 2021년 통계를 인용한다.

우리나라에서 매년 사망자 수는 늘어나고 있다. 사람들이 오래 사니까 사망자 수가 줄고 있을까? 아니다. 고령자 수가 빠르게 늘고 있으니 죽는 사람의 수는 늘어나고 있다. 같은 연령이라면 덜 죽는다. 이를 학술적 용어로 표현하면 조사망률은 증가하고 있지만, 연령표준화 사망률은 감소하고 있다. 우리나라에서 한 해 사망자 수는 얼마나 될까? 2021년 30여만 명으로 우리나라 역사상(2022년을 제외하면) 가장 많은 사람이 죽었다. 2021년의 사망원인 순위를 보면 암(26%), 심장병(10%), 폐렴(7%), 뇌혈관질환(7%), 자살(4%), 당뇨병(3%), 알츠하이머 치매(3%) 순이다. 괄호 안의 숫자는 전체 사망자 중에서 차지하는 비율이다.[29] 심혈관질환 또는 순환계통 질환은 심장병 및 뇌혈관질환 등을 합친 것으로 전체 사망자의 20%를 차지한다. 암과 심혈관질환을 합하면 전체 사망의 거의 반(46%)이다. 심장병 중에서 가장 비중이 큰 것은 관상동맥병으로 심장병 사망의 40% 정도이다. 관상동맥병은 허혈성 심장질환이라고도 하며 주로 심장을 둘러싸는 왕관 모양 관상동맥의 동맥경화증이다. 혈관이 좁아지기 때문에 심장 근육에 혈액 공급이 원활하지 않아서 증상이 발생한다. 협심증과 심근경색증이 예가 된다. 뇌혈관질환은 흔히 뇌졸중 또는 중풍이라고 하며 크게 뇌출혈과 뇌경색으로 나눈다. 뇌경색도 뇌혈관의 동맥경화증이 주요 원인이다.

  심혈관질환으로 사망하여도 당뇨병이 기저 질환인 경우 사망원인은 당뇨병이다. 감염성질환인 폐렴과 사망의 외인인 자살을 제외하면 사인은 주로 비감염성질환이다. 성인병이라고도 불렸던 비감염성질환은 장기간에 걸쳐 천천히 진행되는 만성 질환군(감염성질환은 제외)으로 오늘날 사망원인의 대부분을 차지한다. 사망원인 질환명을 구체적으로 나열하는 이유는 이 책의 주제가 건강인지라 다른 부분에서 질병명이 자주 언급되기 때문이다. 사망원인 순위가 높은 질병은 많이 발생할 뿐 아니라 걸리면 죽을 확률(치명률)이 높다는 뜻이므로 공중보건학적으로 우선순위가 높다.

통계청의 사망원인 순위 계산에서는 제외되어 있지만, 2021년 전체 사망자의 12%는 사망원인을 분명하게 분류하지 못한다. 사망원인이 불명확한 경우는 최근 들어 빠르게 증가하고 있으며, 사망원인으로 분류한다면 2021년 세 번째 순위이다. 이 비율은 고령 사망자에서 현저하게 높은데, 80대 사망자는 13%, 90세 이상 사망자는 25%이다. 이 중 노쇠가 차지하는 비율은 80대 이상에서 절반 이상, 90세 이상 사망자는 70% 이상이다.[22] 오래 살수록 노쇠라는 사망원인으로 죽는 사람이 많다는 것이다. 노쇠라는 사망원인은 자신이 오랫동안 진료하던 환자가 전반적인 건강이나 기능이 서서히 쇠약해지면서 사망하였으나, 뚜렷한 원인으로 추정되는 질병 또는 손상이 없는 경우에 의사가 제한적으로 기재한다.[30] 노쇠 사망의 가장 흔한 사례는 고령의 노인이 갑자기 사망하는 경우이다.[31] 의료계는 사망 진단서의 사망원인이 분류가 어렵거나 노쇠처럼 모호하게 기재된 경우를 개선해야 할 통계 품질 저하로 본다.[32] 현대 의학은 노화에 따른 자연사를 인정하지 않고 의료가 개입할 수 있는 질병을 사인으로 적는 것이다. 쇠약한 노인이 사망하는 마지막 단계인 근력 약화와 활동력 저하, 식이 섭취 부진, 영양실조 및 탈수에 의한 장기 기능 저하, 인두 근육 약화에 의한 흡인과 폐렴 그리고 사망에 이른 과정이 처치가 가능한 질병으로 바뀌는 것이다. 이 과정에 의료가 개입하면 노인은 중환자실에서 죽을 가능성이, 가족은 비싼 의료비 청구서를 받을 가능성이 크다.[33]

건강-질병 현상의 결정요인과 연구 방법

개인과 집단이 오랫동안 건강을 누리기 위한 효과적인 전략과 개입을 개발하기 위해서는 건강-질병 현상의 결정요인을 파악해야 한다. 건강 결정요인이란 개인이나 인구집단의 건강 상태에 결정적으로 중요한 영향을 미치는 요인이다.[1] 질병 결정요인은 질병의 발생 위험을 증가시키는 요인이므로 위험요인이라고 한다. 질병은 왜 발생하는가? 대부분 비감염성질환은 나이가 듦에 따른 세포 노화 과정이다. 노화는 타고난 유전적 소인에 후천적인 환경, 나쁜 생활 습관이 더해져서 촉진된다. 이같이 질병 발생 위험을 높이는 요인이 질병 위험요인이다. 예를 들면 현재 흡연, 금연, 평생 비흡연이라는 흡연 상태는 건강의 결정요인이자, 보기에 따라서는 폐암 같은 질병의 위험요인이다. 건강 결정요인은 전반적인 건강에 영향을 미치는 다양한 요인을 포함하지만, 질병 위험 요인은 특정 질병 발생 가능성을 높이는 특정 요소에 중점을 둔다.

당신은 폐암의 원인을 무엇이라고 생각하는가? 많은 사람이 흡연이라고 대답할 것이다. 실험실의 연구자에게 폐암의 원인은 담배 연기 속의 타르 성분이다. 다른 연구자는 타르 성분 중 3.4-벤조피렌 같은 발암물질을 원인으로 본다. 생화학자는 폐암 발생을 발암물질에 의한 돌연변이 때문으로 이해하지만, 발암 과정이 완전히 규명된 것은 아니다.[34] 여러 수준에서 폐암 원인이 있지만, 흡연하지 않거나 금연을 하면 대부분 폐암을 예방할 수 있으므로 흡연이 원인이다. 이런 수준의 원인을 규명하는 학문을 역학(疫學, epidemiology)이라고 한다. 코로나-19 유행 때 많이 들어본 역학조사라는 용어 속의 그 역학이다. 역학은 예방의학과 의학의 기초 학문이며 질병(예: 암, 심장병, 심혈관질환) 발생 및 질병으로 인한 사망의 원인을 탐구한다.

흡연이 폐암의 원인임을 어떻게 연구하는지 보자. 만약 폐암 환자들이 대부분 흡연자이면 흡연이 폐암의 원인일까? 아니다. 폐암이 아닌 사람도 대부분 흡연자일 수 있기 때문이다. 많은 수의 폐암 환자(환자군)와 폐암이 없는 사람(대조군)을 적절하게 선정하여 각각 과거의 흡연율을 비교하여 환자군에서 흡연율이 훨씬 더 높으면 흡연이 폐암의 원인이라고 할 수 있다. 이 연구 방법(환자-대조군 연구)은 결과(폐암 발생 여부)를 알고 하는 연구라서 연구 타당성이 낮다. 더 좋은 연구 방법은 '코호트'라고 불리는 많은 수의 사람을 대상으로 흡연 상태(흡연, 금연, 비흡연)별로 나눈 다음 수년에서 수십 년을 추적 관찰하는 것이다. 흡연자, 금연자 그리고 비흡연자에서 폐암의 발생한 비율(발생률)을 계산하여 비교한다. 이렇게 하면 흡연이 폐암의 발생 위험을 높이는 위험요인인지 규명할 수 있다. 코호트 연구보다 더 타당성이 높은 연구 방법도 있다. 실험(임상시험 또는 무작위 통제 시험)이다. 예를 들면 많은 수의 연구 대상자들을 무작위적, 즉 같은 확률로 반씩 나눈 다음 한 군은 흡연하게 하고, 한 군의 흡연하지 못하게 하여 오랫동안 추적 관찰하여 두 군의 폐암 발생률을 비교하는 것이다. 물론 흡연의 인체 대상 실험 연구는 윤리적으로 허용되지 않는다. 임상시험 연구는 사람에게 좋은 것, 예를 들어, 건강한 사람 대상으로는 비타민 제제, 예방접종 등 효과, 환자 대상으로는 약물, 수술 및 시술 등의 효과를 규명하기 위하여 시행한다. 임상시험 연구는 가장 타당성이 높다. 타당성이 높은 연구 방법에서 얻은 연구 결과를 근거 수준이 높다고 말한다. 하나의 연구보다는 같은 연구 가설의 많은 연구를 통합 분석한 체계적 고찰 연구는 근거 수준이 더 높다.

역학적 의미에서 질병의 원인이라는 의미는 무엇일까? 흡연은 폐암의 원인이다. 그러나 담배를 피우는 모든 사람이 폐암에 걸리는 것은 아니다. 흡연은 폐암의 충분 원인(질병을 반드시 발생하게 하는 요인)

이 아니다. 평생 흡연자라 대략 남자는 15%(7명당 1명), 여자는 11%(9명당 1명)만이 폐암에 걸린다.[34-1] 담배를 피우지 않는 사람도 폐암에 걸린다. 흡연은 폐암의 필요 원인(질병 발생에 없어서는 안 되는 요인)이 아니다. 흡연은 폐암의 충분 원인도 필요 원인도 아니지만 폐암에 걸릴 확률을 크게 높인다. 흡연은 폐암에 걸릴 위험을 5~20배까지 높인다. 이것이 역학적 의미의 원인인 질병의 위험요인 개념이다. 역학자 로스만(Rothman)의 원인 모형에 따르면 대부분 질병은 다요인이 관여하기 때문에 여러 요인이 함께 작용하여야 충분 원인을 구성한다.[1]

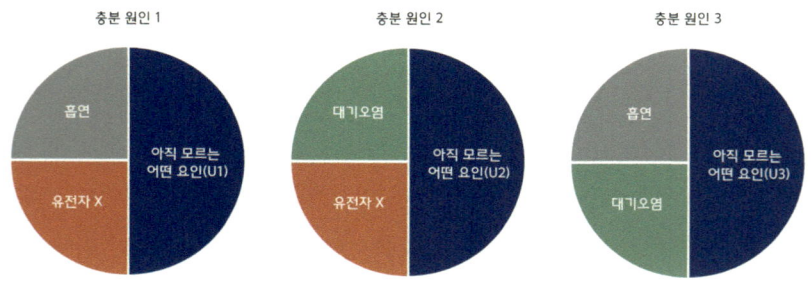

그림2. 로스만의 원인 모형에 따른 폐암의 충분 원인
출처: R for epidemiology[35]

그림2로 예를 들면 폐암의 충분 원인이 세 가지인데 각 충분 원인은 세 개의 구성 원인으로 이루어진다고 하자. 충분 원인 1의 구성 원인은 흡연, 유전자 X, 아직 모르는 어떤 요인들(U1)이다. 충분 원인 2는 유전자 X, 대기오염, 아직 모르는 어떤 요인들(U2)로 이루어진다.

충분 원인 3은 흡연, 대기오염, 아직 모르는 어떤 요인들(U3)로 구성된다. 구성 원인인 흡연, 대기오염, 유전자 X는 모두 필요 원인은 아니다. 흡연은 폐암의 발생 위험을 크게 높이지만 충분 원인 2에 포함되지 않는다.[35] 이러한 원인 모형에 따르면 흡연, 대기오염, 유전자 X라는 구성 원인이 폐암에 기여하는 비율은 반복적으로 계산될 수 있다. 여러 가지 원인의 질병 발생 기여 비율의 합이 100%가 넘을 수 있다.[1] 이런 경우 구성 원인을 모두 제거하면 이론적으로 질병 발생을 원천 예방할 수 있다.

3. 건강 결정요인을 설명하는 틀, 건강모형

생의학적 모형과 생태학적 모형

톨스토이의 유명한 소설 안나 카레니나는 "행복한 가정은 모두 비슷한 이유로 행복하지만, 불행한 가정은 저마다의 이유로 불행하다."로 시작한다. 건강한 사람은 모두 비슷한 이유로 건강하지만 건강하지 못한 사람은 저마다의 이유로 아프거나 죽는다. 예를 보자. 정치 상황으로 인한 국가 폭력이나 극심한 기상 조건 때문에 죽기도 하고 난민이 되어 질병이 생기기 쉬운 환경에 노출되기도 한다. 전쟁의 소용돌이 속에 휩싸인 나라에서 어린이가 폭격으로 영문도 모르게 죽는다. 대기오염이 극심한 나라에서는 폐암이나 만성폐색성폐질환 사망률이 높다. 아프리카 일부 지역의 어린이는 영양불량, 감염병과 의료시설의 부족으로 이른 나이에 죽는다. 우리나라에서도 두 세대 전만 해도 젊은 나이에 열병 같은 감염병으로 죽는 사람이 많았다. 농촌지역 가난한 독거노인은 오래 살지 못한다. 어떤 사람은 평생 피운 담배로 암에 걸려, 암 검진을 소홀히 하다가 위암이 진행되어서, 건강을 위해 맨발 걷기를 하다가 생긴 상처에 의한 감염 때문에, 또는 텃밭 농사를 짓다가 걸린 진드기 매개 감염병으로 빨리 세상을 등진다. 태어나면서 치명적인 질병에 걸린 어린이도 있다. 네덜란드에서는 안락사로 죽는 사람이 많다. 등등.

　건강 상태와 질병 발생 과정을 포괄적으로 설명하고자 하는 틀이 건강모형이다. '질병이 없으면 건강'이라고 이분법적으로 인식하는 관점의 건강모형을 '생의학적 모형'이라고 한다. 이 틀에 따르면 콜레라의 원인은 콜레라균인 것처럼 특정 질병은 단일 원인에 의해 발생한다. 이 원인을 제거하면 질병을 치료할 수 있다. 이러한 사고방식은 질병 발생에 관련된 사회적, 환경적 맥락을 고려하지 못하고 의료 만능주의에 빠지는 등의 현대 의료의 문제점을 낳는 바탕이 된다.[1] 한 가지 질병에 한 가지 원인이라는 개념은 오늘날 보통 사람도 틀린 것임을 안다. 많은 사람이 질병을 예방하기 위해서 무엇을 해야 할지 알고 있다. 나름대로 질병의 원인을 아는 것이다. 금연, 걷기와 운동 같은 신체적 활동, 술을 적당히 마시는 것, 싱겁게 먹고 너무 많이 먹지 않기, 건강 검진, 혈압 및 혈당 관리, 스트레스 해소 등 주로 개인 차원의 요인을 인지한다. 이 책에서는 연구에 근거하여 광범위한 건강 결정요인에 대해 구체적으로 기술할 것이다.

　건강-질병 현상을 역학적 연구로 관찰한 결과 알려진 사실은 대부분 질병은 여러 요인이 상호작용하는 결과로 발생한다는 것이다. 요인은 크게 인체 내부요인과 외부요인인 환경으로 나눈다. 이와 같은 개념의 질병 발생 이론을 '생태학적 모형'이라 하며 질병의 예방과 관리 원칙을 수립하는 데 중요한 역할을 한다.[1]

주요 건강 문제가 감염병에서 비감염성질환으로 전환된 20세기 후반에는 건강-질병 현상에 대한 새로운 관점이 주목을 받게 된다. 캐나다 보건부 장관 라롱드(Lalonde)는 '캐나다 국민건강에 관한 새로운 시각'이라는 1974년 보고서에서 건강 결정요인의 포괄적 틀인 '건강의 장 개념'을 제시하였다. 다음은 이 보고서의 일부 내용이다. 캐나다 사람의 질병과 사망의 원인 또는 요인을 검토한 결과 건강의 장은 생물학적 요인, 환경, 생활양식 그리고 보건의료 조직의 네 영역으로 구분된다. 생물학적 요인은 유전적 소인, 성장과 나이 듦 등의 모든 신체적 및 정신적 측면을 말한다. 환경은 인체 외부에서 일어나 개인이 통제하기 힘든 영역으로 식품 안전성, 대기나 수질 오염, 소음, 하수 처리 그리고 사회적 환경이 포함된다. 생활양식이란 개인이 통제할 수 있는 여러 가지 의사 결정의 집합으로 이루어지는데, 이런 측면에서 건강에 나쁜 결정과 생활 습관은 '스스로 만든 위험'이다. 보건의료 조직은 보건의료 제공에 필요한 인력과 시설, 체계를 말한다. 국가 건강향상 노력과 투자의 대부분은 치료를 위한 보건의료 조직에 집중되어 있다. 장애와 조기사망을 감소시키려면 생물학적 요인, 환경, 생활양식에 더 많은 관심이 필요하다. 이 개념에 따라 건강 문제의 기저 원인을 포괄적으로 분석할 수 있다. 예를 들면 교통사고 사망의 경우 기여도가 생활양식(운전 습관, 안전띠 착용 등) 75%, 환경(자동차와 도로의 안전성) 20%, 그리고 보건의료 조직(응급 후송 체계) 5%이다.[36] 건강의 장 개념은 건강의 결정요인으로 사회경제적 환경을 거의 언급하지 않음으로써 건강에 대한 개인의 책임을 지나치게 강조한 측면이 있다. 생활양식의 과다 강조는 자칫 질병에 걸린 사람에게 질병의 책임을 돌리는 '희생자 비난' 경향으로 갈 위험이 있다.[37]

건강 불평등 수준을 완화하고 함께 건강하고 오래 사는 사회라는 이 책의 주제에 부합하는 건강 설명 틀은 '달그렌-화이트헤드(Dahlgren-

Whitehead) 모형'(그림3)이다. 인간을 둘러싸고 있는 환경적 측면을 강조하면서 다양한 건강 결정요인을 보여주는 다층적 무지개 모양의 모형이다. 특히 건강의 사회적 결정요인을 잘 보여줌으로써 건강 형평성 제고 전략 수립에 도움을 준다.[38]

그림의 중앙은 대체로 변경 불가능한 개인의 연령, 성별 그리고 유전적 요인이 위치한다. 바깥은 정책적 노력으로 변경이 가능한 요인이다. 건강에 영향을 주는 여러 가지 요인이 개인을 둘러싸고 있다. 첫째, 흡연과 신체활동 같은 생활양식 요인이 있다. 둘째, 사회와 지역내 관계망(네트워크) 속에서 개인은 친구와 이웃 사람들과 교류하고 서로 영향을 준다. 셋째, 건강 유지에 필수적인 생활 및 근로 조건으로 안전한 물과 식품 공급, 주택, 고용 여부 및 근로 환경, 교육 수준 그리고 보건의료서비스에의 접근성 등이다. 마지막으로 일반적인 사회경제적, 문화적 및 환경적 요인은 사회 전반에 광범위한 영향을 미친다. 이 모형은 건강 결정요인 간의 상호작용을 강조한다. 건강에 직접적인 영향을 주는 개인의 생활양식이 뿌리내리고 있는 사회적 규범과 관계망 그리고 생활 및 근로 조건은 다시 이를 둘러싸고 있는 사회경제적 및 문화적 환경과 연관되어 있다는 것이다. 그림 아래 양쪽의 우산 모양 음영이 이러한 관계를 나타낸다. 예를 들면 우리나라에서 1997년 발생한 외환위기와 같은 경제적 충격은 생활양식을 비롯한 건강 결정요인에 큰 변화를 초래한다. 사회적 안전망이 부족한 상태에서 닥친 취업난과 대량 실직으로 인한 소득 감소로 저소득층이 늘어난다. 의료비 때문에 의료 서비스 이용을 피하기도 하고 값싼 즉석식품의 소비와 이에 따른 영양 불균형이 증가한다. 경제적 어려움은 사회적 신뢰와 관계에도 좋지 않다. 스트레스 해소를 위해 담배와 술도 더 하게 된다. 이 모두가 건강에 나쁘다. 개인을 둘러싸는 사회적 관계망 또는 그 바깥의 요인을 상류(근원적 원인이라는 뜻)의 결정요인이라고 하며, 특히 가장 바깥쪽의 사회적, 경제적, 문화적 그리고 환경적 조건과 정책을 거시수준 결정요인이라고 한다. 안쪽에 위치하는 개인의 생활양식 요인 및 생물학적 요인은 근접, 미시수준 또는 하류의 건강결정요인이다.[39]

인구집단 전체로 보면 환경적 요인의 영향력이 크지만, 개인 수준에서는 유전적 소인을 포함한 개인적 요인이 환경적 요인과 상호작용을 한 결과로 질병이 발생한다. 예를 들면 환경의 영향을 받는 것처럼 보이는 흡연 행위에도 개인의 유전적 성향이 관여하며, 흡연으로 인한 질병(심혈관질환이나 암) 발생 위험에도 특정 유전자의 역할이 필요하다.[40] 전적으로 후천적 환경요인으로 발생하는 자동차 사고 사망도 유전적 소인에 의한 알코올중독의 결과일 수 있다. 페닐케톤뇨증(phenylketonuria)은 단백질 속의 페닐알라닌을 분해하는 효소가 결핍되는 순수 유전 질환이다. 이 질환도 태어난 후 빠른 시기에 진단하고 특수 분유 등의 적절한 식이 치료를 한다면 합병증인 지능 장애를 예방할 수 있다.[41] 이렇게 보면 질병은 유전적 또는 선천적으로 어떤 질병에 감수성이 있는 상태에 후천적인 환경 또는 생활양식 요인이 가해져서 발생하는 것이다.[42]

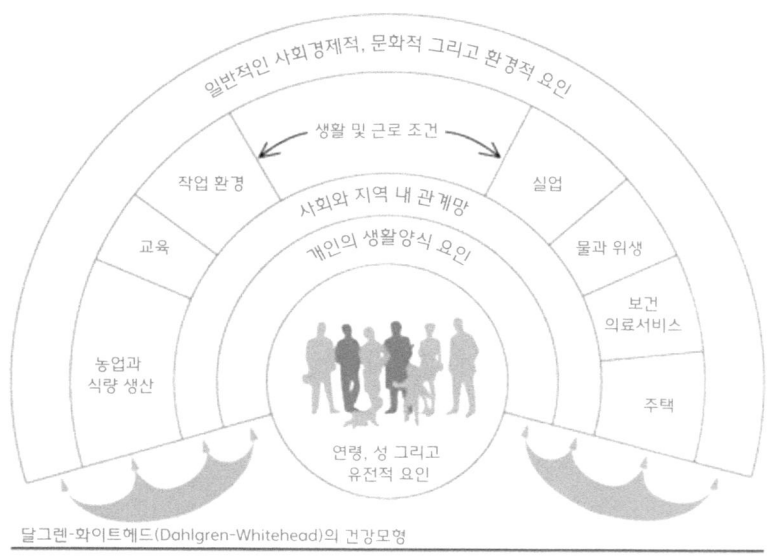

그림3. 달그렌-화이트헤드(Dahlgren-Whitehead)의 건강모형
출처: European strategies for tackling social inequities in health[39]

가장 중요한 건강 결정요인은 무엇일까?

건강의 결정요인 별로 전체 건강에 대한 상대적인 기여도 추정은 어느 분야에 투자가 더 필요한지에 대한 방향을 제시하기 때문에 중요하다. 건강의 장 개념이 제시된 이후 1976년 전문가들이 미국의 10대 사망원인에 대해 분석한 결과에 따르면 기여도는 생활양식 50%, 환경 20%, 생물학적 요인 20% 그리고 보건의료 조직이 10%이다.[43]

미국의 1990년대 사망원인에 대해서도 기여도를 추정한 연구가 있다. 생활양식(식습관, 신체활동, 성행위, 담배와 술 등 남용과 중독, 안전 관련 행태, 스트레스 대처 전략 등) 40%, 환경 20%, 생물학적 요인 중 유전적 소인(순수 유전 질환 및 만성병의 유전적 소인) 30% 그리고 의료 문제 10%이다. 여기서 환경은 사회적 상황(교육, 고용, 소득 불평등, 가난, 주택, 범죄 그리고 사회적 유대) 15%와 물리적 환경(집과 직장의 독성 물질, 미생물 그리고 도로나 작업장 등의 구조적 위험 요인) 5%를 합한 수치이다.[44] 연구 방법 및 분석 자료가 차이가 있음에도 불구하고 두 시점에서 기여도의 추정치는 비슷함을 알 수 있다. 한 가지 지적할 것은 가장 기여도가 낮다고 추정되는 보건의료 조직 또는 의료 부문에 불합리하게도 국민 의료비의 95%가 배분되고 있었다는 점이다.[44]

　건강에 대한 보건의료의 기여도가 생각보다 크지 않음을 처음으로 주장한 사람은 맥퀸(McKeown)이다. 그는 19세기 중반 이후 1970년까지 서구의 기대수명이 40세 초반에서 60세 중반으로 급격하게 증가한 원인을 분석한 유명한 연구를 발표하였다. 이에 따르면 기대수명의 증가는 주로 감염병 사망률 감소에 의한 것이고, 그 대부분은 치료약(예를 들면 항균제인 설파제는 1938년 도입)과 예방 백신이 널리 사용되기 이전에 달성되었다. 의료는 생각만큼 사망률 저하에 기여도가 크지 않다. 사망률의 저하는 생활 수준 향상에 따른 상, 하수, 식품 및 우유 위생 같은 공중위생 보급과 영양 개선에 의한 감염병 저항력 증가 때문이다.[45] 사회의 경제적 수준 향상이 가장 중요한 요인이다. 캐나다의 경우 전문가들은 사회경제적 환경이 인구집단 건강의 50%에 이바지한다고 추정한다.[46] 맥퀸 연구 이후 현대 의료의 발전을 반영한 보건의료의 건강 기여도 연구는 생활 및 근로 조건 장에서 더 구체적으로 기술한다.

미국의 2,000년 사망원인에 대해서는 생활양식 및 환경요인에 국한하여 기여도를 분석한 연구가 있다. 사망 기여도는 흡연 18%, 나쁜 식습관과 신체활동 부족(이에 따른 과체중 및 비만 포함) 17%, 과음 4%, 병원성 미생물(인플루엔자 및 폐렴 등) 3%, 환경 독성 물질(미세먼지 등) 2%, 자동차 2%, 총기 1%, 성행위(에이즈 등) 1%, 마약 1%이다. 외부 환경요인 노출이라 할 수 있는 병원성 미생물과 환경 독성 물질을 제외하면 모두 생활양식 요인인데 그 합이 대략 43%가 된다.[47] 미국의 경우 개인이 자신의 생활양식을 건강에 바람직하게 변경함으로써 절반 정도의 조기사망을 예방 가능하다고 할 수 있다. 물론 이 건강 기여도 비율(%)은 절대적인 것은 아니고 시대와 장소에 따라 달라질 수 있다.

요약 및 마무리

 세계보건기구에 따르면 건강은 '단순히 질병이 없거나 허약하지 않다는 것에 그치지 않고 완전한 신체적, 정신적 및 사회적으로 안녕(행복)한 상태'를 말한다. 모든 사람이 최고 수준의 건강을 누리는 것은 권리이다.
 우리나라 사람은 2021년 출생아 기대수명이 남자 81세, 여자 87세, 전체 84세로 그 어느 때, 어느 나라보다 오래 산다. 기대수명은 계속 증가할 것인가? 첨단 의료의 도움으로 늘어날 가능성과 기후변화의 심화와 치명적 신종 감염병의 대유행으로 감소할 가능성이 다 있다.
 우리나라의 건강지표에는 두 가지 그늘이 있다. 하나는 오래 아프다는 것이다. 기대수명 중 질병이나 부상으로 인한 장애를 가지는 기간인 남자 11년, 여자 13년을 제외한 것이 건강수명이다. 평균적으로 남자는 여자보다 6년 먼저 죽고, 여자는 남자보다 2년을 더 앓는다. 건강하고 오래 살기 위해서는 질병이 생기는 것을 예방 또는 연기해야 한다. 질병의 위험요인을 회피하거나 줄이는 일차예방, 질병을 조기에 발견하고 치료하는 이차예방, 질병이 있는 경우에는 적절한 의료 이용을 하는 삼차예방으로 가능하다. 건강하게 오래 살면 노쇠로 사망하고 죽기 전 의료비가 적게 들 가능성이 높다.

다른 하나는 건강 불평등이 심화하고 있다는 것이다. 건강수명은 증가하고 있지만, 돈 있는 사람은 더 건강하게 오래 산다. 건강 불평등이 증가하고 있으며, 앞으로도 이 추세는 계속될 것이다. 건강수명 연장과 함께 건강 형평성을 제고하는 것은 국가 과제이고 이 책의 주제이다.

달그렌-화이트헤드(Dahlgren-Whitehead) 모형은 건강 결정요인을 여러 층으로 분류한다. 중앙에는 변경이 어려운 개인의 연령, 성별 그리고 유전적 요인이 위치한다. 바깥에는 정책적 노력으로 변경이 가능한 요인이다. 여기에는 흡연과 신체활동 같은 생활양식 요인, 사회와 지역 내 관계망, 건강 유지에 필수적인 생활 및 근로 조건 그리고 일반적인 사회경제적, 문화적 및 환경적 요인이 있다. 구체적인 내용은 다음 장에서부터 설명한다.

이를 토대로 함께 건강하고 행복한 사회를 만들어 가는 길을 기술하고자 한다.

제2장
일반적 사회경제적, 문화적 그리고 환경요인

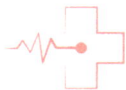

들어가는 말

　일상 속에서 잊고 살지만, 우리는 공기나 물, 토양 등 자연환경이 없으면 살 수 없다. 우리의 삶은 우리나라 사람이 오랜 기간에 걸쳐 적응하면서 만들어 온 현재의 사회경제적 체제 안에서 이루어진다. 이같이 우리를 둘러싸고 우리의 삶에 영향을 미치는 외부 조건을 환경이라고 한다. 달그렌-화이트헤드 건강모형의 그림의 가장 안쪽에 위치하는 개인의 생활양식 및 생물학적 요인을 제외하고는 전부 환경적 요인이다.

　이 장에서는 가장 바깥층인 일반적인 사회경제적, 문화적 및 환경적 요인을 기술한다. 이런 수준의 환경은 동시대, 동일 지역 거주자가 함께 공유한다. 기대수명이나 질병의 양상을 선진국과 개발도상국 간, 서울과 농어촌 지역 간, 또는 다 같이 못 살던 시대와 비교해 보면, 건강의 결정요인으로서 사회적 환경이 얼마나 중요한지 실감할 수 있다. 점점 심각해지는 기후변화와 지구 온난화로 인해 겪는 잦은 폭염이나 폭우 등은 건강에 심각한 위협이 되고 있다. 건강 수준의 결정에서 영향이 일정한 상수(常數)로 여겨지던 기후라는 자연환경이 기후변화 때문에 이제는 무시할 수 없는 변수(變數)로 부상하고 있다.

환경은 크게 사회적 환경(사회경제적, 문화적, 정치체계 등)과 물리적 환경(자연환경 및 건조 환경)으로 나눌 수 있다. 건강의 가장 근원적인 결정요인이지만 개인의 건강 수준에 미치는 영향은 주로 간접적이어서 그 영향을 잘 가늠하지 못한다. 건강 형평성 제고라는 정책적 시각에서 보면 이 층은 가장 상류에 위치하는 거시수준의 결정요인이다.[1]

물리적 환경 중 건조 환경이란 인간이 만든 환경을 말하는데 교통, 물과 위생, 주택, 도시 계획 영역으로 다음 층인 생활 및 근로 조건의 하나에 포함된다.[2]

1. 사회경제적 환경, 가장 중요한 건강 결정요인

사회경제적 환경은 경제체계와 사회구조의 복잡한 관계 속에서 형성되는 지역, 국가와 세계의 자원, 돈, 권력의 분포이다. 이는 지역사회와 개인이 기본적인 요구를 충족하는 데 필요한 자원에 대한 접근성을 결정한다.[3] 개인의 사회경제적 수준은 사회경제적 지위라고 한다. 나쁜 사회경제적 환경은 집단의 사망 수준을 높인다. 이유는 그 집단에는 사망 수준이 높은 사회경제적 지위가 낮은 개인들이 많기 때문일 수도 있고, 나쁜 사회경제적 환경 자체가 집단의 사망 수준을 높이기 때문이다. 후자의 경로를 맥락효과라고 한다.[4] 사회경제적 환경이 나은 지역은 자원, 돈, 권력 측면에서 우위에 있다. 예를 들면 의료인력 및 기관을 충분히 갖추고 있어 응급 의료 등 의료접근성이 좋고, 건강에 바람직한 생활양식(예: 신체활동, 신선한 채소, 과일 섭취) 유지에 필요한 공원이나 상업 시설이 근처에 있고, 가난한 주민에게 더 많은 복지나 의료혜택을 줄 수 있는 재원이 있고, 지역에 유리한 정책 결정을 할 수 있는 정치적 힘이 있다. 이 장에서는 환경 측면에서의 사회경제적 수준과 건강의 연관성을 개관하고, 개인의 사회경제적 지위의 건강에 대한 영향에 대해서는 다음 장에서 기술한다.

사는 장소가 중요하다.

연구 결과 부유할수록 건강하고 행복한 삶을 누린다. 부자 나라 사람은 가난한 나라 사람보다 오래 산다. 일반적으로 일 인당 국내총생산(GDP)이 높은 국가는 기대수명이 높다. 이러한 경향은 못 사는 나라들 사이에서 더 뚜렷하다. 유럽의 국가별 일 인당 국내총생산은 사망 수준과 밀접한 관계가 있다.[5] 같은 유럽에서도 한 나라의 일 인당 국내총생산과 교육 수준 두 가지가 기대수명 대부분을 설명한다.[6] 모자보건 수준도 국가의 경제 수준과 밀접한 관계가 있다. 세계적으로 모자보건 지표가 엄청나게 좋아졌음에도 불구하고 아직 10만 명의 아기가 출산할 때마다 200여 명의 여성이 임신 관련 합병증으로 사망한다. 대부분은 가난한 개발도상국에서 일어난다. 사하라 사막 이남 아프리카 국가에서는 5세 미만 어린이 사망률도 13명 중 1명으로 매우 높아 다른 지역 국가의 평균 16배나 높다.[7] 오래 사는 첫 번째 조건은 부자 나라에 태어나는 것이다. 장소가 중요하다.[8] 남한 사람이 같은 유전적 배경을 가지는 북한 사람보다 훨씬 오래 사는 첫 번째 이유는 바로 잘 사는 남한 땅에 태어났기 때문이다. 우리나라 사람은 따로 노력하지 않고도 국가로부터 높은 수준의 소득과 건강을 부여받은 것이다. 국가가 우리에게 아무것도 해준 것이 없는 것이 아니다.

사회경제적 수준뿐 아니라 소득의 분포도 중요하다. 부유한 국가라도 소득 불평등이 심하고 상대적 빈곤율이 높은 나라에서는 기대수명이 낮고 영아사망률이 높다. 미국의 경우 가장 부유한 주보다 가장 평등한 주가 가장 건강하다. 몇 가지 이유가 있다. 우선 소득 불평등이 큰 사회는 건강이 좋지 않은 가난한 사람이 많다. 특히 취약계층 사람들은 불안, 불안정감 같은 스트레스를 더 받고 위험 행동을 잘 취한다. 소득 불평등이 큰 사회에서는 사람 간의 폭력의 위험성이 크다. 소득 불평등이 큰 사회에서는 가난한 사람들에게 필요한 건강 및 교육에 대한 공공 투자가 적다.[1] 이런 이유로 미국은 세계적인 고소득 국가이지만 다른 부자 국가에 비하면 기대수명이 낮은 편이다.[8] 가난한 사람들에게 국가가 적극적인 공중보건학적 개입을 해야 하는 이유이다.[9] 국가 단위로 보아도 소득 불평등이 큰 나라에서 기대수명이 낮고 사회 문제가 더 흔하다.[9-1]

높은 사회경제적 수준에 도달하는 동안, 즉 경제성장 과정도 지역의 건강 수준에 바람직하기만 한 걸까? 선진국에서는 소득 증가와 개인의 건강 수준이 오히려 반비례한다고 한다. 연구에 따르면 미국의 경제가 상승 국면일 때는 사람들이 더 많이 질병에 시달리고 일찍 죽는 반면, 경제가 불안정한 국면에서 더 오래 사는 경향이 있다. 부유한 사람은 건강하지만 부자가 되는 과정은 건강에 해로울 수 있다. 경제가 좋아질 때는 공해, 산업재해, 스트레스, 교통사고 그리고 음주 관련 사망이 증가할 수 있기 때문이다. 경제성장은 건강에 관해서는 양날의 칼이다. 단기적으로는 지나치게 빠른 경제성장 때문에 건강이 나빠질 수 있지만, 장기적으로는 부유함에 따르는 건강 이점으로 인해 나쁜 점이 상쇄될 수 있다.[10]

우리나라에서도 지역별 사회경제적 환경은 건강 격차로 이어진다. 우리나라의 기대수명은 선진국 중에서도 높은 편에 속한다. 하지만 기대수명 및 건강수명이 지역 간에 크게 다른 건강 불평등 현상이 존재한다. 한국건강형평성학회는 2018년에 광역 및 기초 자치 단체별 건강 수준 순위를 발표한 바 있다. 기대수명은 서울이 83.3세로 가장 높으며, 전남이 80.7세로 가장 낮아 2.6세의 차이가 있다. 건강수명은 서울이 69.7세로 역시 가장 높으며, 경남이 64.3세로 가장 낮아 5.4세의 차이가 있다. 시군구별 건강수명 전국 1위는 성남시 분당구로 74.8세인데 비하여 최하위인 경남 **군은 61.1세로 13.7세의 격차가 있다.[11] 많은 사람이 북적거려서 스트레스는 높고 복잡한 교통으로 공해가 심할 것 같은 서울 등 수도권 사람이 오히려 공기 좋고, 물 맑은 농촌지역 사람보다 건강 수준이 더 높다. 이러한 지역별 건강수명의 격차는 계속 커지고 있다. 개인의 사회경제적 수준을 소득이나 교육 수준으로 표현할 수 있듯이 지역의 사회경제적 수준은 지역박탈지수로 나타낼 수 있다. 지역의 일인 가구, 자동차 소유, 주거환경, 교육 수준

등을 종합한 지역박탈지수로 나타낸 사회경제적 환경이 좋은 시군구는 흡연, 운동, 음주 등 건강행태가 바람직하며 비만이나 우울감 경험 같은 나쁜 건강 결과는 적다.[12] 건강보험공단 자료를 사용하여 분석한 연구에 따르면 서울의 지하철역 주변 지역 기대수명이 인천과 경기도보다 높다. 인천과 경기도에서도 신도시 지역 지하철역 주변은 기대수명이 상당히 높고, 인천 중부와 경기도 교외 지역에서 낮다. 이 연구는 사회경제적 환경이 수도권의 사망률의 공간적 패턴을 크게 설명할 수 있음을 의미한다.[13]

우리는 그 어느 때보다 건강한 시대에 살고 있다.

서구에서도 기대수명이 60세 중반 이상으로 증가한 것은 1970년대 이후의 일로 19세기 중반만 해도 40세 초반에 불과하였다. 맥퀴언에 따르면 기대수명의 놀라운 증가의 가장 중요한 이유는 사회경제적 수준 향상이다.[14] 우리나라가 세계에서 가장 빠른 속도로 기대수명이 늘어난 이유도 이로써 설명된다. 20세기 초까지만 해도 기대수명이 24세에 불과하였다.[15] 죽음은 삶 속에서 너무도 익숙한 경험이었다. 우리나라가 경험한 1970년에서 2010년까지의 사망률의 급락 및 기대수명의 급격한 상승은 '기적'이라고 불리는 급격한 경제 발전 시기와 일치한다. 이 동안 대부분 우리나라 사람의 교육 수준도 엄청나게 높아졌다. 문제는 교육 수준(사회경제적 지위와 대체로 일치함)이 여전히 낮은 집단에는 사망률 감소 현상이 거의 관찰되지 않는다는 것이다.[16]

결론적으로 한 나라, 지역, 또는 시대의 건강 수준은 사회경제적 환경에 따라 크게 달라진다. 우리가 세계적으로 높은 기대수명을 누리는 가장 중요한 요인은 다른 나라가 아니고 바로 우리나라에서, 그것도 과거가 아닌 바로 이 시대에 태어난 것이다. 이 시대에 태어난 우리나라 사람이라고 해도 개인의 교육 수준과 이에 따른 사회경제적 지위가 낮은 집단에 속하는 경우는 예외이다.

2. 건강 결정요인으로서 문화

문화는 '집단과 집단 사이 그리고 집단 내 개인 사이에 공유되는 지식, 신념, 또는 행위가 사회적으로 전파되는 체계'를 말한다.[17] 문화는 사회경제적 요인, 자연환경과 함께 사회의 구조를 형성하는 요인으로서 그 하부의 생활 및 근로 조건 그리고 사회적 관계망 속에서 형성되는 생활양식 또는 습관을 통하여 건강에 영향을 준다.[1] 의도적이거나 비의도적으로 행해지는 흡연, 음주, 신체활동, 식생활, 의료 이용 등과 같은 건강에 직접 영향을 미치는 건강행태가 장기적으로 지속되면 생활습관이다.[18]

문화로서 건강행태 또는 생활습관이 비감염성질환의 중요한 위험요인인 예는 많다. 우리나라의 성인 흡연율은 남자는 세계적으로 높고, 여자는 낮은 편이다. 남자는 30여 년 전만 해도 성인의 2/3가 담배를 피우고 사람을 만날 때 자연스럽게 담배를 권했으니, 흡연은 남자 성인문화의 하나였다고 할 수 있다. 음주의 경우도 우리나라는 사람들이 여럿이 모여서 술을 마시고 다른 사람에게 술을 권하는 수작 문화의 전통이 있다. 특히 1980년대 이후 유행한 폭탄주와 단번에 다 마시기(원 샷)를 권장하는 술자리 분위기는 주량을 초과하여 건강에 나쁠 정도로 술을 많이 마시게 하는 이유이다. 얼마까지만 해도 우리나라는 담배 권하고 술 권하는 사회였다. 결과적으로 흡연 및 지나친 음주 관련 질병의 발생률이 남자에서 여자보다 압도적으로 높고 기대수명도 남자가 여자보다 훨씬 낮다. 식생활 또는 식문화도 비감염성질환의 발생과 밀접한 관계가 있다. 우리나라 사람들은 전통 음식인 간장, 고추장, 된장 등의 장류, 젓갈류 그리고 김치 등의 염도가 높기 때문에 짜게 먹었다. 이 때문에 암 중에서 위암의 사망률이 압도적으로 높았다. 냉장고가 널리 사용됨에 따라 신선한 음식 섭취가 늘고 덜 짜게 먹게 되면서 위암의 사망 순위도 꾸준하게 떨어지고 있다. 체형에 대한 인식은 사회의 비만율에 영향을 미친다. 우리나라는 마른 체형을 선호하는 사회적 분위기와 함께 대중 매체의 영향으로 정상 체형 젊은 여성도 자신이 비만하다고 인식하는 비율이 높다. 무분별한 체중 조절을 하는 경향과 함께 영양 문제도 있다.[19] 지상 천국이라는 남태평양 나라는 세계 비만 국가 10개 중 9개 나라가 속할 정도로 비만한 사람이 많아서 심장병과 당뇨병 유병률이 높다. 이유로는 통조림, 가공육, 음료수 등 서구의 값싼 가공 음식 섭취 과다, 운동 부족 그리고 유전적 경향이 있다.[20] 아울러 큰 체형이 부와 권력 그리고 아름다움의 상징이라는 전통문화와도 연관이 있다.[21]

문화가 간접적으로 건강행태에 영향을 미치기도 한다. 미국의 한 유명 운동선수의 경험이 예가 된다. 그 선수가 가장 건강했던 시기는 철저한 훈련을 할 때나 휴양지에서 휴식을 취할 때가 아닌 독일의 작은 마을에 살던 때였다. 왜냐하면 승용차로 마트에 가서 쇼핑하는 미국과 다르게, 빵을 사기 위해 빵집에 가고, 채소를 사기 위해 채소 가게에 따로 가야 하는 독일 문화 속에서 많이 걷게 되었기 때문이다.[22] 우리나라도 얼마 전까지만 해도 거주지 인근의 작은 가게, 서점, 식당, 시장 등을 주로 걸어 다니면서 볼일을 보았다. 근래에는 대형 마트에서 쇼핑, 외식, 여가 생활을 한꺼번에 해결하는 식으로 많이 바뀌면서 점점 일상에서 걷는 일이 줄고 있다.

문화적 요인은 감염성질환의 발생에도 큰 영향을 미친다. 우리나라 사람은 밥을 먹을 때 같은 식탁의 사람끼리 반찬, 찌개 또는 전골을 공유한다. 국물 있는 음식을 각자의 숟가락으로 함께 떠먹는 방식에 외국인이 난감해하기도 한다.[23] 같은 용기의 반찬을 함께 먹다 보면 침과 함께 병원성 미생물에 오염된 음식도 먹을 수 있어 소화기 감염병의 전파 위험이 크다. 대유행한 코로나-19 바이러스는 호흡기로 전파되기 때문에 음식 매개 전파가 가능한지에 대한 직접적인 근거는 없지만, 전파 경로로서 개연성은 있다. 차제에 감염병 예방을 위해서라도 개인 접시를 이용하여 각자 먹을 음식을 덜어 먹는 식문화를 정착시키자는 움직임이 커지고 있다. 우리나라는 1950~70년대만 해도 장내 기생충 감염률이 70~80%에 이를 정도로 높은 기생충 왕국이었다. 연례적인 대변검사에서는 대부분 학생이 회충, 편충, 요충, 십이지장충, 흡충 등의 한두 가지 기생충을 보유하고 있었다. 위생적인 처리 없이 분뇨를 채소밭에 거름으로 사용하는 농사 방법과 채소를 날것으로 먹는 식습관, 또는 민물 생선을 회로 먹는 식생활 등 문화적 요인이 원인이었다. 아직도 일부 사람이 여전히 민물회를 먹는 즐겨 먹기 때문에 강 유역 지역에서는 간흡충 유병률이 매우 높은 편이다.

사회 또는 조직이 건강하기 위해서는 대다수 구성원이 건강에 바람직한 행태를 가져야 하는데 이는 문화를 바꾸는 일이다. 건강에 나쁜 행태가 만연한 사회에서는 그것이 사회규범(norm)이 되고, 나아가 문화가 된다.[24] 사회의 노력으로 더 많은 사람이 건강에 바람직한 행태를 채택하게 되면 새로운 사회규범과 문화가 형성된다. 필자가 경상남도 어느 면 지역 건강위원회를 수년간 관찰한 적이 있다. 초기에는 회의 후 점심 식사에 위원들은 지역 특산물인 돼지고기를 곁들여 소주를 마시는 것을 당연시하였다. 주민들의 건강행태 개선에 앞장서는 활동을 몇 년간 한 뒤에는 위원회의 점심시간 반주가 거의 사라졌다. 낮술이 규범이었는데 바뀐 것이다. 낮술이라는 문화가 쇠퇴하게 되면 음주 운전이나 고위험음주도 줄게 된다. 우리나라에서 직장인의 음주, 특히 술을 건강에 나쁠 정도로 많이 마시는 고위험음주는 회식이라는 직장 문화와 관련이 있다. 직장인이 건강을 위해 절주를 실천하게 하기 위해서는 절주 교육보다는 회식 문화 변화가 중요하다. 대기업에서는 연말 송년회의 절주를 권장하기 위해 119(오후 9시까지, 1차만, 1종류의 술로 마시자), 112(한 종류의 술로, 1차만, 2시간 내로 하자), 222(술잔은 1/2 채우기, 2잔 이내만 권하기, 2시간 내에 마무리) 등 회식 캠페인을 벌이고 있다.[25] 지금은 직장 회식 문화 자체가 사라지는 추세이다.

3. 정치적 요인, 남북한 건강 격차의 원인

한 국가의 정치체제는 변경 불가능한 개인의 연령, 성별 그리고 유전적 요인을 제외하고는 사회경제적 환경을 포함한 건강 결정요인의 거의 전 부문에 영향을 미친다. 특히 보건의료서비스의 제공 조직과 전달체계, 사회보장 및 의료보험제도와 직접적으로 연결되어 건강-질병의 중요한 결정요인인 보건의료 정책을 좌우한다.[26]

건강 결정요인으로서 정치체제의 중요성은 남북한의 건강 수준 비교로 극명하게 드러난다. 남북한의 기대수명 수준을 보면 1990년 남한은 남자 67.5세, 여자 75.9세, 북한은 각각 66.0세, 72.9세로 차이가

2, 3세 정도였다. 반면 2018년은 남한 남자 79.7세, 여자 85.7세로 크게 늘어난 데 비하여, 북한은 각각 66.5세, 73.3세로 큰 변화가 없어서 남북한의 차이가 12, 13세나 되었다. 모자보건의 주요 지표인 영아(첫돌이 되기 전까지 아기를 말한다)사망률도 북한이 2016년 남한의 4배 이상이나 높았다.[27] 남북한은 오랫동안 유전적 소인이 유사한 사람이 같은 자연적, 문화적 환경을 공유해 왔다. 이러한 건강 수준의 차이는 분단 이후 70년 이상 극단적으로 다른 정치체제를 유지하였기 때문으로 볼 수 있다. 전혀 다른 정치체제는 가장 중요한 건강 결정요인인 사회경제적 수준을 극도로 벌려 놓았다. 남북한의 일 인당 국민소득은 1970년 중반까지는 비슷하였으나, 이후 남한이 앞서기 시작하여 지금은 북한을 압도하고 있다. 북한은 사회주의 체제가 붕괴한 구소련으로부터 수입이 중단되는 1990년대 중반 이후 경제 사정이 나빠지기 시작하였다. 연이어 가뭄과 홍수 등 자연재해까지 닥친 '고난의 행군' 시기를 겪게 된다. 국가 배급 체제의 기능이 상실되면서 주민들이 극심한 식량난과 영양부족에 시달리게 되었다.[28] 국가의 정치체제는 보건의료서비스 이용과 직접 관련이 있는 보건의료 체계에도 영향을 준다. 북한이 표방하는 사회주의 의료제도는 무상 치료와 예방의학을 강조하고 있다. 세계적으로 사회주의 체제가 많이 붕괴한 이후 인력, 시설 등의 의료 자원 확보와 의료 서비스 이용에 대해 국가가 책임을 지는 사회주의 의료제도도 상당수 사라졌다.

자본주의 경제 체제를 가지는 서구 국가 사이에서도 그 나라의 역사, 문화적 전통 또는 경제적 수준에 따라 국가 보건의료 체계가 다르다. 자본주의 선진국 중에서도 미국과 영국의 보건의료 체계는 뚜렷한 대비를 이루고 있다. 미국은 국민 총생산액 15% 정도를 의료비로 쓰는 세계 제일의 의료비 지출국이다. 하지만 많은 국민이 의료보험이 없을 뿐 아니라 기대수명으로 본 건강 수준도 선진국 평균에 한창 못 미친다. 높은 의료수준을 자랑하지만, 대도시에서 열리는 무료 진료 행사에서는 한밤중부터 줄을 서야 진료를 받을 수 있다. 이에 비해 영국에서는 직장 유무나 내외국인 구분 없이 체류하는 모든 사람이 무료로 의료 서비스를 받을 수 있다. 세금으로 운영하는 국가보건서비스 제도는 사회주의 의료제도라고 할 수 있다. 미국에 비하여 의료비를 적게 투입하면서도 기대수명은 선진국 평균보다 높으나, 긴급을 요하지 않는 질병의 경우 진료를 받기 위해서는 오래 기다리는 등의 문제점이 있다.[26]

4. 건강 결정의 주요 변수가 된 자연환경

최근에는 환경의 개념이 확장되어 인간이 만든 모든 물리적 및 사회적 특성도 포함된다.[29] 건강 결정요인으로서 사회경제적 환경에 대해서는 앞 절에서 설명하였고, 물리적 환경(자연환경 및 건조 환경) 중에서도 인간이 만든 건조 환경의 건강 연관성에 대해서는 다음 장에서 기술할 것이다. 이 절은 전통적 환경보건 접근인 자연환경(주로 공기, 물 그리고 토양)과 그 오염으로 인한 건강 영향에 대한 것이다.

자연환경의 원래 정의는 '인간에 의해 변경되거나 훼손되지 않은 장소'이다.[30] 우리나라의 자연환경은 산업화 이전 어디를 가더라도 볼 수 있었던 깨끗한 공기와 맑은 물을 말한다. 본격적인 경제성장과 함께 도시 하천은 오폐수로 오염되고, 대기는 자동차 매연으로 탁해지면서 자연환경은 어느 정도 오염된 것이 당연시된 적도 있다. 지금은 도시에서도 자연이 본모습을 많이 되찾고 있다. 도시에서는 인간이 자연을 흉내 내어 조경한 정원, 공원, 인공 숲과 강변 등도 자연환경이다.[30] 거의 모든 사람이 동식물이나 산, 바다 등의 자연경관을 좋아한다는 것만 보아도 종(種)으로서 인간은 자연 속에서 마음의 평화와 건강을 누릴 수 있음을 시사한다.[31] 이를 뒷받침하는 많은 연구를 요약하면 다음과 같다.[30]

자연환경은 스트레스 완화, 인지력 향상, 신체활동 촉진, 사회적 연대 강화 그리고 전반적인 신체 및 정신 건강 향상 등에 도움이 된다. 취약한 인구집단에서는 주거지 근처의 녹지가 사망률을 낮추고 건강한 출산과 연관성이 있다. 녹색 환경 속의 임부에서 태어난 아이는 천식의 발생이 적다. 녹지 지역에 사는 사람은 우울 및 불안의 위험이 적으며, 청년은 공격성이 감소하고 높은 삶의 질을 누린다. 녹지가 많은 지역으로 이사 가면 정신 건강이 좋아진다. 도시의 가난한 사람도 자연환경과 쉽게 접한다면, 건강의 사회경제적 격차를 줄일 수 있다. 도시 사람이 자연환경을 자주 방문할수록 우울과 고혈압 위험이 낮아진다. 자연환경에 오래 머물수록 염증 및 스트레스 반응과 산화 스트레스가 줄어든다. 녹지 속 산책은 건강한 수면에 도움이 된다. 자연환경 근처 학교 학생들은 인지 능력, 주의력, 스트레스로부터 회복력 그리고 학업성적이 높다.

자연환경은 인간의 건강에 매우 중요하고, 자연환경의 훼손은 신체와 정신 건강에 나쁘다.[30] 산업화 이후 인간의 엄청난 경제활동으로 인해 발생하는 자연환경의 오염 또는 변화는 건강에 나쁘다. 건강에 영향을 주는 이러한 환경 문제는 여러 수준에서 일어난다.

세계적 규모의 환경보건 문제, 기후변화와 건강

　기후변화는 자연의 변동성 또는 인간의 활동으로 초래된다. 더운 날 햇빛을 받은 온실의 유리는 내부에 열을 잡아 둔다. 이같이 지구 대기권에 온실가스 농도가 높아지면, 열을 더 많이 가두게 되어 지구 온도가 상승하게 된다. 산업혁명 시기인 18세기 중엽부터 화석연료의 연소로 지구의 대기에 이산화탄소, 메탄 그리고 아산화질소 농도가 급격하게 증가하였다. 온실가스라 불리는 이 가스들은 적외선을 흡수해서 대기와 지구 표면으로 재방출함으로써 지구 온난화를 일으킨다.[32] 화석연료의 연소는 온실가스와 함께 미세먼지와 이산화황을 공기 중에 배출한다.[33] 석탄, 석유 그리고 천연가스 등 화석연료 연소는 기후변화와 미세먼지의 공통 원인이다. 산업화 이전에 비하여 이산화탄소 농도는 약 280ppm에서 427ppm으로 증가하였다. 지구 표면 온도는 2011~2020년 평균 1.1°C[33-1], 2023년에 한정하면 1.36°C[34] 상승하였다. 유엔 기후변화에 관한 정부 간 협의체(Intergovernmental Panel on Climate Change, IPCC) 전망에 따르면 2100년까지 지구 온도는 평균 1.4℃~4.4℃ 높아지고 해수면 상승, 남극 빙상 붕괴, 생물다양성의 손실 등이 불가피하다.[35]

　평균 온도가 상승하면 기온의 변동성도 증가하기 때문에 더운 날과 극단적으로 더운 날만 증가하는 것이 아니라 추운 날과 극단적으로 추운 날도 증가한다.[36] 산불의 위험 증가, 극한 기후 현상(폭염, 홍수, 허리케인이나 태풍, 가뭄)의 잦은 발생, 공기의 질 악화, 해수 온도의 상승도 일으킨다.[33] 우리나라에서도 폭염은 이제 흔한 현상이고 앞으로 더 잦을 것이다. 기후변화는 이제 기후위기가 되었다.[36] 프랑스 철학자 파스칼은 인간은 자연에서 가장 연약한 갈대로 인간을 짓밟기 위해 온 우주가 무장할 필요가 없고, 한 방울의 물이면 충분하다고 하였다. 대기 중 이산화탄소가 150ppm(0.015%) 증가하는 것만으로 인류의 생존이 위협받는다.

기후변화는 건강에 나쁘다.

기후변화는 인간의 건강과 질병에 다양한 경로로 폭넓게 영향을 미친다. 현재의 건강 위협은 증가하고 새로운 건강 위협이 나타난다.[37] 폭염은 열사병이나 탈수, 전해질 장애를 일으킬 뿐 아니라 심장, 호흡기, 뇌혈관 그리고 신장 질환 같은 기존 질환을 악화시키고 사망률을 높인다. 극단적인 날씨는 정신 건강에 나쁘다. 허리케인이나 큰 홍수 이후에 높은 수준의 불안과 외상 후 스트레스 장애가 관찰된 바 있다.[38] 기상청에 따르면 지금까지 우리나라 기후 재앙 중 가장 큰 피해를 초래한 것은 1994년 폭염으로 3,000여 명이 사망하였다. 폭염으로 인한 간접적인 건강 영향은 통계에 반영되지 않은 점을 고려하면 실제 사망자는 훨씬 많을 것이다. 우리나라 질병관리청 신고 환자를 보면 2018년에 폭염 관련 질병 발생 4,500여 명, 사망 48명으로 2011년 온열질환 감시체계가 시작된 이래 최대를 기록하였다.[36] 직, 간접적인 영향을 다 고려한 연구에 따르면 2018년의 폭염으로 약 790명이 더 사망한 것으로 추정된다.[39] 지구 역사상 가장 더웠다는 2023년, 질병관리청의 온열질환 감시체계 통계에 따르면 신고된 온열질환 추정 사망자는 32명이었다.[40]

기후변화는 오존이나 미세먼지로 인한 대기오염을 증가시킨다. 오존은 스모그의 주성분으로 여러 건강 문제(폐 기능 저하, 천식으로 인한 병원 입원 및 응급실 방문 증가 그리고 조기사망)를 일으킨다. 기후변화로 인한 따뜻한 날씨는 알레르기 유발 식물의 개화 시기 및 꽃가루 발생 시기의 변화를 초래한다. 이산화탄소의 증가는 알레르기 유발 물질의 생성을 높인다. 결과적으로 알레르기 반응과 천식 발작이 증가한다. 기온상승으로 인한 가뭄과 건조 때문에 산불이 잘 발생하고 산불 연기는 천식, 기관지염 같은 호흡기질환과 심혈관질환의 이환을 높인다.[38]

지구 온난화는 암 발생 위험도 높이는데, 이는 대기 및 수질 오염의 악화, 자외선 노출 증가, 식량 불안정 그리고 늘어나는 감염 때문이다. 대기오염은 발암성이 있는 이산화질소, 오존 그리고 미세먼지를 포함하므로 흡연 다음 폐암의 두 번째 원인이다. 자외선이 주원인인 피부암(흑색종, 기저세포암 및 편평세포암)의 증가도 지구 온난화와 관계있다.[41]

기온이 상승하면 식수와 식품에 병원체의 오염이 증가하고, 겨울이 따뜻하면 곤충이나 설치류의 생존에 유리하므로 감염병의 발생이 쉽다.[42,43] 우리나라에서 기온이 1°C 오르면 5종의 감염병(말라리아, 쯔쯔가무시증, 렙토스피라증, 비브리오장염, 세균성이질)의 평균 발생률이 4% 증가한다.[36] 한 해 2억 명 이상의 환자가 발생하고 40여만 명이 사망하는 세계적인 건강 문제인 말라리아는 기후에 매우 민감하다.[44] 온난화가 지속하면 미래에도 아프리카, 아시아, 남아메리카 등에서 말라리아는 계속 증가할 것이다.[32] 우리나라에서 말라리아는 한동안 발생하지 않다가 1993년 재발생한 이후 매년 500명 전후의 환자가 발생하고 있다.[44]

지구 온난화는 진드기의 산란과 활동에 영향을 주어 우리나라에서 진드기 매개 질환이 증가하고 있으며, 앞으로도 증가할 것이다. 참진드기는 중증열성혈소판감소증후군(severe fever with thrombocytopenia syndrome, 이하 SFTS), 털진드기(좀진드기)는 쯔쯔가무시증을 매개한다.[42] SFTS 바이러스를 보유한 참진드기에 물려서 걸리는 SFTS는 고열과 소화기 증상 그리고 혈소판 감소에 따른 출혈성 경향 등을 나타내며 20% 정도의 높은 치명률을 보인다. 등산, 나물 채취, 농사일 등의 야외활동을 하는 50대 이상 사람들이 잘 걸리는데, 2012년 강원도에서 첫 사례가 보고된 이후 환자 발생이 지속적으로 증가하여 2020년 5월까지 1,000여 명의 환자가 확인되었다.[45] 리케차에 감염된 털진드기 유충이 사람을 물어서 감염되는 쯔쯔가무시증은 갑작스러운 발열, 두통, 피부 발진, 임파절 부음 등의 증상을 나타낸다. 치료를 하면 치명률이 매우 낮지만, 적절한 치료를 하지 않으면 치명률이 평균 6%다.[42] 이는 국내에서 가장 흔한 리케차 질환으로 1985년 처음 확인된 이후 해마다 수천 명의 환자가 신고된다. 농사 일을 하는 50대 이상 사람이 주로 걸린다.[46] 우리나라 연안의 바닷물 온도가 높아지면 비브리오균의 농도가 높아지기 때문에 식품매개감염병인 콜레라의 발생 위험이 증가할 수 있다.[43]

대규모 농업을 목적으로 삼림을 파괴하는 것은 기후변화의 원인이다. 동물 서식지도 훼손하기 때문에 코로나-19 같은 신종 감염병의 세계적 대유행(팬데믹) 위험을 높인다. 기후변화로 지구가 뜨거워지면 더위를 피해 크고 작은 동물들이 극지방으로 이동한다. 이에 따라 병원체도 처음 접촉하는 동물 종을 새로운 숙주로 삼을 수 있다. 서식지의 상실은 동물의 이동을 강제하여 다른 동물 종이나 사람과의 접촉 기회를 높여서 병원체를 공유하게 한다. 야생 동물을 숙주로 하는 바이러스에 변이가 일어나면 종간(種間) 장벽을 뛰어넘어 사람에게 침투하는 '종간 감염'(스필오버, spillover)이 가능하다.[47] 최재천 교수는 이를 '숲으로 난 길은 언제나 파멸에 이른'다고 표현하였다.

기후변화는 간접적으로 건강에 나쁜 영향을 미치기도 한다. 지구 온난화로 인한 물 부족 및 식량의 생산량 감소는 더 많은 사람에게 영양 부족을 초래할 수 있다. 폭염과 극단적인 기상 조건은 신체활동에 부족으로 이어지므로 건강에 바람직하지 않다.

기후변화의 건강 영향에 취약한 집단이 따로 있다.

　기후변화로 인한 건강 위험에 모든 사람이 같은 정도로 노출되는 것은 아니다. 성장기 어린이는 외부 온도 변화에 대응하는 능력이 제한적이기 때문에 폭염이나 대기오염으로 인한 건강 영향과 기후재난에 의한 정신적 상처를 더 잘 받는다. 건강이 좋지 않은 노인은 영향을 더 크게 받을 수 있고, 홍수 등 재난 발생 시에 이동성의 제한으로 피해가 더 크다. 기후변화는 건강 수준이 나쁘고 자원이 부족한 저소득 지역사회에 더 큰 영향을 미친다. 허리케인 카타리나가 미국 뉴올리언스를 강타했을 때 저소득 시민들이 많이 죽고 다쳤으며 피해 복구에도 어려움을 더 겪었다.[38] 기후변화에 책임이 가장 적은 집단이 가장 피해를 보는 것은 환경 정의의 문제다. 직업으로는 폭염 속에서도 더위와 햇빛에 직접 노출되는 도시 야외노동이 취약하다. 도시에서는 열을 가두는 콘크리트나 아스팔트 같은 재질이 땅을 덮고 이로 인한 열섬 현상이 폭염을 증폭시킨다. 장애인과 사회적 고립 상태인 독거 거주자 등도 폭염 피해를 쉽게 입는다.[36] 세계적으로는 개발도상국이 기후변화 영향에 취약하고 결과를 감당하기도 벅차다.[48] 미국에서는 시원한 날(21~23℃)에 비해 35℃ 이상 폭염이 하루 늘어날 때마다 연령표준화 사망률이 연간 0.03% 증가한다. 인도에서는 이 효과가 미국의 25배이다.[49]

　아마도 기후변화로 인해 가장 큰 피해를 보는 사람들은 기후재난으로 인해 어쩔 수 없이 거주지를 떠나야 하는 난민일 것이다. 이들은 열악한 이주 환경에서 극심한 영양부족 및 스트레스에 시달린다. 생존에 필요한 기본적인 도움을 받는다 해도 난민들은 흔히 성폭력을 포함한 폭력과 감염, 정신적인 문제와 같은 다양한 공중보건 문제에 노출된다.³² 2011년 이후 약 100만 명에 이르는 시리아 난민이 기후변화와 가뭄으로 촉발된 내전을 피해 유럽 곳곳으로 퍼졌다. 대량 난민은 이제 국제사회에 뜨거운 감자가 되었다. 2050년이 되면 현재 유럽이 겪고 있는 것보다 100배나 되는 난민 위기가 올 것으로 세계은행은 예상한다.⁵⁰

오늘날 인류는 과거 대멸종 사태 때보다 훨씬 빠른 속도로 대기 중에 이산화탄소를 배출하고 있다.⁵⁰ 지금 같은 추세를 계속하면 이 세기가 다 가기 전에 현대 서구 문명이 몰락할 것으로 예측하는 학자도 있다.⁵¹ 기후위기는 이제 건강을 넘어 생존의 문제이다.

국가 규모의 환경보건 문제, 대기오염

대기를 오염시키는 공장 굴뚝의 검은 연기는 한때 경제성장의 상징이었다. 도시와 공단의 매연과 탁한 공기는 산업화 과정에 수반하는 어쩔 수 없는 대가였다. 우리가 당연시했던 맑고 깨끗한 공기는 이제는 시골이나 깊은 산에 가서야 들이쉴 수 있다. 공기청정기가 필수품이 되고, 심지어 지리산의 청정 공기를 담은 '공기 캔'을 판매하는 시대가 되었다. 깨끗한 공기를 마시는 것은 당연한 일인데 이제는 돈으로 사야 한다.

대기오염은 대기 중으로 배출된 유해 오염물질의 양이 대기의 자연 정화 능력을 초과할 때 발생한다.⁴³ 대기오염은 현대에만 볼 수 있는 현상이 아니라 수 천 년 전부터 인지되었다. 대기오염원은 여러 성분으로 이루어지며 각각의 원천, 화학적 성질과 영향이 다르다. 배출원은 자연일 수도 있고 인간의 활동일 수도 있다. 특정 장소의 대기오염원의 농도는 여러 요인(배출원, 날씨 그리고 지형)에 따라 달라진다.[32] 코로나-19 대유행에 따른 전례 없는 이동 제한과 학교 폐쇄 및 경제활동의 중지는 예기치 않게 많은 나라에서 푸른 하늘과 별이 빛나는 밤을 되찾아 주었다. 어느 신문의 표현대로 인간이 격리되자, 가려졌던 지구 모습이 복원됐다.[52] 하지만 제한 조치들이 풀리기가 무섭게 대기오염은 제자리로 되돌아왔다.[53]

대기오염으로 인한 런던의 스모그 사건(1952년 12월)은 역사적인 재난이었다. 런던의 안개는 유명하다. 여기에 여러 요인이 겹쳤는데, 가정용 난방 연료인 석탄의 사용, 이상 한파로 석탄 사용 증가, 오염의 확산을 방해한 대기 정체 등이었다. 오염이 하도 심해 한 치 앞도 볼 수 없었고 교통은 거의 마비 상태였다. 사망률이 평소보다 3배로 증가하여 시체를 안치할 공간도, 관도 구할 수 없었다. 부검한 폐 조직은 그을음과 여러 입자가 침착되어 있었다. 사망률은 안개 이후 몇 달간 원래대로 되돌아오지 않았으며, 1만 명 이상 사망자가 발생한 것으로 분석되었다.[32] 영국은 1956년 청정대기법을 제정하였다.[43]

주요 대기오염 물질로는 오존, 미세먼지, 일산화탄소, 이산화황, 이산화질소의 다섯 가지가 있다.[33] 화석연료의 연소는 이산화탄소, 메탄과 질소화합물 같은 온실가스를 배출하여 기후변화를 일으킬 뿐 아니라 대기오염 물질인 미세먼지와 이산화황을 공기 중에 배출한다.[33] 기후변화로 인해 따뜻하고 변동성이 큰 날씨는 대기오염을 더욱 악화시킨다.[32]

대기오염은 질병의 이환율과 사망률을 높인다. 성인에서 대기오염은 심혈관질환 및 호흡기질환과 연관이 있다. 단기간의 노출에도 심근경색증 위험이 커진다. 대기오염이 사망률을 높이는 것은 초미세먼지 농도와 특히 관계가 있다. 심지어 이틀 정도 단시일의 미세먼지 증가도 일일 사망률을 높인다.[33] 대기오염 중 미세먼지, 이산화질소, 오존 등은 발암성이 있어 폐암을 일으킬 수 있다.[54] 세계보건기구 산하 국제암연구소(International Agency for Research on Cancer, IARC)는 2013년 미세먼지를 제1군 발암물질로 지정하였다.[55] 대기오염은 영아와 어린이에서 뇌와 폐의 발달과 기능, 천식의 발생 및 사망 등 건강지표에 나쁜 영향을 미친다.[33] 대기오염은 조산아와 저체중아 출생률을 높인다. 고속도로 요금소에 하이패스를 설치하여 요금납부를 위한 정차와 이로 인한 자동차 배기가스를 줄였더니 인근 지역 조산아와 저체중아 출생 비율이 각각 10% 감소했다는 연구도 있다.[56]

건강영향연구소 추정에 따르면 대기오염은 2019년 전 세계 사망의 12%(약 7백만 명)에 기여하였다. 초미세먼지가 7%, 실내공기오염이 4%, 대기 중 오존이 1%이다. 대기오염의 질환별 사망 기여도는 만성폐색성폐질환 40%, 당뇨병 20%, 관상동맥병 20%, 하기도 감염 30%, 폐암 19%, 뇌졸중 26%, 신생아 사망 20%이다. 대기오염은 2019년 세계의 4번째(고혈압, 흡연, 식이 습관 다음) 조기사망 원인이다.[57] 대기오염으로 인한 우리나라 질병 부담을 연령표준화사망률로 다른 나라와 비교할 수 있다. 대기오염, 초미세먼지 그리고 대기 오존 노출에 기인한 전체 사망률은 2019년 세계 평균에 비해서 절반도 안 되지만, 일본에 비하면 훨씬 높다. 다만 고체 연료의 연소로 초래되는 실내 대기오염에 기인한 사망률은 우리나라가 세계 평균에 비하면 미미할 정도로 낮으며 일본과도 비슷하다.[58]

최근에는 미세먼지 중 초미세먼지와 오존을 대기오염 감시의 유용한 지표로 사용한다.[59] 언론의 미세먼지 보도가 부쩍 증가함에 따라 사람들도 미세먼지의 발생, 영향 및 대책에 큰 관심을 보인다. 마치 우리나라에서 미세먼지가 근래에 엄청나게 증가하였거나 새로운 건강 위협 요인이 나타난 것 같다. 실제로는 2001년 이후 우리나라에서 미세먼지와 초미세먼지의 연평균 농도는 감소 추세에 있다.[59]

미세먼지는 화석연료 사용으로 주로 발생하는 대기오염 물질이다. 미세먼지(particulate matter, PM)는 개개 오염물질이 아닌 오염 집단을 말한다. 미세먼지는 화학적 조성에 관계 없이 대기 중 떠 있는 고체 또는 액체 입자로 구성된다. 미세먼지는 발전소 등의 연료 연소, 비포장 도로 주행, 산업 활동, 장작 난로 그리고 자연(꽃가루, 먼지 등)으로부터 발생한다. 미세먼지 농도는 같은 지역 안에서도 달라질 수 있는데, 특히 고속도로 근처에서 높다. 이차 미세먼지는 기체 전구물질(질소산화물, 황산화물 그리고 휘발성 유기화합물)로부터 대기 중에서 생성된다.[32] 미세먼지는 보통 크기에 따라 분류한다. 미세먼지(PM_{10})는 지름 $10\mu m$ 이하, 초미세먼지($PM_{2.5}$)는 $2.5\mu m$ 이하를 말한다. 총부유분진(total suspended particle, TSP)은 공기 중의 거의 모든 입자로 보통 지름 $45\mu m$까지를 말한다.[32] 우리나라의 초미세먼지 배출원은 산업(시멘트, 제철, 석유 등 다양한 배출 사업장), 생활(도로 먼지, 가정 냉난방, 불법 소각 등), 수송(노후 경유 차 등 자동차, 건설기계, 항만, 선박 등) 그리고 발전 등이다.[59] 국외 영향은 시기에 따라 다르나 보통 절반 수준으로 추정된다. 겨울과 봄에는 북서풍과 서풍이 우세하여 국외 영향이 크게 나타나며, 여름철은 상대적으로 국내 영향이 우세하다.[59]

1990년대 이후 대기오염 연구는 일차적으로 미세먼지에 초점을 맞추고 있지만,[43] 건강 위험에 대해서는 아직 모르는 것이 많다. PM_{10} 또는 $PM_{2.5}$ 농도와 관계있는 건강 영향으로는 입원 및 응급실 입원과 호흡기 증상의 증가, 호흡 기능 감소, 만성 호흡기 및 심혈관질환의 악화 그리고 조기사망 등이 있다.[32] PM_{10}이 $10\mu g/m^3$ 증가하면 사망위험은 0.6% 정도 증가하는 것으로 추정된다.[43] $PM_{2.5}$에는 황산염, 질산염, 중금속 등의 성분이 상대적으로 높고 폐 깊숙이 침투하기 때문에 PM_{10}보다 유해하다.[43] 미세먼지가 건강에 미치는 나쁜 영향이 크지만, 조천호 전 국립기상과학원장은 '미세먼지가 불량배라면 기후변화는 핵폭탄'이라고 비유한다.[60] 미세먼지는 건강 문제이지만 기후변화는 인류의 생존이 걸린 문제이다.

성층권에 존재하는 오존(O_3)층은 지구로 오는 자외선을 차단하여 우리를 보호하는 반면, 지표면의 오존은 대기오염 물질이다.[32] 오존은 대표적인 이차오염물질로 농도는 계절에 따라 크게 다른데 더운 계절에 가장 높다.[43] 오존은 무색의 기체로 전구물질인 휘발성 유기화합물과 질소산화물이 햇빛 존재 하에 복잡한 반응을 통해 생성하는 광화학적 산화제이다. 이 때문에 오존으로 인한 대기오염은 광화학적 스모그라고 불리기도 한다.[32] 질소산화물은 화석연료(석유, 가스 그리고 석탄)의 연소(자동차, 화력발전소, 산업용 보일러 그리고 가정용 난방 장치)로부터, 휘발성 유기화합물은 자동차나 산업 활동으로부터 배출된다. 오존 오염은 기후변화에 의해 촉진되고, 기후변화에 기여하기도 한다. 세계적으로 볼 때 오존 농도는 지난 10년간 서서히, 꾸준하게 증가하고 있다.[53]

오존은 물에 잘 녹지 않아 하기도까지 도달할 수 있다. 산화제 성질 때문에 오존은 분자 결합을 깨고 빠르게 인체 조직을 손상한다.[32] 건강한 성인에서 오존 단기 노출도 일시적인 폐기능 저하와 기도 저항 증가에 따라 기침과 쌕쌕거림 같은 호흡기 증상을 증가시킨다. 오존 농도가 높은 날 이후 의사 방문, 응급실 방문, 결석, 입원 증가가 뒤따른다. 천식이 있는 사람과 어린이가 특히 취약하다. 야외노동자는 많이 노출되므로 취약하다.[32] 단기적인 오존 노출은 일일 사망률을 높일 수 있고, 장기적인 오존 노출은 천식과 기관지염 같은 만성 폐질환을 일으킬 수 있다.[32]

국가 규모의 환경보건 문제, 수질 오염

한 세대 전 도시의 도심을 흐르는 소하천이나 도시 외곽을 흐르는 강물은 생활하수와 공장의 시커먼 폐수가 함께 흐르는 하수구였다. 이제는 하수처리시설 덕분에 도심에도 물고기가 사는 맑은 물을 볼 수 있다. 우리나라 상수도 보급률은 1960년대만 해도 17%에 불과하였으나 이후 꾸준히 높아져서 2019년 현재 거의 100%로 거의 모든 사람이 안전한 수돗물을 사용하고 있다.[62] 대부분 오폐수는 하수 처리 과정을 거친 후 방류되고 있다. 상수도 보급의 확대에도 불구하고 취수원인 주요 강물과 수돗물에서 발생한 오염이 사회적인 문제가 되기도 한다. 대표적인 예로 중금속 오염, 염소소독 부산물인 트리할로메탄(trihalomethanes, THM)의 생성, 악취 및 냄새의 발생, 배급수관에서의 미생물 검출, 낙동강의 페놀 원액 누출, 4대강 수역의 심각한 녹조 현상, 관로 내부에 있던 이물질이 함께 쓸려나가 물이 붉어진 수돗물 사건 그리고 유충 유입 사건 등이 있다.[63]

정부가 1989년 표본 조사한 전국 10개 정수장 수돗물에서 세균과 중금속 등이 기준치 이상 검출되어 식수로 부적합하다는 판정을 한 적이 있다. 이 사실이 언론을 통해 알려진 것이 수돗물 오염 파동이다.[62] 1990년 일부 정수장에서 발암물질로 알려진 트리할로메탄이 세계보건기구의 기준치를 크게 초과한 사례가 보도되었다. 1991년 구미시의 모 전자 회사로부터 두 차례 낙동강에 누출된 페놀 원액에 의한 수돗물 악취가 지역 주민에게 큰 고통을 주었다. 1997년 수돗물의 바이러스 검출이 논쟁이 된 이후 바이러스 검출 여부가 문제가 되고 있다. 바이러스는 현재의 분석법으로 측정하기가 어렵고 건강 영향 정도가 명확하지 않아서 전 세계적으로도 수질 검사 항목에 포함해서 관리하는 나라는 없다.[63] 2020년 인천 수돗물에서 발견된 깔따구 유충은 정수장 내 활성탄지에서 부화한 후 걸러지지 않고 정수장과 배수지를 거쳐 가정까지 이동된 것이었다. 환경부가 전국의 고도처리 정수장 49개소 점검한 결과 7개 정수장에서 유충이 소량 발견되었다.[64]

잇따른 수돗물 오염 사건이 건강 장해와 직접적으로 연관되었는지는 규명된 바 없으나 급수 지역 주민들의 정신적인 피해와 수돗물의 불신을 초래한 것은 분명하다. 수돗물의 안전성과 품질과는 별개로 이따금 아파트 물탱크의 부실 관리 실태가 보도되기도 한다. 이에 더해 생수업체와 정수기 제조회사의 공격적인 마케팅으로 수돗물을 그대로 마시기 어렵다고 인식하는 사람이 많다. 한 조사에 따르면 2017년 우리나라 사람 중 수돗물을 그대로 먹는다는 비율은 소수이고 대부분은 수돗물을 끓여서 먹거나 정수기 물 또는 생수를 마신다.[62] 유럽 여러 나라의 수돗물 직접 음용률은 대부분 70%를 넘지만, 우리나라는 17%에 불과하다.[61]

소위 '4대강 살리기' 사업이 마무리된 2012년 여름 정체된 강 흐름과 무더위에 따른 수온 상승으로 더욱 심각해진 녹조 현상은 '녹조 라떼'라는 신조어까지 만들었다. 녹조 현상은 수중에 살고 있는 남조류가 대량 증식하는 것이다. 이때 물속의 산소가 고갈하기 때문에 어패류가 질식사할 수 있을 뿐 아니라 배출되는 조류 독소(마이크로시스틴, microcystin)는 인체의 심각한 간 손상을 일으킬 수 있다. 정부는 수돗물의 안전성 확보를 위해 취수원에 녹조가 발생하면 정수 고도처리를 시행하고 있다.[65] 환경단체는 낙동강 보를 상시 개방하는 것이야말로 녹조 독소로 인한 건강 문제의 근본적인 해결책이라 주장한다.

수돗물이나 생수 속 미세플라스틱은 건강에 해롭지 않을까? 플라스틱 사용과 환경오염의 전 세계적 증가에 따라 태평양에는 두 개의 거대 쓰레기 섬이 떠다닌다. 해수, 민물, 오폐수, 음식, 공기 그리고 수돗물과 생수 등 어디에서나 존재할 수 있는 미세플라스틱의 건강 영향에 대한 의구심이 높아지고 있다.[66] 환경부는 수돗물의 미세플라스틱(입자 크기 1.2μm~5mm) 함유 실태를 2017년 조사한 바 있다. 4대강 수계에서 주로 지표수를 취수하는 24개 정수장 중 3개 정수장에서 1리터 당 0.2~0.6개의 미세플라스틱이 검출되었으며, 무작위로 선정한 수도권 10개 가정의 수도꼭지에서는 검출되지 않았다. 이는 외국의 검출 평균에 비하여 낮은 수준이며, 세계보건기구와 국내 전문가의 의견에 따르면 우려할 정도는 아니다.[67] 보도(2024년)에 따르면 미국 연구팀이 마트에서 파는 다양한 생수병을 수거해 미세플라스틱의 양을 조사한 결과 1리터 생수병 하나에 미세플라스틱 평균 24만개가 들어있다. 대부분은 머리카락의 10만분의 1 크기인 나노 플라스틱이다.[68] 민물과 먹는 물에 미세플라스틱이 유입되는 경로는 지표수와 하수로부터의 유출, 산업 폐수 그리고 플라스틱 쓰레기의 분해 등이다.[69]

먹는 물의 미세플라스틱은 물리적, 화학적 그리고 미생물학적으로 사람의 건강에 해를 끼칠 가능성이 없지 않다.[69] 어패류와 같은 해양 생물의 연구에서는 미세플라스틱으로 인한 장기의 조직학적, 생화학적 그리고 기능적 이상이 발견되고 있다. 해산물과 어류를 주식으로 하는 사람의 소화관에서 미세플라스틱이 검출되었다는 보고는 있으나 인체 영향에 대해서는 아직 밝혀진 바 없다.[70] 이것이 미세플라스틱 섭취가 건강에 해가 없다는 것을 의미하는 것은 물론 아니다. 미세플라스틱을 수돗물 수질 기준으로 정한 나라는 아직 없으며, 주요 국가의 정책은 주로 먹는 물보다는 해양오염과 폐기물의 발생원 관리에 있다.[67]

지역 규모의 환경보건 문제, 생활환경 오염과 방사선

생활환경의 오염, 유해 금속

납은 인간이 오래전부터 이용한 중금속으로 납중독 증상은 고대 그리스 시대에도 기술된 바 있으며, 세계적으로 많은 환경오염과 건강 문제를 일으킨 바 있다.[71] 직업적으로는 페인트 및 납축전지 제조, 용접, 주물 공정 등과 같은 산업에 종사하는 근로자가 납에 노출된다.[72] 선진국에서 직업적 납중독 발생은 감소하였으나, 많은 나라에서 낮은 농도의 일반 환경 노출에 따른 건강 영향은 여전히 문제이다.[71] 과거 일반 인구집단의 혈중 납 농도에 가장 큰 영향을 미친 것은 자동차의 노킹 현상을 방지하기 위해 에틸 또는 메틸 납을 첨가한 유연휘발유의 사용이었다. 어린이의 신경 발달 장애와의 연관성이 밝혀진 이후 유연휘발유 사용이 중지됨에 따라 일반인의 혈중 납 농도가 현저히 감소하였다.[71] 지금도 중금속이 함유된 미세먼지로부터 흡입, 납을 함유하는 불량 그릇, 불법 의약품, 납으로 오염된 음식, 오래전에 설치된 납 수도관으로부터 공급되는 물의 음용 등으로 납에 노출될 수 있다.[71, 73]

문제는 우리가 일상생활에서 노출될 수 있는 정도의 소량 납이라도 어린이들의 성장 발달에는 좋지 않다는 것이다.[71] 산모가 납에 노출되면 신생아의 키와 머리둘레가 감소하고 저체중아가 태어날 수 있다. 납에 꾸준하게 노출되는 어린이는 지능 및 인지기능의 발달 지연, 주의력결핍 과잉행동장애(ADHD) 이환, 학습 능력 저하 그리고 반사회적 행동 양상 등을 보일 수 있다.[71]

우리나라 국민건강영양조사(2010~2013년)에 참여한 10~19세 소아청소년 대상 연구 결과를 보면 혈중 납 농도는 평균적으로 여자보다 남자가 높았으며 가구소득이 낮을수록 높은 경향이 있다. 남자의 경우 혈중 납 농도가 높으면 천식 진단율도 높았다. 과거에는 정상치로 여겨졌던 낮은 납 농도에서도 건강 영향이 있다는 것이다.[73] 어린이의 납 노출에 안전한 수준이란 없다.[74] 국가는 미세먼지 내 중금속 농도 감시에 더 엄격해야 한다.[73] 어린이는 가급적 조금이라도 노출되지 않아야 한다.

수은은 상온에서 유일하게 액체인 금속으로 휘발성이 높아 호흡기를 통해 쉽게 노출될 수 있다. 직업적인 노출은 대부분 수은 증기의 흡입에 의한 것으로, 유럽에서는 19세기 모자 공장 근로자, 우리나라에서는 1980년대 형광등 공장 근로자에게서 일어났다.[71] 1988년 온도계 제조 업체에 근무하던 15세 소년이 수은 중독으로 사망했으며, 2015년에도 형광등 생산 설비 철거 작업자에서 집단 수은 중독 사건이 발생한 바 있다.[75]

환경 중 수은은 인간 활동 또는 자연적 원인으로 나온다. 환경 중에 순환하는 수은은 미생물에 의해 유기수은인 메틸수은이 되어 플랑크톤, 식물을 먹는 물고기, 육식 물고기(참치, 상어, 고래 등)의 수중 먹이사슬을 통해 축적된다. 큰 생선의 섭취가 수은의 가장 중요한 환경 노출 경로이다.[71] 일본의 미나마타병은 1956년 이래 사망자만 1,800명 가까이 발생한 대표적인 공해병이다. 역학조사 결과 미나마타병은 인근 바다의 어패류를 오랫동안 많이 먹은 주민에서 발생한 유기수은 중독이었다. 미나마타 시의 질소 비료 공장이 원료 제조 과정에서 발생하는 메틸수은을 무단 방류한 결과였다. 주된 증상은 중추신경계 증상으로 손발의 감각장애, 보행 실조, 시야 협착, 청력장애, 경련 등이다. 임신부의 체내에 들어간 메틸수은은 뇌성마비와 같은 선천성기형을 가진 태아 미나마타병을 일으키기도 하였다.[76] 식약처는 임신부와 수유 모는 수은 농도가 높은 생선 섭취를 줄일 것을 권고한다. 건강 및 환경의 이유로 사용이 줄고 있기는 하지만 치아 충전제로 사용하는 아말감도 일반인이 수은에 노출되는 경로이다.[71] 우리나라도 비준한 미나마타 국제 협약에 근거한 폐기물관리법 시행에 따라 의료기관은 온도계, 혈압계, 체온계 등의 수은 함유 폐기물을 2023년 7월 중에 처리해야 한다.[77] 2018년 발표된 국민환경보건기초조사 결과에 따르면 우리나라 사람의 혈중 수은 농도는 미국이나 독일 등에 비하여 여전히 높은 편이다.[71]

생활환경의 오염, 수많은 화학물질

과거에는 일상생활 용품이 흙이나 박으로 빚은 그릇과 나무로 된 가구와 같이 주로 천연 재료로 만든 것이었다. 지난 30~40년간 화학 산업 발전과 사용의 편리함 때문에 사람들이 일상생활 속에서 손쉽고도 폭넓게 화학물질에 노출되고 있다.[78] 문제는 이러한 화학물질이 우리의 건강을 위협할 수도 있다는 것이다. 예를 들면 우리 생활에 광범위하게 사용되고 있는 플라스틱에 함유된 여러 화학물질은 건강에 나쁘다. 내분비교란물질(환경호르몬이라고도 함)은 항상성 유지와 발생 과정을 조절하는 생체 내 호르몬의 생산, 분비, 이동, 대사, 결합 작용 및 배설을 간섭하는 물질이다.[71] 환경호르몬으로 분류되는 화학물질은 매우 다양하며 식품, 공기, 피부 등을 통해 일상생활 속에서 광범위하게 노출될 수 있다. 대표적인 환경호르몬에는 농약류, 다이옥신류, 납, 수은 등 중금속[79] 그리고 플라스틱에서 유래하는 생활 화학물질인 비스페놀류와 프탈레이트류가 있다.[71] 환경호르몬은 내분비 신호전달 체계에 끼어들어 마치 호르몬인 양 행세하기 때문에 부적절한 호르몬 작용을 나타낸다.[80] 남성의 정자 수 감소와 전립선암, 고환암, 유방암의 증가추세, 불임과 성조숙증의 증가 등은 다양한 환경호르몬의 복합작용 때문일 가능성이 있다.[79]

비스페놀 A는 식품 용기나 음료수 캔의 코팅 물질, 플라스틱병, 유아용 젖병, 영수증 용지 등에 쓰인다. 식품 용기에서 경구로 체내 흡수된다.[71, 80] 피부를 통해서도 흡수될 수 있는데 영수증을 맨손으로 다루는 경우 노출이 증가하며, 우리나라 사람 대부분의 체내에서 검출되고 있다. 비스페놀 A의 유해성이 알려진 후, 국가는 젖병에 사용하는 것을 금지하고 업계 자율로 음식 용기로 쓰지 않는다. 하지만 아직 여러 분야에서 사용되고 있다.[71] 비스페놀 A에 태아가 노출되면 출생 후 불안, 우울 증상 그리고 행동 조절 능력 저하 등이 나타난다. 남성의 생식 능력도 방해한다. 직업적으로 노출되는 남성은 성욕 및 발기 능력이 감퇴한다.[78] 비스페놀 A가 여성 호르몬을 모방하는 역할을 하여 소아의 성조숙증을 일으킨다는 보고도 있다.[80]

프탈레이트는 로션, 샴푸, 향수와 플라스틱의 성형 가공을 쉽게 하는 가소제(바닥재, 샤워 커튼, 포장재, 일부 의료 장비 등 제작에 필요)로 사용된다. 프탈레이트 노출은 정자의 질을 떨어뜨리고 유산을 증가시킨다. 임신 중에 노출된 남자아이는 남자의 특징적 행동이 덜 나타난다.[78] 비만, 복부 비만, 또는 당뇨와 연관성이 있다고도 한다.[80]

현대는 석유로부터 만드는 플라스틱 제품이 없이는 일상생활을 영위할 수 없는 플라스틱 문명이다. 기후위기 원인인 석유를 포함한 화석연료로부터 인류가 결별할 수 있다면 플라스틱 제품과 일상 화학물질 노출로부터 해방될 수 있을지 모른다. 그때까지 우리는 건강과 환경을 위해서 가능하면 플라스틱 사용을 자제하거나 조심스럽게 사용하는 편이 좋을 것이다.

안전성 정보를 전혀 알지 못한 상태에서 새로운 화학물질을 사용하는 것의 위험성은 사회적 참사로 불리는 가습기살균제 사건이 극명하게 보여준다. 2011년 4월 서울 시내 한 대학병원에 심각한 폐 손상 증상을 보이는 20~30대 산모 7명이 입원했고, 그중 4명이 사망하였다. 연이어 영유아들도 비슷한 증상으로 사망한 이후 진행한 역학조사 결과 가습기살균제가 원인으로 밝혀졌다.[81] 이후 신고 접수에서 1,500명이 넘는 사망자를 포함하여 6,500명의 피해자가 집계되었다.[71] 문제가 된 주성분은 외국에서 세정, 살균제 용도로 물건을 씻거나 닦는 데 사용하는 '폴리헥사메틸린구아니딘'(PHMG) 등 구아니딘 계열의 화학물질이었다. 사람이 호흡기로 흡입하는 방식으로 사용하려면 당연히 안정성 평가가 있어야 했으나, 당시 법에 따라 공산품으로 분류된 가습기살균제에 대한 검토는 충분하지 않았다. 가습기살균제 사건 이후에야 법에 따라 아직 위험이 파악되지 않은 물질의 사용을 금한다.[81] 가습기살균제의 사용으로 인하여 생명 또는 건강 손상을 입은 피해자와 유족에 대해서는 신속하고 공정하게 구제하기 위한 법도 제정되어 있다.[82] 대법원은 이 사건에 대한 국가의 배상책임도 일부 인정하였다.[83]

생활환경 속의 농약

농약은 농사에 해로운 생물체를 죽이기 위한 화학물질로 사용 목적에 따라 살충제, 살균제, 제초제 등으로 나눌 수 있다. 광범위한 생물종을 파괴하는 것도 있고, 특정 곤충, 곰팡이, 식물을 주 대상으로 선택적으로 작용하기도 한다.[71] 농약은 해충으로부터 작물을 보호하고 생산성을 높일 수 있다.[84] 문제는 사람에게도 위험할 수 있다는 것인데, 농약으로 인한 건강 위험은 노출이 일정 수준 이상일 때만 발생한다.[84] 대부분 적은 양의 농약에만 노출되기 때문에 큰 문제가 되지 않는다.[85]

농약으로 인한 건강 영향은 농약의 종류에 따라 다르다. 만성 건강 영향은 수년에서 수십 년 동안 직업적으로 노출된 농부에게 주로 피부나 호흡기를 통해 농약이 흡수되어 나타난다. 암, 천식과 만성기관지염 등 호흡기질환, 우울증, 치매, 파킨슨병 및 말초신경염 등 신경계 질환 등이 발생할 수 있다.[71] 환경호르몬으로 분류되는 농약은 불임, 유산, 조산, 기형 등의 생식기계 질환과 연관성도 있다. (86) 급성 농약 중독은 농약을 사용한 후 몇 시간 또는 수일 이내 발생하는 증상을 말한다. 2010년 조사이기는 하지만 우리나라 남자 농업인 25%가 경험한 것으로 보고되었다.[71] 한때 가장 많이 사용된 제초제 파라쿼트(상품명 그라목손)를 자살 목적으로 음독한 경우, 급성 농약 중독 치명률이 무려 80%에 달하였다.[86] 2011년 파라쿼트의 등록 취소 조치로 판매 중지되면서 농약 자살은 격감하였다.[87]

매일 먹는 식품과 물을 통해 일반인도 잔류 농약에 낮은 농도지만 노출되므로, 농약 사용은 주의 깊게 사용되어야 하며 엄격한 규제 및 관리를 받는다. 식품과 환경을 정기적으로 감시하는 것도 요구된다.[84] 미국환경보호국은 농약의 건강 위험을 평가하여 '합리적인 수준에서 무해하다는 확신'을 가지고 식품 속에 허용될 수 있는 잔류 농약의 양을 결정한다.[85] 우리나라도 법령으로 농약의 잔류허용기준을 정하고 있다. 검사 결과 허용 기준을 초과하여 부적합으로 판정된 농산물은 출하 연기 또는 폐기 등의 조치를 통해 시중에 유통되지 않도록 한다.[71] 가격이 싸고 오랫동안 사용된 농약인 디디티(DDT)는 긴 잔류성과 잠재적 독성으로 인해 대부분의 나라에서 1970년대 초 이후 사용이 금지되었고 2,001년에는 이에 대한 국제 협약도 채택된 바 있다.[84] 개인 수준에서 농약에 덜 노출되기 위해서는 유기농 또는 저농약 농산물을 사거나 채소와 과일은 잘 씻어서, 가능하면 껍질을 벗겨서 먹는다.

피할 수 없는 방사선

전리방사선

　방사선은 입자 또는 파동(전자파)의 형태로 공간이나 매질을 통과하는 에너지의 방출 또는 전달로서 전리방사선과 비전리방사선이 있다. 방사능이란 방사성물질이 방사선을 방출하는 능력이다.[88] 우리가 해롭다고 흔히 부르는 방사선은 물질과 충돌하거나 물질을 통과할 때 원자 또는 분자와 충돌하여 이온과 유리기를 생성하는 에너지를 가진 전리(이온화)방사선이다.[71] 전리방사선에는 전자파 형태인 X-선, 감마선과 입자 형태인 알파 입자, 베타 입자 그리고 중성자가 있다. 비전리방사선으로는 자외선, 가시광선, 적외선, 마이크로파를 포함하는 고주파(라디오파)와 극저주파가 있다.[71, 89]

　전리방사선은 어디에나 존재하므로 사람은 노출을 피할 수 없다. 극미량이지만 음식물에 포함된 방사성물질로 인하여 끊임없이 체내 방사선에 노출되고 있다. 토양의 라돈과 우주선 같은 자연 방사선뿐 아니라 의료 행위와 농업, 식품, 발전 등 여러 산업 목적으로 이용되는 방사선에도 노출될 수 있다.[71]

　인체에 방사선 에너지가 흡수되면 전리 현상으로 산소를 포함하는 유리기인 활성산소가 생성된다. 이는 세포 속 디옥시리보핵산(deoxyribonucleic acid, 이하 DNA)을 변화시키고, 조직과 장기에 일시적 또는 영구적 변화를 초래하여 건강에 나쁘다.[89] 일시적인 저선량 노출의 경우 손상된 세포는 보통 저절로 치유된다.[90] 방사선이 정자나 난자 같은 생식세포에 영향을 주면 자손에게도 유전적 영향이 나타난다. 임신부가 음식이나 호흡으로 방사성물질에 노출되면, 혈류에 흡수되어 저선량에도 태아의 성장 장애, 기형, 비정상적인 뇌 기능 그리고 암 발생 등의 심각한 건강 영향을 일으킬 수 있다.[89] 예를 들면 1986년 발생한 체르노빌 원전 사고 피해자 연구에 따르면 방사선 피폭 부모로부터 태어난 자녀에서 여러 가지 유전적 장해가 발견되었다. 인근 국가에서도 선천성 기형아 출생이 증가하였다.[91] 어린이는 성인보다 몸집이 작고 방호 역할을 할 조직이 적기 때문에 더 민감하다.[89] 임신 중 산전 진찰 목적 엑스레이 촬영을 받은 임신부에서 태어난 어린이는 소아 백혈병의 위험이 증가한다.[71] 인체가 방사선에 노출되면 방사선량, 노출 시간, 노출되는 신체 부위 등에 따라 나타나는 증상의 종류 및 정도가 다르게 나타난다.[89]

일상생활 환경에서 낮은 선량이지만 방사선에 오랫동안 노출되는 주민 대상 건강 영향 연구도 많이 있다. 원전 종사자, 컴퓨터단층촬영(CT)을 받은 어린이, 원폭 생존자, 핵무기 공장 인근 주민을 대상으로 한 연구를 종합하면 저선량 방사선 노출은 백혈병과 갑상샘암을 비롯한 암의 원인이다.[92] 전리방사선이 건강을 해칠 수 있음에도 불구하고 의료기관에서는 건강 회복 목적으로 방사선과 방사능물질을 사용(예: 흉부 및 구강 엑스레이, 유방촬영술, 골밀도검사, 컴퓨터단층촬영, 형광투시법, 핵의학 검사 등)한다. 일반인도 병의원 방문을 하면 쉽게 노출될 수 있다. 진단 또는 치료로 인한 이득이 방사선으로 인한 암 발생 위험을 초과하기는 하지만, 가능한 최소한 방사선량을 꼭 필요한 신체 부위에만 쬐게 하는 것이 원칙이다.[90] 저선량 방사선 노출과 암 발생과의 연관성 연구를 종합하면 '역치가 없는 선형 모형' 인과성 이론에 부합한다.[92] 암의 발생 위험을 높이기 위해서 최소한의 방사선량(역치)이 필요한 것은 아니며 아무리 작은 양의 방사선에 노출되어도 암 위험을 높인다는 것이다.

우리나라 원자력 발전소 인근에서 갑상샘암이 발생한 주민들이 암의 원인이 방사선 때문이라며 한국수력원자력에 손해 배상 공동소송을 제기한 바 있다. 1심은 갑상샘암과 원전 방사선의 연관성을 인정하였지만, 항소심에서는 판결이 번복되었다.[93] 전문가들 사이에서도 견해가 엇갈린다. 매우 적은 양의 방사선 노출과 암 발생에 대한 인과성은 역학적으로 판단하기가 쉽지 않다. 월성원전의 경우 중수를 냉각재로 사용함에 따라 생성되는 삼중수소와 암의 연관성이 특히 논란이다.[94]

지각에 미량 존재하는 라돈은 폐암을 일으키는 무색, 무취의 자연 방사성 기체인 발암물질로 일반 인구 대부분의 방사선 노출원이다.[71] 라돈은 공기보다 무거운 기체로 실외에서는 급속히 희석되지만, 집이나 건물의 실내에서는 오염이 문제가 된다.[95] 실내 라돈은 대부분 토양으로부터 건물 바닥이나 벽의 갈라진 틈을 통해 들어온다. 국립환경과학원에서 2017~2018년 겨울 동안 전국 실내 라돈 농도를 조사한 결과를 보면, 실내 라돈 권고기준을 초과한 가구 비율은 5% 정도로 아파트보다는 단독주택이 높았고 환기를 잘 하지 않는 가구에서 높았다.[96] 우리나라에서는 지하철 같은 지하공간의 라돈 노출과 방사성물질을 침구에 넣어 제조한 라돈 침대가 사회 문제가 되기도 하였다.[71] 주택 실내 라돈은 우리나라 폐암 사망의 6% 정도의 원인이다.[95]

비전리방사선

비전리방사선은 극저주파, 라디오파, 적외선, 가시광선, 자외선을 포함하는 전자파이다.[71]

비전리방사선의 전자기장은 자연 또는 인공 발생원이 있다. 나침반의 바늘을 북쪽으로 향하게 만드는 지구 자기장은 자연적으로 생긴다. 극저주파 전자기장은 송전선이나 전기 드라이어, 전기면도기,

전기담요 등의 가전제품에서 발생한다. 라디오파의 흔한 발생원은 텔레비전, 라디오, 휴대폰, 무선 인터넷 기기(태블릿 피시, 노트북 등), 레이더 장비, 자기공명영상장치(MRI), 국소 무선 통신망인 와이파이 등이다. 전자기파를 이용하는 전자레인지는 차단 장치로 인해 라디오파는 거의 검출되지 않는다.[97] 기술 발전에 따라 사람들은 전파의 노출 정도가 증가하므로 전자파의 건강 영향에 대한 대중의 불안감도 커진다.[98]

송전 고압선 주변 거주 어린이에서 백혈병 발생이 높다는 연구가 처음 발표된 이후 비전리방사선 전자파의 건강 영향에 대한 많은 역학적 연구가 이어졌다. 건강 영향이 보고된 일부 연구에도 불구하고 일관성 있는 결론이 도출되지 못하였다.[71] 연구를 종합하여 세계보건기구 산하 국제암연구소는 극저주파와 휴대폰을 발암 가능 물질, 제2B군으로 분류한다.[71, 98] 비전리방사선은 DNA나 세포를 직접 손상하지는 않기 때문에 암을 일으킨다면 전리방사선과는 다른 기전에 의한다.[97]

요약 및 마무리

  이 장은 우리를 둘러싸고 있는 환경 중에서도 가장 바깥에 위치하면서 삶과 건강에 근원적인 영향을 미치는 요인에 대한 것이다. 환경은 크게 사회적 환경(사회경제적, 문화적, 정치체계 등)과 자연환경으로 구분된다.
  사회경제적 환경이 건강의 가장 큰 결정요인이다. 사회와 개인이 기본적인 요구를 충족하는 데 필요한 자원에 대한 접근성을 결정한다. 사회경제적 환경의 급격한 개선으로 우리나라 사람은 어느 때, 어느 나라보다 높은 건강 수준을 누린다. 생활습관과 같은 문화적 요인은 비감염성질환의 발생과 경과에 큰 영향을 미친다. 남북한의 건강 수준 차이에서 보듯이 정치체제도 매우 중요하다. 사회경제적 수준뿐 아니라 소득의 분포도 지역의 건강 수준에 중요하다. 부유한 지역보다 평등한 지역이 건강하다.
  자연환경은 인간의 건강에 매우 중요하고, 자연환경의 훼손은 신체와 정신 건강에 나쁘다. 산업화 이후 인간의 엄청난 경제활동으로 인해 발생하는 자연환경의 오염 또는 변화는 건강에 큰 영향을 준다. 인간이 에너지원으로 화석연료를 사용함에 따라 이산화탄소 등 온실가스의 대기 농도가 높아진 결과인 지구 온난화는 다양한 경로로 폭넓게 건강에 영향을 미친다. 폭염으로 인한 열사병의 증가는 물론, 기존 질환을 악화시키고 사망률을 높인다. 우리나라에서는 치명률이 높은 중증열성혈소판감소증후군 등 진드기 매개 감염 질환이 증가한다. 기후변화로 인한 건강 위험은 가난한 사람, 지역, 나라에 더 크게 온다. 기후재난으로 인한 대량 난민 사태는 가까운 미래에 심각한 국제 문제가 될 것이다. 기후변화는 건강을 넘어 인류의 생존 문제이다.

우리나라에서 대기와 수질 오염은 개선되고 있다. 상수원의 녹조 발생과 먹는 물의 미세플라스틱은 지속적 과제이다. 생활 속 화학물질의 폭넓은 사용으로 인한 환경호르몬 노출은 건강에 좋지 않다. 가습기살균제 사건에서 보듯이 새로운 화학물질을 사용하는 것은 늘 조심할 일이다. 의료 목적으로 노출되는 전리방사선도 암 발생이 위험을 높일 가능성이 있으므로 제한적으로 사용해야 한다. 원자력 발전소 인근 주민의 암 발생 위험 증가나 방류수로 인한 해수 방사능 오염은 논란을 일으킨다. 송전 고압선이나 휴대폰 등에서 나오는 비전리방사선인 전자파의 건강 영향에 대해서도 우려가 있다.

환경은 우리를 둘러싸고 있지만 통제할 수 없는 것은 아니다. 우리는 여러 측면에서 환경에 영향을 줄 수 있으며 건강에 바람직하게 개선할 수 있다. 우리를 둘러싸고 있는 사회적, 자연적 환경에 대한 고려와 개입 없이 다 함께 건강하게 오래 사는 사회는 불가능하다.

제3장
생활 및 근로 조건

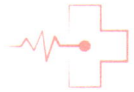

들어가는 말

인간의 삶에 없어서는 안 되는 세 가지 기본 요소로 의식주가 있다. 여기에 아플 때는 보건의료서비스도 받아야 한다. 이렇게 생활에 필수적인 상품을 사고 서비스를 받기 위해서는 돈이 필요하다. 적정 수입을 위해서는 좋은 일자리와 교육도 필수이다. 어느 정도 괜찮은 삶을 유지해야 건강도 유지할 수 있다.

달그렌-화이트헤드 건강 결정요인 모형의 일반 환경 요인 다음 층은 삶과 건강 유지에 꼭 필요한 개인의 생활 및 근로 조건이다. 여기에는 의식주(물과 위생, 농업 및 식량 생산, 주택), 고용 및 작업 환경, 교육 그리고 보건의료서비스가 포함된다.[1] 이는 상위 환경인 자연환경과 사회경제적 환경의 영향을 받는다. 물과 위생, 주택이나 교통 등은 인간이 인위적으로 만든 것으로 건조 환경이라고 하며, 자연환경과 마찬가지로 물리적 환경으로 분류된다.[2]

생활 및 근로 조건은 계층 간 차이가 크기 때문에 대부분 국가에서 건강이 사회적으로 불평등한 주요 이유이다.[3] 환경 측면에서의 사회경제적 수준과 건강의 연관성은 제3장에서 다루었고, 이 장에서는 주로 개인 차원의 사회경제적 수준(사회경제적 지위라고 함)의 건강에 대한 영향을 기술한다.

1. 실직, 공중보건 문제

직장은 사회생활의 중심으로 수입원이며 위신, 자존감 그리고 공동체 소속감의 원천이다.[1] 안정된 직업은 적절한 보수, 좋은 음식, 쾌적한 주거환경을 제공하므로 결과적으로 건강에 바람직하고 기대수명을 높인다.[4] 직장을 잃으면 이 모든 걸 잃는다. 실직의 위험은 사회경제적 지위가 낮은 비숙련노동자, 저학력 노동자, 저소득 가족, 싱글맘, 소수인종 그리고 이주해 온 지 얼마 안 된 사람에서 높다.[1] 사회적 지지가 부족한 이들이 실직하면 자칫 빈곤선 근처나 밑으로 밀려나게 되고 괜찮은 주거 및 영양과 보건의료에의 접근성이 떨어진다.[3]

실직은 불건강, 조기사망, 정신 건강의 악화 그리고 자살 위험 증가 등을 일으키며 자녀의 건강에도 나쁜 영향을 준다.[1] 직장에서 해고된 근로자는 뇌졸중, 심장병 같은 스트레스 연관 질병에 잘 걸린다.[4] 실직자는 삶의 질을 고려한 생존년수가 짧고 불안 및 우울의 문제도 많다. 결과적으로 실직은 공중보건 문제이다.[5] 실직은 아니나 비정규직 근로자의 고용 불안은 직무스트레스의 주요 부분으로 심혈관질환, 우울증 등 정신질환 그리고 사고의 위험을 높인다.[6]

실직이 건강을 해치는 이유는 빈곤의 심화, 사회적 배제와 사회적 지지로부터 고립 그리고 건강행태의 변화(예: 스트레스로 인한 흡연, 음주, 운동 부족)이다. 실직 기간이 길어지면 미래에 다시 실직할 가능성이 크고 장기간의 경력 전망도 안 좋다.[1]

우리나라에서 실직이 건강에 얼마나 나쁜 영향을 미치는지는 쌍용자동차 해고 노동자의 비극이 극명하게 보여준다. 쌍용자동차는 2009년 경영난을 이유로 일방적인 구조조정을 단행하였다. 노동자들은 이에 반발해 공장을 점거하고 총파업에 돌입하였다. 경찰 공권력이 투입된 진압 작전으로 공장 점거 중이던 노조원들이 강제 해산되었다. 결국 노조와 사측이 마지막 협상을 타결하게 되면서 77일간의 공장 점거 총파업이 끝나게 된다.[7] 파업에 참여한 인원 중 400여 명은 무급휴직을 받았으며, 마지막까지 농성을 이어간 200여 명은 해고되었다.[8] 파업 이후 10여 년 투쟁 기간 중 쌍용자동차 해고 노동자와 가족 중 33명이 자살 또는 질병으로 사망하여서,[9] 언론은 '해고는 살인'이라고 표현하였다. 파업 이후 6년 뒤에 이루어진 설문 연구는 쌍용자동차 정리해고 노동자, 해고 뒤 복귀한 노동자 그리고 해고를 경험하지 않은 자동차산업 노동자의 건강 상태를 비교하였다. 해고자는 복직자보다 지난 1년간 '두통 및 눈의 피로' 등 신체적 건강 영역과, 지난 1주간의 우울 증상 등 정신 건강 영역에서 더 높은 유병률을 보였다. 파업 이후 새롭게 진단받은 질병을 보아도 해고자는 위십이지장궤양, 고혈압, 지방간 등의 발생이 높았다. 복직자를 포함한 해고 경험자는 일반 노동자에 비해 모든 지표에서 나쁜 건강 상태를 보였다. 우울 및 불안장애 유병률의 경우 복귀하지 못한 해고자는 일반 노동자의 거의 50배에 달하였다. 결론적으로 해고는 노동자의 건강을 악화시키고 복직은 건강을 회복시킨다.[10]

2. 직업병, 작업관련성질환, 산업재해 그리고 스트레스

직장에서의 물리적 또는 사회심리학적 환경은 건강의 사회경제적 불평등의 주요 원인 중 하나이다. 직장에 따라 직업병과 산업재해가 발생할 수 있으며, 단조롭지만 불편한 자세의 중노동, 작업 스트레스 그리고 상황에 대한 통제 불가능성은 많은 질병의 위험을 높인다.[3]

직업병은 직업 활동 중에 작업 환경에 존재하는 유해인자로 인해 발생하는 급만성 질환으로 일반 인구집단이나 다른 근로자보다 특정 일에 종사하는 근로자에게 더 많이 발생한다. 직업병이 특이한 증상이나 병리 소견을 가지는 경우는 흔하지 않으며, 대부분 오랜 기간 진행되어 노출과 질병 발생 사이 잠복기가 있다.[6] 직업에 따라서 특정 유해요인 노출로 인해 잘 발생하는 질병이 있다. 예를 들면 보건의료 종사자는 감염병에 취약하며, 진료 및 치료 과정에서 사용하는 전리방사선, 다양한 화학물질의 노출에 따른 건강장애가 있을 수 있다. 부적절한 자세로 인한 근골격계질환, 감정노동 및 직무스트레스로 인한 우울 등 정신적 부담도 있다.[6] 야간 근무를 포함한 교대 근무는 심혈관질환과 유방암, 전립샘암, 대장암의 위험을 높인다. 국제암연구소(IARC)는 야간교대근무를 발암 추정 요인(제2A군)으로 분류한다.[6] 주부도 직업으로 분류하면 주부습진도 직업병이다. 주부습진은 주부들의 손이 물, 세제, 비누 등에 오랫동안 과도하게 노출되었을 때 흔히 발생하는 피부염으로 아토피 피부염이 있는 경우에 발생하기 쉽고 때로는 알레르기성 접촉 피부염이 함께 발생하기도 한다.[11]

작업관련성질환은 작업 관련 요인과 외적 요인이 복합적으로 작용하여 발생하는 질환으로 작업과의 인과성이 인정되는 질환이다.[6] 산업재해는 근로자가 업무에 관계되는 건설물, 설비, 원재료, 가스, 증기, 분진 등에 의하거나 작업 또는 그 밖의 업무에 기인하여, 사망 또는 부상하거나 질병에 걸리는 것을 말한다.[6]

우리나라는 산업재해 후진국이다.

광부에서 발생한 진폐증은 1954년 우리나라에서 처음 보고된 직업병으로 석탄 광산의 개발에 따라 대표적인 직업병이 되었다. 경제개발

계획에 따른 공업화로 진폐증 발생 업종도 다양화되었다. 1970년대에는 축전지 공장 근로자에서 납중독, 1980년대에는 수은중독, 벤젠중독, 유기용제중독, 크롬중독, 직업성 기관지천식, 1990년대에는 망간중독, 이황화탄소중독, 암모니아가스중독 등이 새롭게 보고되었다. 2000년대에서는 석면으로 인한 악성중피종, 반도체 공장의 백혈병 등 새로운 이슈의 직업병과 함께 근골격계질환, 심혈관질환 등의 작업관련성 질환 보고가 증가하고 있다.[6]

우리나라에서 직업병은 얼마나 발생하는가? 산업안전보건법에 따라 직업병의 조기 발견을 위하여 유해인자에 노출되는 근로자는 매해 특수건강진단을 받는다.[6] 직업병 유소견자 비율은 2021년에 1.4%로 2005년 이후 매년 증가하는 추세이다.[6,12] 질병별로는 소음성난청이 대부분이며 금속 및 중금속중독, 진폐증, 유기화합물중독 등이 있다.[12] 직업병과 작업관련성질환의 규모는 산업재해보상보험에 가입된 근로자 중 산업재해로 요양 승인된 업무상 사고 및 질병 통계로도 알 수 있다. 2021년 업무상질병 발생률은 근로자 만 명당 11명 수준으로 최근 들어 증가하고 있다. 업무상질병 중 직업병은 진폐증과 난청이 대부분이며 그 외 감염병, 직업성 암, 직업성 피부질환 등이 있다. 작업관련성질환으로는 신체 부담 작업에 의한 질환(경견완장해 등), 요통. 심혈관질환 등이 있다. 업무상질병으로 인한 사망자 수는 1,252명이었다.[13] 직업성 암은 전체 암 사망의 10% 정도로 추정되는데 가장 많은 것은 기관지 및 폐암이었다.[6]

우리나라에서 산업보건의 출발점은 이황화탄소 집단 중독 사건이다. 인견사(인조 명주실)를 만드는 원진레이온이라는 회사의 합성섬유 공장 근로자에서 이황화탄소 집단 중독이 있었다. 일본에서 도입된 노후 인견 제조 기기에서 발생한 신경독성 물질인 이황화탄소를 제대로 처리하지 못하여 직원 대부분이 이 가스에 중독된 것이다. 이황화탄소중독이 1988년 처음 보도된 이후 몇 년간 언어장애, 반신 또는 전신 마비, 정신 이상 등의 중독 증상을 호소하는 피해자가 계속 확인되어 수백 명에 이르렀다.[14, 15] 직업병으로 인정받지 못한 피해자들은 자살하기도 하였다. 원진레이온은 1993년 회사를 폐업했다.[15] 원진레이온 이황화탄소중독 사건은 직업병 예방 종합대책을 마련하는 등의 산업보건의 출발이 되었다. 이황화탄소중독은 직업병 첫 판정 이후 총 910명이 산재 승인을 받았고, 그중 222명이 사망하였다.[6]

우리나라는 산업재해 공화국인가? 직장에 출근하였다가 돌아오지 못한 근로자, 즉 업무상 사고 사망자 수는 감소하는 추세이지만, 여전히 2021년에 828명이었다. 사망자를 산업별로 보면 건설업이 50%, 다음으로 제조업이 22%를 차지한다.[13] 우리나라는 오랫동안 '산재 공화국', '산재 후진국' 등으로 불리며 산업재해에 관하여 부정적 평가가 많다. 다양한 자료를 분석한 연구에 따르면 우리나라의 전체 산업의 업무상 사고 사망자 수는 근로자 10만 명당으로 볼 때 2017년 선진국 36개국 중 5번째, 건설업에 국한하면 2번째로 높다.[16]

과로는 작업 관련 스트레스의 가장 흔한 원인이다.

스트레스란 위협적인 외부 자극과 이에 대한 인체의 신체적, 정신적, 행동적 반응을 말한다. 스트레스는 생존을 위협하는 외부 자극으로부터 사람을 보호하기 위한 정상적인 반응이지만, 과도하거나 부적절하면 건강에 해를 끼치고 삶의 질에도 나쁜 영향을 미친다.[6] 단기 스트레스는 '투쟁-도피 반응'(원시시대 인간이 포식자를 만났을 때 필사적으로 싸우거나 도망가기 위한 생리적 반응)을 일으켜 일시적으로 신체적, 심리적인 효율을 높여줄 수 있다. 만성 스트레스는 혈압상승, 근골격계의 긴장, 식욕 이상을 포함한 소화기계 이상, 불면증과 우울, 면역계 이상 등을 일으키며 장기적으로는 우울증, 허혈성 심장질환 등의 위험인자로 작용하고, 암의 발생, 성장 및 전이에도 부분적인 영향을 미친다. 흡연, 고위험 음주, 신체활동 감소, 불규칙한 식사 등 건강에 나쁜 행태를 증가시켜 간접적으로 여러 질환의 위험 요인이 된다. 사회적으로는 결석이나 결근을 증가시키고 생산성 저하와 사회적인 관계의 위축을 발생시켜 사회경제적 부담을 초래한다.[6]

작업 관련 스트레스는 작업과 연관된 여러 유발인자에 의한 스트레스를 말한다.[17] 작업 환경에서의 사회적 측면은 건강의 긍정적인 요인이 될 수 있다. 직장동료들과 함께 보람된 일을 한다는 느낌은 인생의 중요한 부분이고 건강에 좋은 것이다. 반면 작업 환경과 관련된 스트레스는 건강에 해를 끼치는 사회심리적 요인이다.[1] 작업 관련 스트레스 중 특정 직무나 작업 환경의 부담으로 발생하는 스트레스는 직무 스트레스라고 한다.[17] 현대의 작업 환경에서 스트레스는 불가피하다. 특히 작업이 근로자의 지식과 능력에 맞지 않게 과도한 부담을 요하거나, 자신이 통제 또는 선택할 수 없거나, 또는 동료나 상사로부터 도움을 받을 수 없을 때 스트레스 수준이 높아진다.[18] 작업 관련 스트레스와 암과의 연관성에 대해서는 인과관계가 불명확하다. 서구에서 수행된 여러 연구는 작업 스트레스가 폐암과 대장암 등의 위험을 높이는지에 대하여 결론이 일치하지 않는다. 만약 스트레스가 암의 위험을 높인다면 흡연과 같은 건강에 나쁜 행태를 증가시키는 간접적인 경로로 추정된다.[19] 반면 작업 스트레스의 심혈관질환과의 연관성은 잘 알려져 있다.

주당 55시간 이상 장시간 노동 또는 과로는 작업 관련 스트레스의 흔한 원인이다. 이는 작업 관련 질병 부담의 약 1/3에 기여하는 가장 중요한 직업성 질환 위험 요인이다.[20] 심혈관질환에 대한 영향에 대해서는 세계보건기구(WHO)와 국제노동기구(ILO)가 공동으로 중요한 결론을 도출한 바 있다. 전 세계 2010~2016년 자료를 광범위하게 검토하고 분석한 결과 작업 관련 스트레스의 흔한 원인인 주당 55시간 이상 장시간 노동은 허혈성 심장질환 사망의 4%, 뇌졸중의 사망 7% 원인으로 추산된다.[21] 이처럼 장기간의 노동으로 인한 사망을 일본과 우리나라에서는 '과로사'라고 한다. 용혜인 의원실의 보도자료에 따르면 우리나라 2017~2021년까지 자료를 분석한 결과 5년간 2,500여 명의 과로사 산업재해 사망이 발생하였다.[22]

소위 '직장 갑질' 또는 직장 내 괴롭힘도 작업 관련 스트레스의 원인이다.[23] 직장 내 괴롭힘이란 사용자 또는 근로자가 직장에서의 지위 또는 관계 등의 우위를 이용하여 업무상 적정범위를 넘어 다른 근로자에게 신체적, 정신적 고통을 주거나 근무 환경을 악화시키는 행위를 말한다.[24] 이로 인한 스트레스에 장기간 노출되면 신체적, 정신적으로 심각하게 나쁜 영향을 초래할 수 있다.[23] 두통, 위장질환, 만성피로 등의 생리적 문제뿐 아니라 거식증과 폭식증 같은 섭식장애가 올 수 있다. 정신적으로는 행복감 저하, 정서적 불안과 외상 후 스트레스 장애 가능성이 높고 심하면 자살 위험도 증가한다.[24] 우리나라에서도 근로기준법 등의 개정을 통하여 2019년 직장 내 괴롭힘 금지가 입법화된 바 있다.

감정노동은 작업 관련 스트레스가 많은 일이다. 인간 본연의 속성인 감정을 노동과정 속에서 교환가치로 추상화하여 상품으로 판매하는 특별한 유형의 서비스 노동이다.[25] 서비스 및 판매 산업 규모의 증가에 따라 감정노동 근로자 수도 증가한다. 감정노동은 정신적으로는 우울증 및 불면과 연관되어 있으며, 신체적으로도 소화기계 질환과 근골격계 증상을 유발하거나 악화시킨다. 이외에도 소진(번 아웃), 감정 고갈, 이직 의사 및 직무 불만족 등 부정적 결과는 사회적 이슈로 이어진다.[26]

3. 물과 위생, 너무나 당연한 건강 조건

물은 모든 생물에게 절대적으로 중요하다. 인간은 약 60%가 물로 되어있으며 물 없이는 단 며칠도 살 수 없다.[27] 안전한 물을 손쉽게 사용(음용, 가정용, 식품 생산 또는 여가 목적 등)하는 것은 건강에 매우 중요하다.[28] 유엔 보고서에 따르면 2020년 전 세계 인구의 26%(20억 명)가 안전하게 관리된 식수를 사용하지 못한다.[29]

도시, 산업 및 농업 하수의 부적절한 처리로 수많은 사람이 먹는 물이 심각하게 오염된다. 무엇보다 오염된 물은 콜레라, 설사병, 이질, A형 간염, 장티푸스 그리고 소아마비(폴리오)와 같은 수인성전염병을 전파할 수 있다.[28] 오염된 물을 먹거나 피부와 접촉하여 전파될 수 있는 기생충질환인 주혈흡충증은 전 세계적으로 2억여 명 이상이 감염(2015년)되어 많은 사람이 목숨을 잃기까지 한다. 이 질환은 빈곤한 열대 지방에서 주로 발생하기 때문에 심각성에 비하여 국제사회로부터 관심을 받지 못하는 소외열대질환의 하나이다.[30] 오염된 물은 뎅기열 등을 옮기는 모기와 같은 곤충의 서식지이기도 하다.

지구 온난화로 인해 현재는 물이 풍부한 중앙아프리카, 동아시아, 일부 남아메리카 지역에서 계절에 따라 물이 부족할 수 있다. 중동과 아프리카의 사하라 사막 이남 가장자리인 사헬 지대와 같이 이미 물이 부족한 지역에서는 더욱 심각해질 것이다.[29] 물이 부족한 지역에서는 물을 구하러 오랜 시간 위험한 왕복 걸음을 하는 데 따르는 사회경제적 손실도 있다.[28] 물 분쟁은 수자원에 접근할 수 있는 권리에 대한 국가 또는 집단 간의 갈등을 말한다. 현재 국가 간 분쟁은 주로 중동 지역의 유프라테스강, 티그리스강, 요르단강 유역, 아프리카의 나일강 유역에서 주로 발생한다. 메콩 분지에서도 메콩강 상류에 중국이 2020

년까지 11개의 댐을 건설함에 따라 잠재적으로 하류에 있는 동남아 국가는 물이 부족할 수 있다.[31]

4. 식량 및 농업, 영양부족과 영양과잉의 공존 시대

식량은 사람의 영양 섭취원이며, 건강과 활동적인 삶의 원천이다. 농업 생산성의 향상에 따라 어디서나 음식은 넘치고 남는다. 사람이 소비하기 위해 생산되는 모든 음식의 3분의 1이 매년 버려지는 것으로 추정되며, 이는 막대한 경제적 손실뿐 아니라 환경에 부담을 준다.[32] 그럼에도 불구하고 세계적으로나 같은 국가 안에서나 경제적으로 궁핍한 사람은 적절한 영양 공급에 필요한 만큼의 음식을 섭취하지 못한다.

한 국가의 모든 사람이 활동적이고 건강한 삶을 영위하기 위해서는 자신의 기호와 식이 요구를 충족할 만큼 충분하고 안전하며 영양가 있는 식품에 항상 물리적, 경제적으로 접근할 수 있어야 한다. 이것이 식량안보이다.[33] 국제기구의 협력으로 발간한 2022년 세계식량위기보고서에 따르면 2021년 53개 국가 또는 지역에서 심각한 식량 불안정으로 말미암아 2억 명에 가까운 사람들에게 식량 지원이 긴급하다. 이 같은 식량 부족의 주된 원인은 분쟁, 정치, 또는 사회적 불안정이지만 기후변화는 이를 더욱 악화시킨다. 기후변화에 따른 고온, 물 부족 그리고 가뭄과 홍수 같은 극한 기후로 인해 주곡 생산량이 감소한다. 대기 중 탄소의 증가는 식량의 품질 저하를 가져오며, 가뭄과 홍수는 식량의 저장성을 낮추어 식량 폐기량이 늘어난다.[34]

가구 단위에서 식량안보란 모든 가구원이 활동적이고 건강한 삶을 영위하는 데 충분할 정도의 식품에 접근할 수 있는 것이다.[35] 국민건강영양조사에 따르면 식품안정성 확보 가구 비율은 최근 들어 증가한다. 그러나 2021년에도 '가끔' 또는 '자주' 먹을 것이 부족한 가구 즉 식품안정성이 확보되지 않은 가구가 3% 정도이며 소득수준이 가장 낮은 계층에서는 10%를 넘는다.[36]

오늘날 세계는 영양부족과 영양과잉이 공존하며 이것을 영양불량의 이중 부담이라고 한다.[37] 영양불량은 충분하지 않거나, 과도하거나 균형 잡히지 않은 영양 섭취를 말한다.[38] 영양부족(이로 인한 발육부진, 체중미달, 저체중), 비타민과 무기질 결핍, 과체중, 비만 그리고 이로 인한 비감염성질환(심혈관질환, 암, 당뇨병 등)을 다 포함하는 개념이다. 세계적으로 5세 미만 소아 사망의 45%는 영양부족과 연관 있는데 소득이 낮은 국가에서 주로 발생한다. 같은 나라 안에서도 영양과잉으로 인한 소아 과체중 및 비만 또한 증가한다.[39] 기근에 시달리는 국가를 제외하면 전 세계적으로 과체중과 비만은 영양부족보다 더 큰 사망 원인이다.[38]

5. 무주택과 주거 불안정, 공중보건 문제

주택은 비, 바람, 공격 등으로부터 사람이 피신할 수 있는 장소로 인간 생활의 기본 요소이지만, 오늘날에도 집이 없는 사람들이 있다. 주택은 기후변화 시대 도시 노인의 건강에 특히 중요하다. 주거 환경 개선으로 생명을 구할 수 있고 질병을 예방하며 삶의 질을 향상할 수 있다. 세계보건기구(WHO) 지침에 따르면 건강한 삶을 위한 주택은 충분한 일 인당 공간 확보, 적정 실내 온도 유지와 함께 실내 공기오염과 이웃의 소음을 방지하기 위한 대책도 있어야 한다.[40]

무주택과 주거 불안정은 공중보건 문제이다. 집이 없거나 주거가 불안정한 사람은 건강에 나쁜 행태가 많다. 주관적 건강 수준이 좋지 않고 감염병, 정신적 문제, 약물 남용 그리고 비감염성질환에 취약하여 사망률이 높다.[41] 우리나라 실태조사에 따르면 무주택자와 주거 불안정한 사람의 숫자가 줄었다고는 하나, 2021년 거리와 시설 노숙인 약 9천 명, 여기에 쪽방 주민을 합하면 1만 5천 명 정도이다. 이들은 '몸이 아플 때 병원에 가지 않는' 비율, 문제 음주율, 우울증(의심 포함) 비율이 일반인보다 현저히 높았으며 거리 노숙인의 경우 더욱 그러하다. 거리 노숙인의 문제 음주율은 40%, 우울증(의심 포함) 비율은 거의 2/3에 달한다.[42] 감염병에도 취약한데 우리나라 질병관리청 2021년 조사에 따르면 결핵 발생률이 노숙인, 쪽방 거주자 등 취약계층은 일반인의 6배, 거리 노숙인에 국한하면 일반인의 20배 가까이 높다. 이들은 열악한 주거환경과 영양결핍으로 말미암아 결핵에 잘 걸릴 뿐 아니라 의료접근성이 낮아서 치료도 잘하지 않는다.[43]

주택이 있더라도 열악한 주거환경은 건강에 나쁘다. 주로 살기 좋은 집이나 아파트를 구할 수 없는 취약계층이 문제이다.[3] 우리나라에서 열악한 주거 유형인 지하, 반지하, 옥탑방의 거주 거구 비율은 2006년 4%에서 2021년 1%로 감소하였으나, 수도권은 그 비율이 2%로 높다.[44] 쾌적하고 살기 좋은 생활을 위해 최소한 충족해야 할 최저주거기준도 미달하는 주택에 거주하는 비율은 2021년 5%인데 소득 하위 가구에서는 7%로 높다. 거주하는 주택 유형으로는 아파트가 52%로 가장 많으며 단독주택은 30%이다.[44]

주택이 최소한의 주거기준에도 미치지 못하면, 열악한 물리적 환경에 따른 높은 습도, 소음, 진동, 악취, 분진 농도, 보안 불안정 그리고 주거 과밀로 인해 건강에 부정적인 영향을 미친다. 주관적으로 인지하는 건강 수준이 나쁘고 만성질환 유병률도 높으며, 불안, 우울, 불면증 등 정신 건강에도 좋지 않다. 주거 과밀은 감염병의 전파를 쉽게 할 뿐 아니라 사적공간의 부족으로 스트레스 요인이 된다.[45]

세계적으로 볼 때 나쁜 주택환경 중에서도 무엇보다 건강에 위협이 되는 것은 실내공기오염이다. 세계 인구의 약 1/3은 난방 또는 조리 목적으로 등유, 나무, 숯, 석탄, 동물의 똥이나 농작물 폐기물을 실내에서 아무런 장치도 없이, 또는 비효율적인 난로에서 땐다. 이들은 주로 개발도상국의 가난한 농촌 사람이다. 실내 연소로 발생하는 공기오염 물질인 초미세먼지($PM_{2.5}$), 블랙카본(검댕) 그리고 일산화탄소 등이 폐 깊숙이 침입하여 혈류로 들어간다.[46, 47] 이 때문에 2020년에만 320만 명이 사망한 것으로 추정된다. 실내 공기오염은 뇌졸중, 허혈성 심장질환, 만성폐쇄성폐질환 그리고 폐암 등 비감염성질환을 일으킨다. 특히 환기가 불량한 주택에서 실내공기오염이 심하다. 조리와 같은 집안일을 보통 담당하는 여성과 어린이의 건강에 가장 해롭다. 실내의 불완전 연소로 인한 블랙카본(검댕)과 메탄은 기후변화에도 영향을 주고 실외 대기의 주요 오염원이기도 하다.[46]

우리나라도 실내공기오염의 건강 위협으로부터 자유롭지 못하다. 폐암의 주원인은 흡연이지만, 폐암 진단받은 여성의 약 90%는 흡연 경험이 없다. 대한폐암학회의 설문 연구 결과 비흡연 여성 폐암 환자는 남편에 의한 간접흡연 외에도 주방의 환기 불량 노출이 많았다. 이들은 요리 시에 눈이 자주 따갑거나 시야가 흐려질 정도로 환기가 안 되는 경우가 많았고, 기름을 사용하여 튀기거나 부치는 요리를 많이 하였다.[48] 어류나 육류 같은 단백질을 굽거나, 고온 튀김 조리 시 생기는 연기 속에는 헤테로사이클릭아민(Heterocyclic amines, HCAs), 다환방향족 탄화수소(polycyclic aromatic hydrocarbons, PAHs)라는 화합물이 있다.[49] 이들 물질은 실험실 연구에서 생물의 유전 정보를 포함하는 데옥시리보핵산(DNA)에 변화를 일으키는 돌연변이성이 있음이 밝혀짐에 따라 인체 발암 가능성이 있다고 추정된다.[50] 기름으로 고온 튀김 조리 시 생기는 눈에 보이는 배출물이 조리흄(또는 조리오일흄)이다. 세계보건기구 산하 국제암연구소(IARC)는 2010년 이를 발암 추정 물질(제2A군)로 평가하였다.[51] 이후 2020년까지 이루어진 사람 대상의 연구를 종합해 보아도 조리흄은 폐암의 위험을 높이며, 환기 장치는 위험을 낮춘다.[52]

우리나라에서는 학교 급식실에서 10년 넘게 일하다가 폐암으로 숨진 노동자가 2021년 업무상질병 산업재해로 인정을 받은 후 조리흄이 사회적 문제가 되었다. 교육부에서 전국 학교 급식종사자 2만여 명을 대상으로 건강검진을 한 결과 일반인 기대치보다 훨씬 많은 31명(0.13%)이 폐암으로 확진된 바 있다.[53] 지금 이 시간에도 조리흄에 직업적으로 노출되고 있는 수많은 치킨집과 중국집 종자사의 조리 환경도 점검할 필요가 있다.

6. 사회경제적 지위와 교육 수준, 가장 중요한 건강 결정요인

가난은 개인에게 불건강, 사회에는 건강 불평등을 가져온다.

앞 장에서 기술한 대로 지역의 사회경제적 환경은 그 지역의 건강 수준을 결정하는 주요인이다. 이는 지역별 건강 격차로 이어진다. 나쁜 사회경제적 환경이 사망 수준을 높이는 이유의 하나는 그 집단에 사회경제적 수준이 낮은 개인이 많기 때문이다. 개인의 사회경제적 수준을 사회경제적 지위라고 하며, 교육 수준, 직업 그리고 소득으로 결정된다. 매우 중요한 개인의 건강 수준 결정요인이다. 사회경제적 지위가 높은 사람은 생활 및 근로 조건을 건강에 바람직하게 유지할 수 있어서 건강이 좋다. 건강이 좋아서 높은 사회경제적 지위에 도달할 수 있다는 역의 설명도 가능하다.[2]

사회경제적 지위는 교육 수준과 거의 일치한다.[2] 교육 수준이 높을수록 건강이 좋고, 그 역도 성립한다. 높은 교육 수준은 좋은 직업을 얻는 핵심 요건으로 생활 및 근로 조건을 향상할 수 있기 때문이다.[3] 소득이 높고 스트레스는 낮은 괜찮은 직장은 교육 수준이 높은 사람만이 얻을 수 있다. 교육 수준이 높은 사람이 건강이 좋은 이유는 두 가지로 설명할 수 있다. 교육으로 건강 지식이 높아지면 건강을 위해 노력하고 건강 위해 행위는 피한다. 다른 기전은 교육을 통하여 개인의 임파워먼트(empowerment) 수준을 높이는 것이다.[1] 역량 강화 또는 권한 부여로 번역되는 임파워먼트는 자신의 삶과 삶의 영향 요인에 대한 통제력을 높이는 과정이다.[54] 교육을 통해 가난하고 무기력한 사람도 자신의 일상적 삶에 대한 통제력을 높일 수 있다.[1] 삶에 대한 자신의 능력을 자각한 개인은 건강에 좋지 않은 생활 및 근로 조건을 변화시키게 되고 건강 수준이 좋아진다.[1] 이런 맥락에서 서울시 등이 운영하는 노숙인과 저소득층 등 취약계층에 대한 인문학교육 프로그램은 참여자의 건강 수준도 높일 수 있을 것이다.[55] 개발도상국에서 사회경제적 지위는 영아 사망(아이가 태어나서 돌이 되기 전에 사망)과도 연관성이 크다. 어머니에 대한 교육은 임파워먼트 수준을 높임으로써 영아 사망 수준을 낮춘다.[56] 우리나라는 1970년 이후 급속한 경제성장과 함께 기대수명이 빠르게 상승하였는데 이 시기에는 사람들의 교육 수준도 엄청나게 높아졌다. 문제는 사회경제적 지위를 반영하는 교육 수준이 여전히 낮은 집단에서는 사망률 감소 현상이 거의 관찰되지 않는다는 것이다.[57]

가난하면 사회경제적 지위가 낮다. 가난은 불건강의 주요 원인이다. 역사적으로나 세계적으로 가난은 건강 불평등의 주원인이다. 가난한 사람은 건강을 유지하는 데 필요한 돈이 없고 직업도 건강에 좋지 않은 경우가 많다. 가난한 사람은 한꺼번에 높은 경제적 스트레스, 열악한 주택, 실업, 필수 의료에 대한 접근성 제한 그리고 건강에 나쁜 생활습관에 노출되어 서로 상승작용을 일으킨 결과 건강이 나쁘다. 가난은 사망과 불건강의 첫 번째 원인이다. 반대로 불건강이 가난의 원인이기도 하다. 건강하지 못하면 의료비가 많이 들고, 좋은 일자리를 구할 수 없거나 일을 할 수 없다. 가난과 불건강의 악순환이다.[1]

사회적 또는 경제적 수준에 따른 건강 수준의 차이를 의미하는 건강 불평등의 현황에 대해서는 국내외에서 수많은 연구가 있다. 우리나라 자료(2012~2015년)로 분석하면 대표적인 건강지표인 기대수명 및 건강수명과 소득수준의 연관성도 뚜렷하다. 〈그림〉과 같이 소득수준이 높아질수록 기대수명과 건강수명이 증가하며, 최고소득층은 최저소득층보다 기대수명은 6년, 건강수명은 11년이나 길다.[58] 개인의 사회경제적 지위에 따른 건강 격차는 지역의 사회경제적 환경이 좋거나 나쁘거나 어디서나 나타난다.[59]

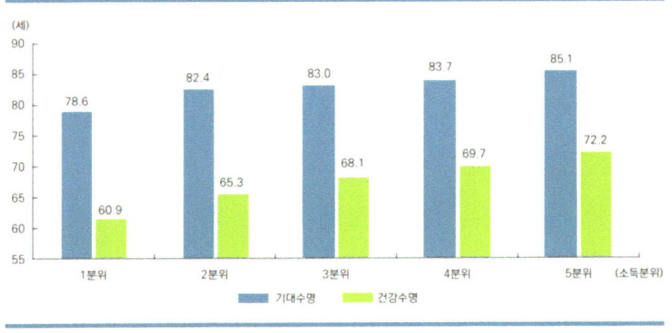

〈그림〉 소득수준별 기대수명과 건강수명
출처: 보건복지포럼(2019.12)[58]

코로나-19 팬데믹이라는 감염병 재난도 가난한 사람에게는 더욱 가혹하다. 코로나 팬데믹 시기에 사람들은 감염에 대한 불안과 이어지는 경제위기로 인한 좌절 때문에 심리적, 정신적 고통을 경험한다. 우리나라 조사에서 절반이 넘는 사람이 불안, 우울감을 경험하는데 가난한 사람이 더욱 취약하다. 팬데믹으로 인한 우울 증상, 불안장애 또는 자살 생각 경험 비율이 소득 최하위 계층은 최상위 계층보다 2~3배 높다.[60] 해외 연구에서도 유행 정점 기간에 가난한 사람은 코로나-19 사망, 중환자실 입원 또는 동반된 만성질환이 더 많다. 이는 가난한 사람은 국가적 이동 제한 시기에도 재택근무가 안되는 직장으로 대중교통을 이용하고, 이에 따라 감염 위험이 더 크고 대처도 빠르지 못하기 때문이다.[61]

가난과 불건강은 대물림된다.

부모의 사회경제적 지위는 자녀의 교육 수준과 성인이 되었을 때의 직업 및 수입 수준에 영향을 미친다. 소아기의 물질적 박탈과 낮은 사회경제적 환경은 청소년기 흡연과 같은 건강에 나쁜 요인에 잘 노출되게 하고 성인기의 나쁜 건강으로 이어진다. 건강은 여러 요인이 전 생애에 걸쳐 상호작용하고 작동한 누적된 결과로 사회경제적 상태에 따라 건강 불평등이 발생한다.[1]

심지어 태내 환경이 성인기 만성질환의 원인이 된다. '성인기 질환의 태중 기원 가설'은 성인의 심혈관질환, 당뇨병, 뇌졸중, 고혈압 등 질환이 임신 중 발달 과정의 저영양 상태에 기인한다고 주장한다.[62] 대표적으로 네덜란드 대기근 연구가 이를 뒷받침한다. 제2차 세계 대전 막바지 6개월간 서부 네덜란드에서 모든 교역로가 차단되어 성인은 일일 권장 열량 섭취량의 1/3밖에 먹을 수 없었다. 이 시기에 임신 중이었던 임신부에게서 출생한 사람들을 추적한 결과 임신 초기에 대기근에 노출된 사람들은 성인기에 높은 콜레스테롤 혈증, 비만 그리고 관상동맥병의 유병률이 높았다. 임신 초기의 자궁 내 환경이 성인기 질환 발생에 중요하다는 것을 시사한다.[63]

7. 보건의료서비스의 양면성

보건의료서비스는 누구나 필요할 때 받을 수 있어야 한다.

　보건의료 또는 보건의료서비스는 질병을 치료, 예방하고 인간의 건강을 유지, 보호, 증진하는 제반 활동이다. 의료 또는 의료서비스는 진단과 치료를 합한 것으로 진료를 의미한다. 보건, 의료 그리고 보건의료는 인간의 건강 유지, 증진이라는 공통의 목적을 가지므로 일반적으로 구분 없이 사용된다.[6]
　19세기 중반 이후 1970년까지 선진국의 기대수명이 40세 초반에서 60세 중반으로 급격하게 증가한 원인을 분석한 맥퀴언은 기대수명의 증가를 의료가 아닌 생활 수준 향상에 따른 상수 위생과 영양의 개선으로 설명한다.[64] 보건의료서비스는 선진국 건강향상에 생각보다 크지 않은 10% 정도에 이바지한 것으로 추정된다.[65] 선진국의 기대수명은 과거만큼 빠르지는 않지만 1970년대 이후에도 계속 증가한다. 유엔 보고서에 따르면 1970~1975년 기간 기대수명 72세에서 2020~2025년 81세로 늘어난다.[66] 20세기 후반만 분석한 연구에 따르면 의료의 기여도는 과거의 추정치보다 더 크다. 여전히 기대수명 연장의 주요인은 아니지만, 미국과 네덜란드의 경우 5년 정도의 기대수명 연장에 이바지한 것으로 추정한다.[1] 중국의 연구도 사회경제적 지위나 건강 상태에 관계 없이 보건의료 접근성이 충분한 사람은 불충분한 사람에 비하여 기대수명이 65세에서 2.0~2.5세, 85세에서 1.0~1.2세 길다고 한다.[67] 미국도 1990년에서 2015년 사이 기대수명이 3.3세가 증가한다. 이 중 85%인 2.9세는 허혈성 심장질환 등 12개 중요 질환 또는 손상으로 인한 사망 감소에 의한 것이다. 그 요인을 분석한 결과 의료의 기여도가 거의 절반(의약품 35%, 기타 의료 13%)에 해당한다.[68]

건강에 대한 의료의 역할은 사망률 감소 이외에도 질병과 불구 예방, 통증과 고통 완화 및 삶의 질 향상에도 있다. 의료의 혜택은 대부분 사람이 살면서 한 번씩은 누리게 된다.[1] 어떤 사람은 건강검진을 통해서 암을 조기에 발견하고 치료하여 생명을 연장한다. 다른 사람은 심혈관질환의 전 단계에서 고혈압이나 당뇨병 등의 기저 질환을 발견하여 관리함으로써 뇌졸중이나 심장병으로 인한 조기사망을 예방한다. 적절한 약물로 말기 암 환자들의 극심한 암성통증을 줄일 수 있다.

잠깐 개인적인 경험을 덧붙인다. 필자의 할아버지는 원인 불명의 열병으로 나이 40에, 할머니는 중풍으로 환갑을 갓 넘긴 나이에 돌아가셨다. 필자가 환갑을 넘긴 나이이지만 비교적 건강하게 현역에서 활동하고 있는 것도 따지고 보면 현대 의료 덕분이라 할 수 있다. 만성병이 있지만 고혈압 약을 수십 년간 복용하고 있으며, 최근 진단받은 당뇨병은 약물과 생활양식 개선으로 관리하고 있다. 한쪽 눈에 포도막염, 망막 열공, 백내장, 녹내장, 안내염 등 온갖 눈병을 앓았지만, 투약 및 수술로 아직 두 눈의 시력을 보존하고 있다. 치주염으로 흔들리고 아픈 어금니를 대신하여 임플란트(인공 치아) 시술로 앓는 이 걱정 없이 식사를 잘할 수 있다.

의료의 수준뿐 아니라 의료접근성도 중요하다. 높은 수준의 의료인력, 시설이 있다고 해도 모든 사람이 필요한 의료서비스를 받을 수 있는 것은 아니다. 의료접근성은 사회경제적 환경뿐 아니라 의료제도에 따라 국가별로 차이가 있다. 의료수준이 높은 대표적인 선진국인 영국과 미국을 보자. 영국은 국민보건서비스라는 사회주의적 의료제도를 가지고 있다. 국민이 필요한 의료를 국가가 책임지는 제도로 원칙적으로 무상의료를 제공한다. 대신 의료기관 선택의 자유는 제한이 되는데 가족 단위 주치의를 통해서만 일차진료를 받을 수 있고 병원을 이용할 수 있다. 응급을 제외하고는 예약제로 이루어지기 때문에 대기 시간이 길어질 수 있다. 많은 경우 몇 주 혹은 한 달 이상을 기다려야 자신의 주치의를 만날 수 있다. 빠른 진료와 치료를 위해서는 값비싼 민간 병원을 이용하기도 한다.[69] 미국은 의료보험 제도가 있는데, 주로 은퇴자와 저소득자들한테 적용되는 정부 지원 공공보험과 민간 보험으로 나눈다. 민간 보험은 보통 직장에서 단체 가입하거나 개인이 직접 가입한다. 의료비가 비싼 만큼 보험료도 비싸다.[70] 과거보다 감소하였으나 2021년 현재 여전히 미국 인구의 8%는 의료보험에 가입되어 있지 않다.[71] 의료보험이 없는 미국 사람은 웬만큼 아파서는 병원에 잘 안 가고 침대에 누워서 쉬거나 근처 편의점에 가서 약으로 해결한다. 어쩔 수 없이 병원을 이용하는 경우 하루 수백에서 수천 달러의 치료비는 엄청난 부담이다. 선진국인 미국이지만 의료비 문제로 치료를 포기하기도 하고, 파산신청을 하거나 심하면 노숙자가 되기도 한다. 이들에게 최고 수준의 의료는 그림의 떡이다. 다만 응급환자라면 돈이 없다고 병원에서 거부하지 못한다.[72] 미국은 세계적으로 월등 높은 일 인당 의료비를 쓰고도 기대수명과 영아사망률 같은 주요 건강지표가 선진국 중 바닥 수준이다.[73]

가난한 사람은 의료접근성이 낮다. 같은 나라 안에서도 개인의 사회경제적 지위에 따라 의료접근성의 차이가 있는 것이다. 건강은 인간의 기본권이라는 관점에서 의료접근성의 보장은 당연하지만, 오늘날 선진국에서도 의료 이용의 불평등이 여전히 존재하고 건강 불평등의 한 가지 원인이 되고 있다.[1] 높은 수준의 의료에 대한 접근성 보장은 건강 불평등을 줄이는 핵심 전략이다.[3]

우리나라는 전 국민 의료보험과 가난한 사람에 대한 의료급여제도를 가지고 있지만, 여전히 모든 사람이 의료서비스가 필요할 때 이용할 수 있는 것은 아니다. 무엇보다 경제적 부담 때문이고 이외에도 의료기관의 부족, 교통 문제, 시간적 제약, 정보 부족 등의 다양한 이유가 있다. 의료 이용의 대표적 지표의 하나인 미충족의료경험률은 "최근 1년 동안 본인이 병, 의원 진료(검사 또는 치료)가 필요하였으나 받지 못한 적이 있습니까?"라는 문항으로 조사한다. 우리나라에서 미충족의료경험률은 최근 들어 감소하는 추세이긴 하지만, 2020년에도 6%에 달한다. 소득수준 별로 보면 소득이 낮을수록 높아지는데 소득 최하 4분위에서는 9%로 최고 4분위의 2배 정도 높다.[74] 가난한 사람은 여전히 의료접근성이 낮은 것이다.

의료접근성 보장은 국가의 의무이다. 세계보건기구는 건강을 최고 수준으로 누리는 것을 누구나 누려야 할 기본적인 권리(건강권)로 규정하고 있으며, 우리나라 보건의료기본법에도 명시되어 있다. 넓은 의미의 건강권은 달성하기 어렵기 때문에 좁은 의미로는 보건의료서비스를 받을 권리를 의미한다. 의료접근성의 보장은 국가의 의무이다.[6] 이를 위해서는 먼저 경제적으로 의료 이용자가 의료서비스의 가격을 지불할 수 있어야 한다. 물리적으로는 의료기관과의 거리가 너무 멀지 않고 휴일이나 밤에도 이용할 수 있어야 한다. 이외에도 심리적으로 의사나 의료기관에 대한 불신, 불만, 또는 대형병원의 고압적 자세나 불친절 등이 없어야 한다.[75]

우리나라도 의료접근성 불평등에 따른 건강 불평등을 줄이기 위하여 모든 계층 및 지역의 보편적인 의료 이용 보장 근거가 되는 '공공보건 의료에 관한 법률'이 있다. 보건복지부는 공공보건의료 발전 종합대책에서 응급, 외상, 심혈관질환 등 생명과 직결된 의료, 산모, 어린이, 장애인 등 건강 취약계층 대상 의료, 감염병 및 공중보건 위기 대응 등의 필수 의료에 대해서는 지역 격차를 없애기 위해 적극 대응하고 있다.[76] 외상으로 사망한 환자 중 적절한 시간 내 적정 치료가 가능한 병원으로 이송되어 치료를 받았다면 생존할 것으로 추정되는 비율인 '예방 가능 외상 사망 비율'이 2019년 16%로 최근 들어 줄고 있으나 여전히 개선의 여지가 있다.[77]

보건의료서비스의 바람직하지 않은 면,
과잉진료와 의료과오

의료서비스가 바람직한 것만은 아니다. 의료 이용은 돈과 시간이 드는 것은 물론이고 진료 과정의 수치스러움, 진료 결과에 대한 근심과 시술 또는 수술 시의 고통 등 대부분 사람에게는 불유쾌한 대가를 동반한다. 병의원에 가는 것을 좋아하는 사람은 없을 것이다. 그럼에도 이용한 의료의 득이 크지 않은 경우가 있다. 심지어 어떤 경우에는 의료 이용이 심각하게 나쁜 결과를 초래한다. 의료서비스에 원래 내재하는 부정적 측면을 제외하더라도 적정 수준에 미치지 못하는 진료에는 과잉 및 과소진료와 의료과오가 있다.

과소진료는 의학적으로 필요하지만, 적절한 진료를 제공받지 못하는 경우를 말한다.[77] 본인이 진료의 필요성을 느끼고도 여러 이유로 받지 않는 미충족의료의 경험뿐 아니라 아예 진료 필요성을 느끼지 못하는 경우가 예가 된다.

과잉진료란 의학적 근거가 없는 진료를 말한다. 자연 치유되는 가벼운 감기에도 항생제를 투여하는 것이 흔한 예이다.[77] 의료 이용은 공급자와 소비자 간의 정보의 비대칭성이 크기 때문에 환자는 진료의 적정성을 판단하기 어렵다. 서울대병원이 개최한 적정 진료 심포지엄은 우리나라 의료계의 대표적 과잉진료로 치핵수술의 남용, 값비싼 로봇수술의 선호, 과도한 영상 검사, 항생제 과잉 사용 등을 예로 든 바 있다.[78] 과잉진료는 환자에게 신체적인 위해는 거의 끼치지 않지만 돈, 자원과 시간의 낭비를 초래한다. 지나치면 모자라는 것이다. 우리나라는 과잉진료가 특히 문제가 된다. 건강보험공단이 의사들에게 지급하는 진료보수를 진찰료, 검사료, 처치료 등 진료행위마다 산정하기 때문이다. 다른 이유는 건강 보험의 낮은 보장성으로 인해 민간의료보험인 실손의료보험에 가입하기 때문이다. 건강보험제도가 적용되지 않는 고액의 비급여진료비는 환자들이 개별적으로 가입한 실손의료보험이나 암보험 등이 부담한다.[79] 한 가지 예를 보자. 노인에게 흔한 백내장은 혼탁한 수정체를 제거하고 인공수정체를 삽입하는 수술을 받아야 한다. 백내장 수술은 건강 보험 적용 대상이지만 값비싼 '다초점인공수정체'를 사용하면 고액의 수술 비용을 전액 본인이 부담해야 한다. 실손의료보험 가입자는 이 비용을 실손의료보험에 청구한다. 안과에서는 실손의료보험 가입자에 대해서는 백내장이 없는데도 노안 시력 교정 목적으로 백내장 수술(속칭 '생내장' 수술)을 권하기도 한다. 실손의료보험은 과잉진료를 부추기므로 향후 실손 보험금 지급 기준이 강화될 예정이다.[80] 의료 요구가 아닌 실손의료보험 가입 여부에 따라 진료의 내용이 달라지는 것은 바람직하지 않다.

의료과오는 사망으로도 이어진다. 다른 직역과 마찬가지로 의료 분야 전문가들도 때로 과오를 범한다. 과오는 모두는 아니나 상당수 예방 가능하다. 의료진의 예방 가능한 과오로 인해 환자가 위해를 받을 때 의료과오라고 한다.[77] 의료과오에는 오진, 약물 용량 계산 잘못, 치료 지연이나 조기 종료, 그 외에도 진료 과정의 실수가 있다.[81] 사망원인 분류체계의 제한점 때문에 의료과오로 인한 사망 통계는 잡히지 않는다. 그 결과 의료과오 사망은 언제나 과소 추계된다. 세계에서 가장 의술이 발전한 미국의 한 연구는 의료과오가 2013년 병원 입원환자 사망의 무려 62% 원인으로 심장병, 암 다음 세 번째 사망원인이라고 추계하여 많은 사람을 놀라게 했다.[81] 이 숫자는 여전히 과소 추계 가능성이 있다. 연구가 주로 병원 자료에 국한되어 의료체계의 다른 분야 자료는 포함되지 않고, 과오의 결과가 몇 년 뒤에나 나타나서 추적이 안 되며, 과오 보고가 의료계 문화에서 권장되지 않기 때문이다.[82] 그럼에도 불구하고 이 연구는 62%라는 높은 숫자 때문에 소규모 특정 집단에서의 추론을 모든 입원환자에게 확대 적용한 방법론의 오류로 인한 과장이라는 비판에 직면한다. 최근 영국과 노르웨이 연구는 병원 사망의 4% 정도만이 예방 가능한 의료과오가 원인이라고 한다.[82] 인간의 과오는 결코 완전히 제거할 수 없으므로 원인을 더 연구하여 안전 대책을 마련해야 한다.[81]

의사들이 파업하면 오히려 사망률은 감소한다. 만약 현대 사회에서 의료서비스가 없다면 사람들의 건강에는 어떤 영향이 있을까? 당연히 국민의 건강 수준이 나빠져 사망률이 높아질 것으로 많은 사람이 믿는다. 사실일까? 의료서비스 제공에서 중추 역할을 하는 의사 파업 전후의 사망률을 비교해 보면 확인할 수 있다. 이스라엘 의사들은 임금 불만족으로 인해 1983년과 2000년 두 차례에 걸쳐 대규모 파업을 단행하였다. 예상과 달리 파업 기간 중이나 파업 이후까지 사망자는 증가하지 않았다.[83] 이외의 결과에 대한 설명은 여러 가지가 있다. 환자들이 파업에 동참하지 않은 가족 주치의나 응급실을 더 많이 방문하였다. 건강 악화의 다른 요소인 불구, 고통과 기능 저하 증가가 있어도 통계에 잡히지 않았을 수 있다. 진단이나 수술을 못 받아 초래되는 사망은 뒤늦게 나타났을 가능성이 있다.[84] 우리나라에서도 몇 차례 대규모 의사 파업 또는 집단휴진이 있었다. 정부의 의약분업 제도 시행, 원격의료 정책 그리고 의대 정원 확대 방침에 반발하여 1999년, 2014년과 2020년에 대규모로 의사들이 집단 휴진한 바 있다. 이 중 가장 대규모인 2000년 6월의 제2차 의사 파업 이전 한 달과 이후 한 달의 의료기관 내 사망률을 비교한 연구에서는 파업 이후 사망률이 증가하지 않았다. 2000년 6월 의료기관 내 사망률은 다른 모든 해의 6월과 비교해도 높지 않다. 파업 기간 응급실, 중환자실, 투석실, 분만실과 같은 필수 부서는 운영되었기 때문에 '필수 의료' 접근성은 감소하지 않았고, 전문의에 의한 양질의 의료서비스는 가능했기 때문으로 추측된다.[83]

현대 영상 기술은 희생자를 낳는다. 건강검진도 보건의료서비스이지만 증상이 없는 시기에 이루어지므로 사람들이 이용 필요성을 반드시 인지하는 것이 아니다. 개인이 선택하는 건강행태의 하나이므로 건강검진의 득과 해에 대해서는 생활양식 요인 장에서 기술한다. 건강검진을 받은 것은 아닌데 본의 아니게 질병이 조기 진단되는 경우가 있다. 대표적인 경우가 바로 '현대 영상의학 기술의 희생자'(victims of modern imaging technology, or VOMIT)이다. 오늘날 사람들은 병원을 방문하게 되면 특정 질병의 가능성을 배제하기 위하여 자기공명영상촬영장치(MRI)나 컴퓨터단층촬영(CT) 등 첨단영상의학 장비에 의한 검사를 받을 기회가 많다. 영상 사진에서 촬영 목적의 질병과 연관이 없는 우연한 이상 소견이 발견되기도 한다. 이 이상 소견은 전혀 해가 되지 않거나, 오랜 기간 추적 관찰이 필요하거나, 또는 조기에 발견된 심각한 병변일 수 있다.[85] 예를 들면 뇌하수체우연종은 우연한 기회에 발견된 임상적으로 아무런 증상이 없는 뇌하수체의 여러 형태

'혹'을 말한다. 부검 연구에서 뇌하수체우연종의 유병률은 3~27%에 이를 정도로 흔하지만, 생전에 진단되는 경우도 증가하는 것이다. 이들이 MRI나 CT를 찍은 목적이 뇌하수체 종양의 여부가 아니라 두통, 뇌 검진, 어지러움, 머리의 외상 또는 기타 질환 의심 등이기 때문에 우연종이라고 한다. 일부는 치료 목적의 수술을 받기도 하지만, 증상이 전혀 없는 상당수는 장기간의 추적 관찰이 권장된다.[86] 이들은 조기 진단에 따라 예후가 좋아지는 현대 의학의 수혜자일 수 있다. 또는 평생 증상이 없이 지날 수 있는 작은 병변을 괜히 발견함으로써 오랫동안 추적 검사와 이에 따른 걱정을 하는 무고한 희생자일 수도 있다. 어쨌든 영상의학 기술의 발전과 현대 의료의 '방어 진료' 경향으로 의도치 않게 환자가 되는 경우가 많아지고 있다. 병원 신세를 지지 않는 진짜 건강한 사람은 이제 찾기 힘들다.

현대 의학은 불로초를 찾는다. 병들지 않고 오랫동안 사는 것은 인간의 오래된 꿈이다. 고대 중국을 처음으로 통일한 진시황은 먹으면 늙지 않는다는 신비의 영약 불로초를 구하기 위해 '서불'이라는 신하를 동쪽 바다 건너로 보냈는데 우리나라 곳곳에 이와 관련된 설화가 있다.[87] 유명한 관광지 거제도 해금강에는 '서불이 다녀갔다(서불과차)'라는 전설이 있다. 정작 진시황은 나이 오십도 되기 전에 죽었다. 오랫동안 권력자들이 갈구해 왔으나 실패한 불로초를 현대 의학은 찾을 수 있을까? 노인 인구의 급증과 불로장생의 관심 증가에 따라 의학의 한 분야로 노화 방지 의학이 대두되었다. 노화 과정과 이에 따른 장애와 허약, 죽음으로 가는 길을 늦추거나 멈추거나 심지어 되돌리기 위한 목적의 의학이다. 호르몬 대치요법으로 폐경기 여성에 여성 호르몬, 갱년기 남성에 남성 호르몬 그리고 남녀 성인에 성장호르몬 등이 사용되고 시도되었으나, 여러 부작용이 나타나는 문제점이 있었다. 각종 항산화비타민, 건강보조식품, 대체의학, 열량 제한 요법은 아직 노화 방지 효과가 입증되지 못했다.[88] 장기 이식의 거부 반응을 예방하는 데 사용되는 라파마이신(rapamycin)과 당뇨병 치료제 메트포르민(metformin)이 수명 연장 용도로 허가받을 수 있을지 연구 중이다. 수명 연장의 효과와 부작용을 검증하는 임상시험의 결과는 수십 년이 걸리는 만큼 쉽지 않다.[89]

지금도 많은 연구자와 제약업계는 엄청난 돈벌이가 될 수 있는 항노화 연구와 약물 개발에 노력하고 투자하고 있다. 사실 우리는 이미 불로장생의 길을 알고 있다. 바로 금연, 절주, 신체활동, 좋은 식습관 그리고 필요한 의료 이용 등 생활습관을 건강에 바람직하게 유지하는 것이다.

요약 및 마무리

　이 장은 달그렌-화이트헤드 건강 결정요인 모형의 일반 환경요인 다음 층을 기술하였다. 의식주(물과 위생, 농업 및 식량 생산, 주택), 고용 및 작업 환경, 교육 그리고 보건의료서비스가 있다. 생활 및 근로 조건은 계층 간 차이가 크기 때문에, 대부분 국가에서 건강이 사회적으로 불평등한 주요 이유이다.

　안정된 직업은 적절한 보수, 좋은 음식, 쾌적한 주거환경을 제공하므로 건강에 바람직하다. 실직은 불건강, 조기사망, 정신 건강의 악화 그리고 자살 위험 증가 등을 일으키며 자녀의 건강에도 나쁘다. 해고는 노동자의 건강을 악화시키고 복직은 건강을 회복시킨다.

　직장에서의 물리적 또는 사회심리학적 환경은 건강의 사회경제적 불평등의 주요 원인의 하나이다. 직장에 출근하였다가 돌아오지 못한 근로자, 즉 업무상 사고 사망자 수는 감소하는 추세이지만, 여전히 높다. 우리나라는 '산재 공화국'이다. 장시간 노동 또는 과로, 직장 갑질, 또는 감정노동은 작업 관련 스트레스가 많다.

　세계적으로 볼 때 안전한 식수를 못 먹는 사람이 많고, 우리나라도 지구 온난화로 물이 부족할 수 있다. 일부 국가, 지역에서 심각한 식량 불안정이 있고 기후변화로 악화할 것이다. 우리나라에서도 일부 저소득층은 먹을 것이 부족할 때가 있다. 세계는 영양부족과 영양과잉이라는 영양불량의 이중 부담을 겪고 있다. 열악한 주거환경은 건강에 나쁘다. 조리흄으로 인한 실내공기오염은 폐암의 위험을 높인다.

가난은 개인에게 불건강, 사회에는 건강 불평등을 가져온다. 불건강은 가난의 원인이다. 가난과 불건강의 악순환이다. 우리나라에서 최고소득층은 최저소득층보다 기대수명은 6년, 건강수명은 11년이나 길다. 개인의 사회경제적 지위에 따른 건강 격차는 지역의 사회경제적 환경이 좋거나 나쁘거나 어디서나 나타난다. 가난과 불건강은 대물림된다.

의료접근성 보장은 국가의 의무이다. 가난한 사람은 의료접근성이 낮다. 선진국에서도 의료 이용의 불평등이 여전히 존재하고 건강 불평등의 한 원인이 되고 있다. 보건의료서비스는 바람직하지 않은 면도 있다. 의료에 대한 지나친 의존은 많은 사람을 환자로 만든다.

함께 건강하고 오래 사는 사회, 건강 형평성이 높은 사회를 위해서는 생활 및 근로 조건에 대한 정책적 개입이 필요하다.

제4장
사회와 지역 내 관계망

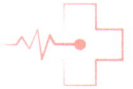

들어가는 말

 달그렌-화이트헤드 건강 결정요인 모형에서 생활 및 근로 조건의 다음 층은 사회와 지역의 관계망(네트워크)이다. 사회적 관계망은 가족, 친구, 이웃과의 접촉이 얼마나 활발하게 일어나는지를 말한다. 다른 사람이 필요로 할 때 도와주고 돌봐주는 분위기를 포함한다.
 우리나라는 두 세대 이전에 비해 엄청난 건강 수준을 누리고 있다. 급속한 경제성장과 이에 따른 사회경제적 환경의 개선으로 잘살게 되었기 때문이다. 건강에 불리한 방향으로 사회가 변화한 것도 있는데 전통 공동체 사회의 붕괴가 그중 하나다. 산업화, 자본주의, 서구 개인주의 그리고 빠른 경제성장에 따른 지나친 경쟁 등으로 우리 사회는 어느새 제각기 살길을 모색해야 하는 각자도생의 사회가 되었다. 우리나라 전통 농촌사회는 혈연 및 지연 공동체로 외부에 대해서는 배타적이기는 하지만, 이웃 간에 정이 흐르고 이웃이 일이 많을 때 도와주는 품앗이 등 아름다운 전통이 있었다. 사람 간에 접촉이 많고 서로 믿고 도와주는 것을 사회적 자본이라 한다. 사회적 자본은 건강에 좋다. 이 장에서는 이를 기술하고자 한다.

사회적 관계망이 건강의 결정요인이라는 점은 다음 두 사례에서 잘 드러난다.

1950년대 미국 펜실베이니아주 로세토(Roseto)

미국 펜실베이니아주 로세토는 이탈리아계의 작은 공동체이다. 1950년대 이루어진 연구에서 로세토는 이웃 도시에 비해 심장마비 발생률은 절반 이하이고, 그로 인한 사망자도 훨씬 적었다. 놀랍게도 로세토 주민들은 심장병의 알려진 위험 요인인 나쁜 식생활, 운동 부족, 과체중, 흡연, 유전적 소인 등에서 이웃 도시보다 좋은 게 없었다. 연구자들은 사회적 활력에 주목하기 시작하였다. 남부 이탈리아의 시골에서 온 이주민들이 19세기에 설립한 소도시에는 점차 상조회, 교회, 스포츠 클럽, 노동조합, 신문사, 보이스카우트 분대, 공원, 운동장 같은 공동 활동 공간이 설립되었다. 로제트 주민들은 금전적 지원, 정서적 지원을 비롯한 여러 행태의 지원을 얻을 때 서로에게 의지하는 법을 배웠다. 이들은 낮에는 현관 계단 앞에 모여 앉아 오고 가는 사람들을 지켜보았으며, 밤에는 지역의 각종 사교 클럽으로 모여들었다. 연구자들은 이와 같은 사회적 교류를 로세토 주민의 심장이 건강한 이유로 추정하였다. 이러한 전통이 엷어지기 시작한 1980년대 로세토의 새로운 성인 세대는 인근 지역보다 심장마비 발생률이 더 높아졌다.[1]

시카고에 닥친 폭염 당시 두 거리

  1995년 7월 시카고는 기온이 41℃까지 오르면서 일주일 동안 지속된 최악의 폭염으로 무려 700명이 넘는 사람이 사망하였다. '폭염 사회'라는 책의 저자인 사회학자는 시카고를 77개 작은 거주 지역으로 나누고 폭염 사망률에 큰 차이를 보이는 두 인접 지역을 비교하였다. 사망률이 인접 지역에 비해 1/10로 낮은 지역에는 인도, 상점, 공공시설 그리고 친구와 이웃 사이를 연결해 주는 공동체 조직이 있었다. 공동체가 활성화되어서 안전한 거리를 노인들이 자주 찾았다. 병약한 주민을 제외하고는 집 밖으로 나오기 때문에 사회적 관계를 맺을 수 있었다. 날씨가 심상치 않으면 주민들은 늘 서로의 안부를 확인했고 다른 집의 문을 두드려 보도록 서로 격려하였다. 이렇게 해서 폭염에 취약한 노인들이 보호를 받을 수 있었다. 반면 사망률이 높은 지역에서는 이사하는 비율이 높았고, 지역 관계망이 불안정해진 공동체는 가난한 주민들을 방치하였다.[2]

1. 사회적 자본이란?

  로세토와 시카고의 사례에서 보듯이 지역 내 공동체에 활력을 불어 넣어 주는 사회적 관계는 건강의 결정요인이다. 학자들은 이를 사회적 자본이란 용어로 개념화하였다. 사회적 자본은 사회성, 사회적 관계망, 신뢰, 호혜성 그리고 지역사회 참여 및 시민 참여를 포함하는 포괄적이고 다면적인 개념이다.[3] 가족과 지역사회 내에서 이러한 사회적 요소는 자원으로서 마치 자본과 같은 역할을 한다.[4] 사회조사 연구에서 사회적 자본은 여러 개념으로 나누어 개인 및 지역 수준에서 정의한다.

  개인 수준에서는 개념에 맞게 구조화된 질문에 따라 조사 대상자에게 설문으로 측정한다. 사회적 관계망은 가족, 친구, 이웃과의 접촉이며 구체적으로 어떤 형태(만남, 말하기, 글쓰기, 전화하기, 함께 어울리기)로 얼마나 많이, 얼마나 자주 갖는지로 파악된다. 사회적 지지는 필요할 때 다른 사람으로부터 실제 받는 도움을 말한다. 정서적 지지와 서로 도와주고 돌봐주는 지역사회 규범을 인지하는 것도 포함된다. 지역사회 참여는 위원회, 교회, 정치, 자원봉사 단체, 노인 또는 어머니회, 성인 교육, 취미 및 친목 모임 등 공식적, 비공식적으로 속한 단체의 수와 활동의 적극성으로 알 수 있다. 지역 행사에 참여 정도와 지역 의제에 대해 스스로 인지하는 영향력도 포함되며 연관된 개념으로 '지역사회 소속감'이 있다. 신뢰는 서로에게 공정한지, 존중하는지, 관용적인지 또는 다른 사람을 이용하는지의 사람 간 신뢰와 국가나 지방자치단체, 정치인, 언론과 같은 기관에 대한 믿음인 제도에 대한 신뢰가 있다. 지역사회에 대한 평가도 사회적 자본의 하나이다. 지역의 평판, 자원과 서비스, 문제(약물, 알코올중독, 공공시설의 외관이나 자연경관 등을 훼손하는 반달리즘, 소음, 교통난, 공해)에 대한 인지를 말한다. 이는 지역에서의 생활을 즐기는지, 계속 거주할 의도가 있는지로 알 수 있다.[3] 개인이 사회적 관계를 어떻게 맺는지는 사회적 자본이자 생활양식의 하나이다. 예를 들어 정기적으로 친구나 가족과 시간을 보내거나, 지역 행사에 참여하는 것은 특정한 생활양식으로 볼 수 있다.

인구집단 수준에서도 사회적 자본을 정의하고 측정한다. 분석의 대상이 지역 또는 사회일 때 그 수준의 실제 변수를 사용할 수도 있고, 개인 수준의 반응을 종합하여 대치할 수 있다. 예를 들면 지역사회 안전도를 범죄와 폭력의 실제 발생률로 평가하거나, 개인에게 범죄와 폭력에 대한 인지 또는 실제 경험을 조사하여 집단의 인지율이나 경험률로 대치할 수 있다. 지역사회 참여 정도를 알기 위해 지역 내 조직 개수를 직접 헤아릴 수도 있고 사람들이 몇 개의 조직에 소속되었는지 물어볼 수도 있다.[3]

가족은 자주 사회적 자본의 주요 형태로 여겨지므로 이를 가족 기반 사회적 자본이라고 한다.[5] 가족은 사회적 관계망의 기본이며 일종의 비공식적인 지역사회 참여로 볼 수 있다. 가족은 직계 가족과 확장된 가족 즉 친척으로 분류한다. 결혼과 육아와 같이 가족을 이루는 행태는 사회적 자본에 대한 투자의 고전적 예이다. 결혼으로 맺게 된 친척과 여러 가지 문제를 의논하면, 정서적이고 실제적인 도움을 받을 수 있다.[5]

앞에서 기술한 대로 사회적 자본은 지역 및 개인 수준에서 각각 측정될 수 있다. 지역 수준은 사회적 자본을 사회구조의 하나로 보는 것으로 이를 '맥락적' 접근(장소가 사람을 만든다) 또는 '장소 효과'라고 한다. 반면 사회적 관계망과 사회적 지지는 개인 수준에서 개념화되는데 이는 '구성적' 접근(사람이 장소를 만든다)이라고 한다.[6] 사회구조로서 사회적 자본과 개인 특성으로서 사회적 자본은 서로 연관되어 있으며 영향을 주고받는다. 다수준분석이라는 통계적 방법으로 사회적 자본과 건강의 연관성이 개인 수준에서 의미가 있는지, 지역 수준에서 의미('장소 효과')가 있는지, 또는 둘 다에서 의미가 있는지 구분할 수 있다. 연구에 따라서 사회적 자본과 건강의 연관성에서 '장소 효과'가 없거나 있다.[7, 8] 건강 결정요인으로서 사회적 자본의 '장소 효과'는 영국의 보수주의자 대처 수상이 재임 중 한 유명한 말, "사회 같은 것은 없다. 개인과 가족이 있을 뿐이다."에 대한 하나의 반론이 된다. 만약 우리 사회에 '사회 같은 것'이 없다면 이를 '각자도생' 사회라 할 것이다. 저명한 사회학자 퍼트넘(Putnum)은 '나 홀로 볼링'이란 책에서 최근 들어 미국 사회에서 실제 사회적 자본이 쇠퇴하고 있음을 기술하였다. 원인으로는 맞벌이 가족의 증가 등에 따르는 시간과 돈의 압박, 교외 지역의 도시화로 인한 장거리 출퇴근, 혼자서 여가를 보내는 텔레비전 등의 오락 수단, 시민 활동에 헌신적이던 세대의 교체를 제시한 바 있다. 이러한 시대적 흐름 속에서 인터넷은 대면 공동체를 보완할 뿐이지 대체하지는 못할 것이라고 주장한다. 디지털 기술은 이미 형성된 공동체를 유지하는 데 유용하지만, 사회적 자본의 쇠퇴를 거꾸로 돌려놓을 가능성은 적다.[1]

2. 사회적 자본, 건강의 결정요인

세계보건기구(WHO) 헌장에 따르면 '건강이란 단순히 질병이 없거나 허약하지 않다는 것에 그치지 않고 완전한 신체적, 정신적 및 사회적 안녕 상태'이다. 사회적 안녕은 사람 간 또는 사람과 지역 및 사회 조직

간의 상호 관계를 의미하는 것으로 친구와 정기적으로 접촉하는 것이나 자원봉사 활동에 참여하는 것 등이 예가 된다.[9] 개인적 수준의 사회적 자본은 건강의 구성 요소이다. 사회적 자본은 건강의 필요조건이다.

  사람은 태어난 순간부터 다른 사람과 관계를 맺는다. 신생아는 일정 기간 다른 사람과 애착을 형성하고 양육을 받아 생존한다. 자신을 지켜주는 사회적 관계의 형성과 소속감은 영유아기뿐 아니라 평생에 걸쳐 신체적, 심리적 건강에 필요하다.[10] 사회적 관계망은 어떻게 건강에 영향을 미칠 수 있을까? 사회적 관계망은 바람직한 건강행태 및 의료이용과 연관성이 있으며 좋은 일자리를 구하는 데 도움이 된다. 질병 발생과 예후에 직접 영향을 미치는 스트레스, 면역 반응 등과도 연관 있다.[10] 사회적 관계망이 있으면 질병을 어떻게 예방하는지, 어떤 치료법이 최선인지, 좋은 병원과 의사는 어디에서 만날 수 있는지 등 접근이 어려운 전문적인 의학 건강정보를 습득하기 쉽다.[4] 사회적 자본은 건강의 결정요인이다.

사회적 자본은 신체적, 정신적 건강에 좋으며 사망은 줄인다.

  세계에서 가장 긴 기간인 80년 이상 진행되고 있는 하버드 의과대학의 성인 발달 연구에 따르면 행복하고 건강한 인생의 조건으로 가장 중요한 것은 좋은 관계이다. 이는 가족, 친구, 또는 지역사회와 가깝게 지내는 탄탄한 사회적 관계를 말한다. 단순히 주위에 많은 사람이 있다는 의미는 아니다.[11] 사회적 관계망이 강한 사람은 약한 사람에 비해 사망률이 1/2 또는 1/3밖에 되지 않는다.[12] 반대로 사회적 관계가 없거나 고립된 사람은 심장병, 뇌혈관질환, 암 그리고 호흡기와 위장관 질환 등 여러 가지 원인으로 일찍 사망할 위험이 크다.[10] 가족, 친구,

공동체와 긴밀한 관계가 있는 사람에 비하면 사망할 가능성이 2~5배나 높다.[1] 사회적 지지, 특히 정서적 지지는 심각한 심혈관질환에 걸린 사람에서 예후를 좋게 하고 생존율을 높인다.[10] 미국의 대규모 장기 추적 연구에 따르면 40대 이후에 전부 실천한다면, 수명을 최대 20년 연장할 수 있는 건강에 바람직한 생활양식 8개 중 하나이다.[13] 사회적 관계망과 참여 수준이 높은 사람은 인지기능의 감퇴 속도가 늦지만,[10] 사회적 고립은 치매의 위험을 50% 높인다.[14] 우리나라 조사에서도 다른 사람에 대한 신뢰가 높은 사람 또는 공식, 비공식 단체에 참여하는 사람이 주관적 건강 상태가 더 좋다. 사회적 관계망으로 볼 때, 연락하는 사람의 수가 많을수록, 가깝게 지내는 사람이 많을수록 더 나은 건강 상태를 보인다.[4]

사회적 관계망은 우울증을 예방한다. 사회적 관계가 약해지는 시기에 우울증과 심지어 자살이 증가한다. 사회적 지지는 일상생활의 스트레스로부터 우리를 보호한다. 친하게 지내는 친구, 지인, 이웃 또는 서로 돕는 동료가 있는 사람은 식사와 수면 문제, 슬픔, 외로움, 자기 비하에 빠질 위험이 낮다. 사회적 지지가 적은 사람은 우울증이 잘 생기는 반면, 많은 사람은 우울증이 있어도 덜 심각하고 회복 속도가 빠르다. 사회적 고립은 심각한 우울증의 위험 요인이고, 우울하면 고립된다. 우울증에 걸린 사람은 고립을 택하고, 함께 하기에는 부담스럽다.[1] 우리나라 노인 연구에서는 '다른 사람과 함께 식사'하다가 '혼자 식사(혼밥)'하는 것으로 바뀐 사람들은 우울증이 잘 오고 결국 체중 감소, 근력 감소, 피로감 등의 불건강 현상인 '허약' 발생 위험이 크다.[15] 공식, 비공식 단체에 참여하거나 다른 사람에 대한 신뢰수준이 높은 사람은 자살 생각 또는 자살 시도의 위험이 낮다.[16]

개인이 아닌 인구집단 수준의 사회적 자본도 집단의 건강에 영향을 미친다. 개인 간 신뢰가 높고, 타인을 도우려는 사람이 많으며 단체 가입률이 높은 지역은 건강 수준도 더 높다.[12] 미국에서 사회적 자본이 풍부한 주에 살다가 신뢰수준이 낮고 자원봉사 단체 가입률이 낮은 주로 이사 가면 건강이 나빠진다. 사회적 자본이 높은 주로 이사 가면 건강향상 효과가 담배를 끊는 것과 거의 같다.[1] 우리나라 시군구를 대상으로 분석한 연구에서 사회적 자본은 노인의 자살률과 중요한 연관성이 있으며 투표율로 측정된 사회적 참여는 자살률을 낮추는 요인이다.[17]

요약하면 사회적 자본은 더 나은 신체적, 정신적 건강을 가져오며 사망은 감소시킨다. 이에 반하는 연구도 많은데, 사회적 자본은 다차원의 개념이므로 얽혀 있는 모든 구성 요소를 풀어서 어떤 생활 공간이나 수준에서 건강과 연관성이 있는지 평가하는 것이 쉽지 않기 때문이다.[18] 그간에 이루어진 수많은 연구 결과를 통합하여 분석할 때 사회적 자본은 건강은 유의한 연관성이 있지만, 그 크기가 크지는 않다.[19] 앞 장에서 기술하였듯이 소득이 불평등한 지역은 건강 수준이 나쁘다. 지역의 소득 불평등은 사회적 자본을 잠식함으로써 그 지역의 건강 수준을 나쁘게 한다. 따라서 경제적 자본이 부족해도 사회적 자본이 있으면 사회경제적 불리함으로부터 보호할 수 있다.[3]

외로움이라는 병이 유행하고 있다. 사회적인 연계가 부족한 상태인 사회적 고립은 혼자라는 느낌인 외로움에 빠지게 한다. 어떤 사람은 사회적 고립 없이도 외로움을 느낀다.[14] 사회적 고립과 외로움은 긴밀히 연관되지만 다른 개념이다. 사회적 고립은 연락하는 사람, 연락하는 빈도 등 객관적이고 수량적인 지표로 나타내지만, 외로움은 자신이 얼마나 고립되어 있다고 생각하는지, 주변 사람과 관계에 얼마나 만족하는지 등의 주관적 감정이다.[11] 사회적 고립 또는 외로움으로 나타나는 나쁜 사회적 관계는 심장병과 뇌졸중의 위험을 증가시킨다. 외로운 심장병 환자는 더 잘 사망하고 외로운 사람은 병원에 입원하거나 응급실에 방문할 가능성이 높다. 외로운 사람은 우울, 불안 그리고 자살 위험이 크다.[14] 연구를 통합하면 나이 든 사람에서 외로움은 하루 15개비 흡연보다 신체적, 정신적 건강에 더 해롭다.[20] 미국에서는 지금 사회적 고립과 외로움이 하나의 유행처럼 번지고 있어 공중보건 문제이다.[21]

우리나라에서는 저출산 고령화 추세에 따라 배우자나 자녀와 동거하지 않고 혼자 사는 노인이 증가하고 있다. 2020년 65세 이상 노인 가구 중 35%가 독거노인 가구로 가장 흔한 가구 형태가 되었다.[22] 독거노인은 사회심리적으로 지지하는 자원을 상실하게 됨에 따라 사회적 고립과 외로움에 빠지게 되어 우울과 자살 생각 같은 정신 건강 문제에 취약하다.[23]

사회적 자본이 높은 사람은 건강행태가 좋다, 음주는 빼고.

사회적 자본이 건강에 좋은 이유 중 하나는 바람직한 건강행태와 연관되어 있기 때문이다. 사회적 참여와 관계망은 여러 건강행태와 연관성이 있다. 사회적 참여와 관계망이 있으면, 더 많은 신체활동을 하므로 건강에 좋다. 신뢰수준이 높은 사람은 담배를 덜 피우고 잠을 충분하게 잔다. 사회적 지지가 많은 사람은 주관적 건강 수준이 높고 심리적으로 안정적이다. 사회적 참여와 신뢰수준이 높으면 과일과 채소도 권장되는 양만큼 많이 먹는다.[24] 사회적 참여와 신뢰수준이 높으면 더 많이 걷거나 운동을 하는 등 신체적으로 더 활동적이다. 사회적 참여가 많은 사람은 신체활동을 많이 하는 것을 당연하게 여기고 신체활동에 대한 정보나 서비스에 쉽게 접근할 수 있다. 신뢰수준이 높은 사람은 동네 환경이 신체활동에 안전하다고 느낀다.[25] 사회적으로 고립된 사람은 흡연을 더 많이 하거나 신체활동은 부족하며 과체중인 경우가 많다.[12] 음주와 관련해서는 나라와 문화에 따라 연구 결과가 다르다. 영국에서는 사회적 참여와 지지가 있으면 술을 적당히 마신다. 스웨덴에서는 사회적 참여가 높아도 신뢰수준이 낮은 사람은 술을 많이 마신다. 미국에서는 사회적 참여나 신뢰수준은 과음과 연관성이 없다.[24] 우리나라에서는 공식적인 사회단체 참여자는 고위험 음주 또는 알코올 남용을 더 많이 한다. 한때 우리는 단체의 모임이 파한 후 함께 식사하고 술을 마시는 경향이 있었다. 사회적 모임의 술자리에서는 사회적 지위나 나이에 따른 위계에 의한 일종의 압력 때문에 술 한잔을 한 번에 비우는 '원 샷'이 권장된다. 종교 단체에만 가입한 사람은 종교적 신념에 따라 술을 아예 안 마시는 금주자가 많다.[26]

사회적 자본은 보건의료 서비스 이용에도 영향을 미친다. 우리나라는 여전히 경제적 부담이나 의료기관 부족 등의 이유로 의료서비스가 필요하지만, 받지 못하는 사람이 있다. 최근 1년 동안의 미충족의료 경험률은 6% 정도(2020년)이지만, 소득이 낮은 사람에서 더욱 높다. 신뢰수준이 높거나 비공식적 단체 참여자는 미충족의료경험률이 낮다. 이는 모임의 친한 회원으로부터 의료기관에 대한 정보 습득, 의료서비스 이용 시 교통편의 등의 도움을 받을 수 있는 사회적 지지 때문이다.[27]

가족 기반 사회적 자본, 결혼 상태는 건강에 중요하다.

결혼은 사회적 자본에 대한 투자이다. 결혼 상태도 다른 사회적 자본의 형태와 마찬가지로 건강의 중요한 결정요인으로 건강에 영향을 미친다. 미혼인 사람과 이혼한 사람은 결혼(동거 포함)한 사람에 비하여 주관적 건강 상태가 나쁘다.[28] 결혼 상태는 정신적 문제와도 연관되어 있는데 남녀 공통으로 미혼, 사별, 이혼 또는 별거하는 경우 결혼(동거 포함)한 사람보다 자살과 우울 위험이 크다. 건강행태 측면에서도 미혼, 이혼, 사별한 사람에서 흡연율이 높다.[28] 배우자는 상대방의 건강행태를 지켜보면서 건강에 바람직한 좋은 식습관과 규칙적 운동은 격려하며, 건강에 나쁜 흡연과 과음은 말리는 데 중요한 역할을 한다. 반면 살이 찌는 방향으로 나쁜 건강행태가 늘기도 한다.[29]

결혼이 건강에 좋은 점은 여러 가지다. 결혼하면 수입이 늘어 규모의 경제가 실현되고 경제적으로 안정이 된다. 결혼은 정서적이며 친밀한 관계와 사회적 관계망의 필요를 충족시킨다. 이에 따라 보건의료 접근성이 좋아지고 스트레스가 줄어서 건강 수준이 향상된다. 결혼은 건강에 영향을 미치기도 하지만 건강에 영향을 받기도 한다. 건강한 사람은 신체적 매력이 있고 정신적으로도 더 안정적이기 때문에 결혼 가능성이 더 크다. 말하자면 건강한 사람이 '선택'되는 것이다. 더 건강한 사람이 결혼을 더 잘하는 것이다.[29]

결혼한 사람이 장수한다. 영국 통계청이 자료(2010~2019년)를 미혼, 결혼(동거 포함), 이혼, 사별의 결혼 상태별로 분석한 결과 결혼한 사람의 사망률이 남녀 공통으로 가장 낮다.[30] 미국 국민건강영양조사 자료(1999~2014년)를 미혼, 결혼, 동거, 이혼, 별거, 사별의 결혼 상태별로 분석한 결과에서도 남녀에서 모두 결혼한 사람과 별거한 사람의 사망률이 낮았다. 성별로 구분하면 남성은 결혼한 사람의 사망률이 가장 낮았으나 여성은 별거한 경우가 가장 낮았다. 별거가 사망위험을 높인다는 기존 연구와는 다른 결과로 별거한 사람은 자신의 건강에 더 신경 쓰는 한편, 가장 가까운 동반자가 없음에 따라 다른 가족의 지지를 더 받으려고 하는 것으로 해석된다.[31]

결혼 상태와 사망 연관성에 대하여 흥미 있는 최근 보도가 있다. 일본의 후생성 인구동태조사를 기반으로 미혼, 결혼, 이혼, 사별의 결혼 상태별 남녀 사망 연령의 중앙값(크기순으로 나열할 때 정중앙에 해당하는 숫자)을 분석한 결과이다. 남성의 경우 미혼은 67세, 이혼은 73세로 결혼 81세에 비하여 크게 낮다. 독신이 결혼한 사람에 비해 빨리 사망한다. 이에 비해 여성의 경우 미혼은 82세, 이혼은 81세로 결혼 79세보다 높다. 결혼한 사람이 오히려 빨리 사망한다. 이에 대해 일본 전문가는 '혼자서는 오래 못 사는 남자, 혼자서도 오래 사는 여자'라고 요약했다.[32] 그러나 학술지가 아닌 주간지에 실린 이 분석은 원인이라고 생각되는 결혼 상태 요인을 먼저 분류한 후, 일정 기간 결과에 해당하는 사망 여부를 확인한다는 역학적 연구의 기본이 안 된 것으로 신뢰할 수 없다. 예를 들면 미혼 남성이 빨리 죽는다기보다 미혼 남성은 상대적으로 젊은 사람이 많다, 그러니 젊은 나이에 많이 죽는다. 미혼 여성이 오래 산다기보다 미혼 여성은 생의 마지막이 될 때까지 미혼으로 남아 있는 경향이 있다고 해석할 여지가 있다.

일본 자료로 분석한 학술지 연구 결과는 이와 다르다. 미혼, 결혼, 이혼, 사별의 결혼 상태별 남녀 사망률을 분석한 결과 남녀 공통으로 결혼한 사람이 가장 낮고 미혼인 사람이 가장 높다. 남성은 이혼 또는 사별의 경우 사망률이 중간 정도로 높지만, 여성은 결혼한 사람에 비하여 높지 않다.[33] 더 최근(2000~2015년)의 일본 자료로 분석한 결과에서도 남녀에서 모두 결혼한 사람이 사망률이 가장 낮다. 다만 이혼 또는 사별의 경우 남녀 간의 차이는 거의 없다.[34] 세 나라 연구의 공통점은 결혼한 사람의 사망률이 낮다, 즉 장수한다.

사별의 충격은 남성에게 크다. 우리나라 통계청 자료에 따르면 2020년 60세 이상 노인 중 남성은 27%, 여성은 71%가 배우자와 사별한 상태이다.[35] 배우자의 죽음은 인생의 생활 사건 중에서도 가장 큰 스트레스를 일으키기 때문에 몇 주 혹은 몇 달 이내에 자살을 포함한 여러 가지 원인으로 인한 사망의 위험을 높인다. 몸 어디가 아프거나 의료 이용 및 입원이 증가하는 등 신체적 건강이 나빠진다. 사별 후 다양한 심리적 반응을 겪으며 일부는 정신질환이 생긴다. 이와 같은 '미망인 효과'는 사별 상황, 개인적 성격, 사회적 지지와 대처 역량 등에 따라 달라진다.[36, 37]

미국에서 오래전에 이루어진 1만 2천여 쌍의 부부를 20년 이상 추적 관찰한 연구에서 남성의 12%와 여성의 26%가 배우자를 잃었다. 이후 연구 종료될 때까지 홀아비는 30%, 과부는 15%가 사망하는데, 남녀 모두 사망위험은 사별 후 일 년 이내에 가장 크고 이후 감소한다.[38] 덴마크에서 이루어진 대규모 노인 대상 연구 결과를 보면 사별 남성은 사망위험이 증가하고 사별 여성은 감소한다. 연령별로 구분하여 보면 남성은 사별 1년 내 사망률이 증가하는데, 특히 65~69세 군에서 그 효과가 가장 크고 나이가 더 들면 사라진다. 사별 여성도 65~69세 군은 사망률이 약간 증가하지만, 이후에는 오히려 사망률이 낮아진다.[37]

왜 남성은 사별의 충격을 더 크게 받을까? 한 가지 이유는 사별로 인해 노인 여성이 아픈 남성 배우자에게 제공하던 돌봄이 중지되기 때문이다. 또 남성과 달리 여성은 인생의 큰 스트레스로부터 회복 탄력성이 좋아서 이른 기간 내에 신체가 잘 적응한다.[37] 약한 자여, 그대 이름은 남자!

3. 사회적 자본의 두 얼굴

사회적 자본은 사적 측면과 공적 측면의 두 얼굴을 갖고 있다. 야심에 차서 뭔가 그럴듯한 직장을 찾는 개인이 널리 이용하는 전략의 하나로 '관계망'을 구축하는 것은 사적 측면이다. 사회적 자본은 공동체의 넓은 범위에 영향을 미치는 의도하지 않은 '외부효과'도 있다. 사회적 자본 수준이 높은 공동체 속에 사는 사람은 자신이 설령 연계가 없다고 해도 이득을 얻을 수 있다. 옆집에 무슨 일이 일어나는지 주시하는 이웃들로 인해 범죄율이 낮은 동네에 살면 이웃을 만나도 인사조차 하지 않는 사람도 혜택을 본다. 사회적 자본은 '개인적 이익'인 동시에 '공적인 이익'이다.[1]

특정 집단에서는 사회적 자본이 쓸모없거나 심지어 다른 사람에게 해가 되는 행동을 촉진하는 부정적인 측면이 있다.[5] 예를 들면 한 백인 극우주의자 테러범에 의해 1995년 수백 명 사상자가 생긴 미국 오클라호마시티 연방 건물 폭파는 사회적 자본의 힘이었다. 호혜성의 규범으로 뭉친 범인의 친구 네트워크가 혼자서는 할 수 없는 일을 가능하게 한 것이다.[1] 사회적 관계망은 건강행태의 규범이 되기도 한다. 주변 사람이 대부분 금연과 절주를 실천한다면, 그들과 사회적 관계를 유지하기 위해서 그러한 건강습관의 사회적 압력을 받는다. 반대의 경우도 있는데 고등학생 친구들의 관계망에서 흡연자는 흡연자끼리 친구로 모이는 '또래문화'가 있다.[4] 우리나라는 전통적으로 사회적 자본으로 혈연, 지연이 중요하며 1997년 외환위기 시에 '금 모으기 운동'에서 보듯이 공동체 의식이 강하다. 향우회, 종친회 등에서 만나는 새로운 사람에 대해 신뢰를 쉽게 가지지만, 연줄 문화 또는 심지어 외부 집단을 배척하는 폐단도 있다.[39]

요약 및 마무리

　사회적 자본은 사회성, 사회적 관계망, 신뢰, 호혜성 그리고 지역사회와 시민 참여를 포함하는 포괄적이고 다면적인 개념이다. 가족도 사회적 관계망의 기본으로 사회적 자본의 한 형태이다. 사회적 자본은 사회적 환경이자 개인 특성이다. 사람 간 또는 사람과 지역 및 사회 조직 간의 상호 관계를 의미하는 사회적 안녕은 건강의 한 요소이므로 사회적 자본은 건강의 필요조건이라고 할 수 있다.

　사회적 자본은 건강의 결정요인이다. 사회적 자본 수준이 높으면 질병과 사망위험이 낮다. 사회적 자본이 낮으면 여러 질환의 이환으로 인한 사망위험과 치매 위험이 크다. 사회적 자본은 더 나은 신체적, 정신적 건강을 가져오며 사망은 줄이지만, 연관성의 크기가 크지는 않다. 사회적 자본은 가난한 사람의 사회경제적 불리함을 보호할 수 있다. 사회적 자본은 바람직한 건강행태와 연관되어 있다. 음주에 대해서는 문화에 따라 여러 방향으로 작용한다. 결혼한 사람은 장수하며 사별의 충격은 남성에게 보다 크다.

　사회적 자본은 개인적 이익인 동시에 공적인 이익을 가져온다. 사회적 자본은 보통 긍정적인 역할을 하지만 특정 집단에서 사회적 자본은 다른 사람에게 해가 되는 행동을 촉진하기도 하는 두 얼굴이 있다.

　우리나라는 초고속 경제성장에 따른 사회경제적 환경의 개선 덕분에 건강하고 오래 살게 되었다. 이 과정에서 개인주의와 지나친 경쟁의식으로 이웃 간 정이 흐르고 신뢰가 넘치던 우리의 공동체는 사라졌다. 다 함께 건강하고 오래 사는 사회는 사회적 자본 수준이 높은 공동체 문화를 회복해야 가능하다.

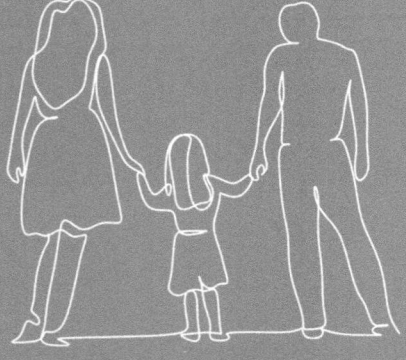

제2부.

개인 차원의 건강 결정요인

제1장
개인의 생활양식 요인 – 총론

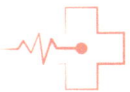

들어가는 말

달그렌-화이트헤드 건강 결정요인 모형에서 사회와 지역의 관계망 다음 층은 개인의 생활양식 요인이다.[1] 생활양식의 단순한 의미는 생활하는 방식이다. 예를 들면 무엇을 어떻게 먹고 마시는지, 언제, 어디에서, 어떤 옷을 입는지, 무엇을 읽고 보는지, 무슨 일을 하는지, 무슨 교육을 받는지, 정치나 종교에 참여하는지, 누구와 만나는지, 어떻게 여가를 보내는지, 술을 마시는지, 담배를 피우는지 등이다.[2] 어떤 옷을 입는지(정장 또는 평상복)는 건강 연관성이 거의 없지만 술을 마시는지, 담배를 피우는지, 많이 걷는지, 운동을 하는지, 어떤 음식을 먹는지 등 많은 생활양식은 건강과 연관되어 있다. 수많은 좋은 연구 덕택으로 우리는 건강하고 오래 살기 위하여 무엇을 해야 할지 잘 알게 되었다.

1. 생활양식, 생활습관 그리고 건강행태

생활습관으로도 번역되는 생활양식(lifestyle)은 문화적, 사회적, 경제적 여건 및 자연환경 속에서 형성된 습관화된 행동 양상을 말한다.[3] 한때 우리나라는 남자의 경우 성인이 되면 담배를 피우고 술 마시는 것이 당연한 '술, 담배 권하는 사회'였다. 흡연율과 고위험 음주율은 대체로 경제적 하위층에서 높다. 자신이 속한 사회경제적 집단의 환경은 건강에 관련된 생활양식에 지대한 영향을 미치므로 건강의 사회적 불평등 원인이다.[1] 그럼에도 생활양식은 개인의 의지와 노력으로 바꿀 수 있다. 생활양식은 우리나라의 주요 건강 문제인 암, 고혈압, 당뇨병, 뇌졸중, 허혈성 심장질환, 간질환, 관절염, 만성폐색성폐질환, 구강질환, 사고 및 중독의 주요 위험 요인이다.[3] 세계보건기구(WHO)에 따르면 대부분 비감염성질환은 4개의 나쁜 건강행태(흡연, 신체활동 부족, 나쁜 식습관, 과음)가 4개의 주요 대사 및 생리적 변화(혈압, 혈당, 혈중 콜레스테롤, 체지방의 상승)를 일으킨 결과이다.[3-1] 비만, 고혈압, 당뇨병, 고지혈증(고콜레스테롤 혈증 등), 허혈성 심장질환, 뇌졸중 등을 일본과 우리나라에서는 생활습관병이라고 한다.[4]

생활양식 또는 생활습관이 건강의 유지, 회복, 증진과 연관될 때 건강관련행태 또는 건강행태라고 한다. 여기에는 개인의 속성(신념, 기대, 동기, 가치관, 인식 등), 성격, 외적 행동 및 습관이 포함된다. 건강행태는 증상이 없을 때 질병을 예방하거나 찾아내기 위한 행위만을 의미하기도 한다. 여기에는 예방적 건강행태와 방어적 건강행태가 있다. 전자의 예로는 금연, 절주, 신체활동 같은 생활양식 개선과 건강검진 등이 있고, 후자의 예로는 특정 질병이나 손상을 예방하기 위한 건강 보호구 착용과 영양소 섭취 등이 있다.[3] 건강의 결정요인으로 생활양식과 건강행태라는 용어는 밀접한 연관성 때문에 자주 혼용되어 쓰이기도 한다. 흡연, 신체활동 부족, 과음과 같이 생활양식이 건강에 해로운 경우 특히 생활양식 위험요인이라고 한다. 어떤 사람에게 생활양식은 건강을 위해 의도적으로 선택된 개인 행태이다. 어떤 사람에게는 개인의 선택일 뿐 아니라, 사회적 문화적 환경의 복합적 표현이다.[4-1] 건강행태가 다른 방식으로 정의되기도 한다. 건강행태는 운동, 과일 및 채소 섭취 등 건강에 바람직한 행태와 흡연, 과음 등 건강에 나쁜 행태를 다 의미한다.[4-2] 이 장에서는 건강에 바람직한 생활양식 또는 행태를 중심으로 기술한다.

2. 건강에 바람직한 생활양식

알라메다 카운티(Alameda County) 연구의 일곱 가지 건강행태[5]

생활양식과 건강과의 연관성을 처음으로 밝힌 연구는 알라메다 카운티에서 수행된 장기 추적 관찰이다. 미국 캘리포니아주 버클리 인구연구소는 1965년 개인의 건강 습관이 삶의 질, 만성질환 그리고 사망에 미치는 영향을 규명하기 위한 연구를 시작하였다. 연구대상자는 알라메다 카운티를 대표하도록 선정된 주민(3,158명의 남자와 3,770명의 여자로 구성, 알라메다 코호트라고 함)이었다. 먼저 연구대상자의 결혼 및 생활 만족도, 육아, 고용 상태, 어릴 때 경험과 건강 습관 그리고 인구학적 특성에 대하여 설문하고 이들을 추적조사하면서 여러 건강 결과에 대한 자료를 수집하였다.

5년 반의 추적 기간 후 사망과의 연관성을 분석한 결과 규칙적인 아침 식사, 간식하지 않기, 충분한 수면(7~8시간), 적정 체중 유지, 비흡연, 절주, 신체활동을 하는 사람들은 그렇지 않은 사람에 비하여 오래 살았다. 이 일곱 가지 건강행태는 나중에 '알라메다 7'로 명명되었다. 추후 분석에서 이 중 6개 이상 건강행태를 실천하는 사람은 6개 미만을 실천하는 사람보다 남자는 11년, 여자는 7년 수명이 더 길었다. 노인은 건강행태 개수와 사망 수준의 반비례 관계가 뚜렷하였다. 건강행태 간의 상호 연관성(예를 들면 담배를 피우는 사람은 술을 많이 마신다)을 보정하기 위한 다변량분석에서는 7개 중 5개 건강행태가 독립적으로 사망과 연관성이 있었다. 이전 연구와 비교하면 규칙적인 아침 식사와 간식하지 않기가 더 이상 통계적으로 유의하지 않았다. 결론적으로 신체활동, 절주, 비흡연, 충분한 수면(7~8시간) 그리고 적정 체중 유지는 질병을 예방하고, 수명을 늘린다.

미국 간호사 및 보건 전문가 연구[6]

 생활양식이 사망 및 기대수명에 미치는 영향을 규명한 대규모 연구 중 하나는 미국에서 진행되고 있는 장기간 추적 연구 2개를 합쳐 하나로 분석한 것이다. 이 연구는 간호사 건강 연구(1980년부터 7만 8천여 명)와 보건 전문가 추적 연구(1986년부터 4만 4천여 명) 대상자에 대하여 2014년까지 사망자료를 연결하였다. 생활양식은 5개의 질병예방 요인인 비흡연, 적정 체중(체질량지수 18.5~24.9), 하루 30분 이상 중강도 또는 고강도 신체활동, 절주 그리고 좋은 식습관(식습관이 상위 40%에 해당하게 좋음)을 선정하였다. 연구 시작 이후 34년의 추적 기간 동안 4만 2천여 건의 사망이 확인되었다.

분석 결과 생활양식 예방 요인이 5개 모두 있는 사람은 하나도 없는 사람에 비하여 모든 원인 사망위험 26%, 암 사망위험 35% 그리고 심혈관질환 사망위험은 18%에 불과하였다. 예방 요인이 5개 모두 있는 사람의 50세 시점 기대여명은 여자 43세, 남자 38세, 반면 하나도 없는 사람은 여자 29세, 남자 26세에 불과하였다. 연구자들은 미국 성인이 건강한 생활양식을 더 많이 채택한다면 조기사망을 예방하여 기대수명을 상당히 연장할 수 있다고 결론 내렸다.

생활양식과 건강 연관성 연구의 통합[7]

이 연구는 생활양식 요인(예: 흡연, 음주, 신체활동, 식습관 그리고 과체중 및 비만)과 모든 원인 사망률, 관상동맥병과 뇌졸중 등 심혈관질환 사망률 및 발생률의 연관성에 대해 이전에 발표된 모든 코호트 연구를 통합 분석한 것이다.

연구 논문 데이터베이스를 검색하여 일정 이상 연구 수준을 갖춘 142개 코호트 연구의 전체 대상자 250여만 명의 자료를 통합하였다. 연구마다 분류 기준이 약간씩 다르기는 하지만, 건강에 가장 나쁜 생활양식을 가진 사람에 비하여 가장 좋은 생활양식을 가진 사람의 사망위험이 산출되어 있다. 이들 값을 통계적 방법에 따라 하나의 값으로 통합할 수 있다. 그 결과 건강에 가장 나쁜 생활양식을 가진 사람에 비하여, 가장 좋은 생활양식을 가진 사람은 모든 원인 사망위험 45%, 심혈관질환 사망위험 42%, 심혈관질환 발생 위험이 39%에 불과하였다. 이러한 결과는 거주하는 지역, 인종 그리고 사회경제적 집단이 달라도 대체로 일관되었다. 결론적으로 건강에 바람직한 여러 가지 생활양식을 가지는 것이야말로 질병 예방에 가장 중요하다.

미국 재향군인 연구 결과, 2023년[8]

생활양식과 기대수명의 연관성에 대한 대규모 장기 추적 연구의 결과가 2023년 미국영양학회에서 발표되었다. 이 연구는 미국의 재향군인들을 대상으로 비흡연, 신체활동, 절주, 충분한 수면, 좋은 식습관, 스트레스 관리, 긍정적 사회적 관계 그리고 아편유사제 회피라는 8개의 건강행태를 가지고 있는 사람이 그렇지 않은 사람에 비하여 더 오래 사는지 규명하기 위한 것이다. 연구대상자는 재향군인 연구 프로그램에 등록된 70여만 명의 40~99세의 재향군인으로 2011~2019년 사이 설문과 의무기록을 통하여 자료를 수집하였으며, 추적 기간 동안 3여만 건의 사망을 확인하였다.

연구 결과 40세에 8개 건강행태를 모두 가진 사람은 하나도 없는 사람에 비하여 남자는 평균 24년, 여자는 평균 21년을 더 오래 사는 것으로 예상되었다. 기대수명은 유지하는 건강행태의 개수가 많을수록 건강행태를 채택하는 나이가 이를수록 더 많이 증가하였다. 기대수명에 가장 큰 영향을 주는 생활양식은 신체활동 부족, 아편유사제 사용과 흡연으로 사망위험이 30~45% 증가하였다. 스트레스, 과음, 나쁜 식습관 그리고 나쁜 수면 습관이 있으면 사망위험이 20%, 긍정적인 사회적 관계가 없으면 5% 높아졌다. 생활양식을 건강에 바람직하게 개선하는 것은 만성병의 증상이 아닌 원인을 치료하는 것이다. 이런 관점에서 생활양식 개선은 약물과 수술이 필요 없는 의학이라 할 수 있다.

3. 생활양식, 사망의 거의 절반에 기여

생활양식의 사망기여도는 어느 정도나 될까? 건강의 장 개념이 제시된 이후 미국의 1976년 10대 사망원인에 대해 전문가들이 주관적으로 추정한 결과에 따르면 생활양식의 기여도는 50%였다.[9] 미국의 2,000년 사망원인에 대하여 수많은 실증적인 연구를 종합하여 분석한 결과, 생활양식 요인의 기여도는 흡연 18%, 나쁜 식습관과 신체활동 부족(이에 따른 과체중 및 비만 포함) 17%, 음주 4%로 이 4가지가 39%이다. 이외에도 5%의 사망을 차지하는 자동차, 총기, 성행위(에이즈 등), 마약 사용을 포함하면 개인 생활양식의 사망기여도는 43%로 거의 절반이다.[10]

우리나라에서는 2003년의 질병 비용에 대한 기여도를 분석하였는데 흡연 9%, 음주 9%, 신체활동 부족 4%, 나쁜 식습관 0.4%로 이 4가지가 질병 비용의 22%를 설명한다. 여기에 생활양식 요인과 연관성이 큰 과체중 및 비만 7%, 고혈압 2%, 고콜레스테롤 혈증 0.2%를 더 하면 31%에 기여한다.[11]

사회경제적 지위가 낮은 집단에서 생활양식 위험요인을 여럿 가진 사람이 많다. 건강에 바람직한 생활양식을 많이 가질수록 건강에 좋다는 것은 생활양식 위험요인이 많을수록 건강에 나쁘다는 의미이다. 생활양식 위험 요인은 하나만 가지기보다 여러 개를 같이 가지는 경향이 있다. 예를 들면 담배를 피우는 사람은 술도 많이 마시고 운동은 하지 않는다.[12] 건강에 나쁜 식습관, 신체활동 부족과 비만은 자주 서로 연관되는데, 특히 저소득 집단에서 위험 요인의 아주 흔한 묶음이다.[1] 영국에서는 성인의 70%가 생활양식 위험 요인을 2개 이상 가진다. 건강에 나쁜 위험요인 3개 이상 가진 사람의 숫자는 근래에 오면서 줄고 있지만 집단에 따라 그 정도가 다르다. 사회경제적 지위와 교육 수준이 낮은 집단에서는 생활양식 위험요인을 3개 이상 가진 비율이 여전히 증가하고 있다.[13] 우리나라 지역사회 건강조사 자료를 분석한 결과에서도 생활양식 위험 요인의 분포는 여러 개가 함께 나타나는 경향이 있으며 사회경제적 지위를 결정하는 교육 수준, 직업과도 연관성이 있다.[14]

요약 및 마무리

건강에 바람직한 생활양식이 많을수록 질병을 예방하고 건강하게 오래 살 수 있다. 이는 건강에 나쁜 생활양식을 건강에 바람직하게 개선하면 질병을 예방하고 오래 살 수 있음을 시사한다. 이것은 질병의 증상이 아닌 원인을 치료하는 것이다. 개인의 의지와 노력이 있으면 생활양식을 건강에 바람직하게 개선할 수 있다. 이때 개인을 둘러싸고 있는 사회적, 물리적 생활 조건을 바꾸어 주는 환경적 지지가 있으면 건강에 바람직한 생활양식을 더 쉽게 채택하고 유지할 수 있다.

구체적인 생활양식 요인별 건강 연관성에 대해서는 다음 장에서 기술한다. 우리는 건강을 위해서 무엇을 해야 할지 이미 알고 있지만, 실천율은 낮다. 건강하고 오래 살기 위해서 현대 의학이 신비의 영약을 개발하기를 기다릴 필요는 없다. 더구나 이러한 건강행태를 채택하는 것은 거의 돈이 들지 않는다. 부자들이 더 유리하지 않다는 말이다. 그러나 부자들은 이미 건강한 생활양식을 더 많이 가지고 있다.

사회경제적 지위가 낮은 집단에서 생활양식 위험요인을 가진 사람이 많고, 그것도 여럿 가진 사람이 많다. 함께 건강하고 오래 사는 사회를 위해서는 이들에 대한 정책적 고려가 필요하다.

제2장
개인의 생활양식 요인 - 각론

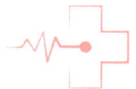

Ⅰ. 비흡연

들어가는 말

아메리카 원주민이 제사나 종교 행사에서 사용하던 담배는 콜럼버스의 아메리카 대륙 탐험 이후 유럽에 알려지고 이후 기호품으로 유행하게 되었다. 포르투갈을 통해 아시아에 전해진 담배는 17세기 광해군 때 우리나라에 유입된 것으로 추측되고 있다.[15] 19세 후반 담배 제조 기계의 발명으로 값싸게 대량 생산하는 것이 가능해지면서 20세기 초기까지 흡연은 대중에게 빠르게 퍼졌다. 세계 대전 동안 연합군이 사기진작용으로 무료 담배 공급 정책을 시행함에 따라 흡연율은 더욱 극적으로 증가하였다. 1950년대 들어 흡연이 많은 심각한 질병을 일으키킨다는 일련의 의학 연구가 발표되기 시작하였다.[16] 그간의 연구를 집대성하여 1964년 미국의 보건복지부 산하 공중보건국이 '흡연과 건강'이라는 이정표적인 보고서를 발표하였다. 한 마디로 흡연은 건강에 나쁘다는 것이다.[17] 이후 담배가 건강에 해롭다는 인식이 증가함에 따라 서구에서 흡연율이 점차 감소하면서 담배 회사는 이제 저개발국가로 판매처를 옮기고 있다.[16] 전 세계 흡연자의 80%는 저소득 또는 중간소득 국가 사람이다.[18]

건강할 때는 모르는데 건강검진에서 큰 병이 발견되면 흡연자가 가장 많이 후회 중 하나가 담배를 일찍 끊었더라면 하는 것이다. 흡연이 건강에 나쁜 줄 알고 있었지만 '설마'하는 마음으로 금연을 하지 않았기 때문이다. 만약 당신이 흡연자이고 건강이 중요하다고 생각한다면 가장 중요한 일은 지금 바로 담배를 끊는 것이다.

1. 남자는 높고 여자는 낮은 우리나라 흡연율

　필자가 어렸을 때 성인 남자들은 어디서나 담배를 피우고 서로 권하는 담배 천국이었다. 필자도 고등학교를 졸업하고 가장 먼저 한 일은 술을 마시고 담배를 배우는 것이었다. 지금은 흡연자의 수도 줄고 공공장소에서는 금연이므로 담배를 피우는 사람을 쉽게 볼 수 없다. 성인 남자는 담배를 피우는 것이 사회적 규범이었는데 이제는 비흡연이나 금연이 규범이 된 것이다. 우리나라 성인 남성의 흡연율은 1998년 66%에서 2021년 31%로 거의 절반으로 감소하였으나, 여성은 같은 기간 5~8% 사이로 비슷한 수준을 유지하고 있다.[19] 소득수준이 높을수록 남녀 모두 흡연율이 감소하는 경향이 뚜렷하다. 2021년 흡연율은 5분위 소득수준(전체 인구의 소득을 오름차순으로 정렬하여 20%씩 나눈 것)이 가장 높은 군에서 남자 24%, 여자 3%로 가장 낮다. 연령대별 흡연율은 남자의 경우 40대가 37%로 가장 높고 연령이 증가할수록 감소하여 70대가 되면 16%로 가장 낮다. 여자는 20대에서 11%로 가장 높고 이후 연령이 증가할수록 감소하여 70대가 되면 1%로 가장 낮다.[20] 유럽의 경험을 보면 흡연 유행기 처음에는 주로 부유한 남자들이 흡연하고 다음으로 여자들이 합류한다. 다음 단계는 부유한 집단에서 흡연이 감소하고 저소득 집단에서 증가한다. 세 번째 단계는 모든 사회경제적 집단에서 흡연이 감소하지만, 이 감소는 고소득 집단에서 저소득 집단보다 빠르다. 이러한 전반적인 흡연 감소는 공중보건의 중요한 승리로 볼 수 있다.[1] 경제협력개발기구(이하 OECD) 자료에 따르면 2020년 우리나라 흡연율은 남자 28%, 여자 4%로 OECD 평균(남자 20%, 여자 12%)과 비교하면 남자는 높고 여자는 낮다.[21] 부유층과 빈곤층의 사망 수준의 격차는 흡연율의 차이로 상당 부분 설명되므로 흡연은 건강의 사회적 불평등의 주요 결정요인이다. 우리나라에서 남녀 간 기대수명의 큰 격차도 남녀 간 흡연율의 큰 차이에 기인하는 바가 크다.

2. 흡연은 건강에 백해무익

흡연은 니코틴 중독이다.

담배 한 개비는 10mg 정도의 니코틴을 포함하는데 흡연 양상에 따라 1~3mg이 흡수된다. 흡연자가 연기를 들이마시면 니코틴은 폐를 통해 즉시 흡수되고 동맥을 따라 뇌에 들어간다. 니코틴은 도파민계 신경을 간접적으로 자극하여 10초 이내에 기분을 좋게 하거나 집중력 향상 효과를 나타낸다.[22] 흡연은 비교적 싼 값으로 빠르게 쾌감을 얻는 수단이 된다. 흡연자는 니코틴의 작용과 흡연 행동의 긍정적 강화를 통해 니코틴 의존이 생긴다.[22] 미국 정신의학회는 니코틴 의존을 담배 사용 장애, 담배 금단 등 여러 가지 정신장애로 분류한다. 니코틴의 반감기는 약 2시간 정도로 빨라서 금단증상도 신속하게 발생한다.[23] 골초들이 흡연 후 돌아서면 담배를 찾고, 금연하기 어려운 이유는 니코틴 의존 때문이다.

흡연자는 빨리 죽는다.

흡연은 세계적으로 볼 때 제1의 예방 가능한 사망원인[24]으로 흡연자의 절반은 흡연 때문에 죽는다.[18] 미국의 2,000년 사망자료를 분석한 결과 사망의 18%는 흡연 때문이었다.[25] 우리나라의 경우 2013년 연구에서 흡연은 남자 사망 35%, 여자 사망 7%[3], 2020년 연구에서는 남녀 각각 22%, 9%의 원인이었다.[26] 흡연자의 기대수명은 비흡연자보다 최소 10년이 짧다. 40세 이전에 금연하면 흡연 관련 질병으로 사망할 위험을 90% 줄일 수 있다.[27] 흡연자의 수명 단축 기간은 연구에 따라 다른데 6.5년 단축된다는 연구에 근거하면 담배 한 개비당 수명 단축 시간은 11분이다.[28] 한 개비 흡연 시간이 5분 정도라고 할 때 흡연을 즐기는 2배의 시간만큼 빨리 죽는 것이다.

흡연이 발생 위험을 높이는 질병은 좀 많다.
흡연은 암을 일으킨다.

담배 속에 포함된 9,500여 화학물질의 상당수는 건강에 해롭다. 이 중 83개는 국제암연구소(International Agency for Research on Cancer, 이하 IARC)가 분류하는 발암물질이며, 담배 연기 속에는 80개 발암물질이 검출된다. 세분하면 제1군(확정적 발암물질)은 18개, 제2A군(발암 추정 물질)은 15개 그리고 제2B군(발암 가능 물질)이 47개이다.[24] 한 마디로 담배는 발암물질의 덩어리이다.

흡연이 원인으로 알려진 암은 담배 연기가 직접 통과하는 장기의 암인 폐암, 후두암, 구강암, 인후암, 식도암을 비롯하여 췌장암, 방광암, 신장암, 유방암, 대장암, 간암, 자궁경부암, 위암, 급성백혈병이다.[3] 미국 연구에서 흡연자는 비흡연자보다 폐암 사망위험이 15~30배(이를 비교위험도라고 한다)나 높지만,[29] 우리나라 연구를 종합하면 4.4배 정도이다.[30] 미국에서 흡연이 없다면 폐암 사망 80~90%, 모든 암 사망

1/3을 예방할 수 있고, 우리나라에서는 남자의 경우 폐암 사망 70%, 모든 암 사망 1/3을 예방할 수 있다.[29-31] 흡연자가 폐암에 걸릴 평생 확률은 비흡연자보다 압도적으로 높지만, 남자는 15%(7명당 1명), 여자는 11%(9명당 1명) 정도이다.[32] 평생 흡연해도 대부분은 폐암에 안 걸리니 흡연자는 '내가 설마'하는 마음으로 계속 흡연하는 것일까?

흡연은 심혈관계질환을 일으킨다.

흡연자는 비흡연자보다 관상동맥병과 뇌졸중에 2~4배 잘 걸린다.[31] 동맥경화증이란 동맥이 좁아지고 굳어지는 것이다. 지방, 콜레스테롤 등이 혈관 내벽에 쌓임으로써 형성되는 '경화반'(내부는 죽처럼 묽고 그 주변 부위는 단단한 섬유성 막)이 혈관을 좁게 해서 혈액 공급이 잘 안되는 질환이다. 동맥경화증이 심장의 관상동맥에 발생하면 심근경색과 협심증과 같은 허혈성 심장질환(관상동맥병)이고 뇌혈관에 생기면 허혈성 뇌졸중(뇌경색과 일과성 허혈성 발작)이다. 경화반이 불안정하여 파열하게 되면 혈관 내에 혈전(피떡)이 생겨 혈류가 완전히 차단되므로 급사 또는 심장 돌연사가 일어날 수 있다.[33] 담배 연기 속의 일산화탄소, 니코틴 및 산화물질은 염증 반응, 혈전 형성 그리고 혈액 내벽의 기능 이상으로 인해 동맥경화를 유발한다.[34] 흡연의 화학물질은 동맥을 약하게 만들므로 뇌졸중의 또 다른 형태인 출혈성 뇌졸중의 위험도 증가시킨다.[35]

흡연으로 인한 동맥경화증이 말초동맥에 생기면 팔, 다리 및 손발의 세포와 조직에 산소 공급이 부족하게 된다. 심한 경우 감염되어 절단이 필요할 수 있다.[33] 혈전으로 인해 혈류가 막히는 드문 염증성질환인 폐쇄성혈전혈관염(버거씨 병)은 젊은 남성 골초에게서 주로 손발 혈관

(특히 동맥)에 발생한다. 치료를 위해서는 완전한 금연을 해야 하는데 담배를 계속 피우면 약 20%에서 절단 수술이 필요하다.[36]

복부 대동맥류는 신체의 각 부분에 산소를 공급하는 주 동맥인 대동맥이 지나면서 복부 부위에서 부풀어 올라 약해진 부분이다. 흡연은 복부 대동맥을 손상하여 동맥류를 일으킨다. 복부 대동맥류가 터지면 생명이 위험한데 대부분의 복부 대동맥류 파열 사망은 흡연 때문이다. 이러한 위험은 여성 흡연자에서 남성 흡연자보다 더 크다.[33]

흡연은 호흡기질환을 일으킨다.

흡연자의 가장 흔한 증상은 기침('흡연자의 기침'이라고 한다)이다. 흡연을 시작한 지 얼마 안 된 젊은 군인 연구에서도 매일 흡연자의 40%가 만성 기침 및 가래를 호소한다.[37] 발암물질 등 독성 물질이 포함된 담배 연기는 입과 상기도를 통하여 가스 교환이 일어나는 허파꽈리에 이른다. 이 과정에서 수용성 기체는 흡착되고 입자상 물질은 침착된다. 만약 40년간 하루 한 갑 담배를 피운 60세 흡연자라면 무려 29만 개비 담배를 피운 셈이니 그 양이 얼마나 많을까? 흡연자에서 폐암과 만성폐색성폐질환 발생 위험이 현저하게 큰 이유이다.[38] 만성폐색성폐질환은 폐의 비정상적인 염증, 기류 제한, 폐기능 저하 그리고 호흡곤란을 동반하는 만성 호흡기질환으로 만성기관지염과 폐기종이 있다.[31] 노인에서 주요 사망원인인 만성폐색성폐질환의 80~90%는 흡연 때문이다.[39] 흡연자의 만성폐색성폐질환 사망위험은 비흡연자보다 12~13배나 높다.[31] 흡연하는 65세 이상 노인에서 만성폐색성폐질환의 유병률은 40% 정도로 금연자나 비흡연자보다 훨씬 높으며 중한 질환자의 비율도 높다.[40] 흡연자가 요행으로 오래 산다고 해도 말년은 만성폐색성폐질환으로 기침, 가래에 숨이 차서 고생할 확률이 높다. 그 외에도 흡연은 천식이 있는 사람의 천식 발작을 일으키거나 악화시킨다.[31] 흡연은 폐결핵에 걸릴 위험, 심한 후유증과 나쁜 치료 결과로 인한 재발 및 사망위험을 높인다.[41]

어린이와 청소년의 흡연은 호흡기질환 이환의 횟수, 중증도의 증가 그리고 폐 성장 및 기능 저하 같은 심각한 건강 문제를 일으킨다. 문제는 이 시기의 흡연은 중독성으로 인해 자주 성인기까지 이어진다는 것이다.[42] 부모의 흡연은 청소년이 담배를 시작하는 중요한 이유이므로 자녀가 있는 흡연자는 더욱 금연해야 한다.

흡연은 생식 기능에 나쁘다.

임신 전의 흡연은 수태능력을 떨어뜨린다. 여성의 경우 호르몬에 영향을 주어 임신을 어렵게 하며 남성에서도 정자의 손상으로 생식 능력을 줄인다. 임신 중 흡연은 자궁외임신과 자연 유산의 위험을 높인다. 자궁외임신은 태아의 사망을 초래하고 임신부의 생명도 위협한다. 임신 중 흡연은 태아의 성장 및 발달에 영향을 미친다. 태아성장지연 및 저체중 출생, 조산의 가능성을 높이고, 폐와 뇌의 조직 손상을 일으킬 수 있다. 출생아는 선천성 기형인 구순열이나 구개열 가능성이 높다. 임신 중 흡연한 임신부로부터 태어나거나 출생 후 간접흡연에 노출된 아기는 영아돌연사증후군(건강하던 아기가 돌이 되기 전 원인 모르게 사망하는 경우를 지칭) 위험이 크다. 흡연은 만족스러운 성생활에 필요한 정도로 발기가 되지 않거나 유지되지 않는 남성 발기 부전의 원인이다. 흡연은 음경 조직에 발기를 위해 필요한 정상적인 혈액 공급이 되지 않게 한다.[33]

자녀를 갖기를 원하는 남녀, 임신한 여성 그리고 아기를 키우는 부모는 흡연하지 않아야 한다.

그 외에도 **흡연은 많은 질환의 위험을 높인다.**

흡연은 거의 모든 장기를 손상하고, 염증과 면역기능 저하로 전반적인 건강 상태를 나쁘게 한다.[31] 흡연자는 입원 가능성이 높지만, 회복은 어려우며 삶의 질은 낮고 조기사망 위험은 크다.[43] 흡연은 만성 염증성질환인 류마티스 관절염의 중요 원인 중 하나이다.[31] 흡연은 수술 합병증을 높이는데 흡연자는 수술 후 상처 벌어짐, 수술 부위 감염률과 원내 사망률이 높다.[44] 병원의 실내는 엄격한 금연 구역이고 수술 환자는 좋은 경과를 위해 금연을 해야 하므로, 흡연자가 입원하면 금연의 좋은 기회가 된다.

흡연은 뼈 건강에 영향을 미친다. 골밀도는 뼈에 함유된 칼슘 등의 밀도로 뼈 강도의 지표이다. 흡연할수록 골밀도가 감소하고 골다공증과 엉덩관절(고관절) 골절 가능성이 증가한다. 엉덩관절 골절은 골다공증이 있는 노인에서 잘 발생하며 1년 내 치명률이 20%가 넘는다. 폐경기 이전 여성의 경우 에스트로젠의 보호 효과 때문에 흡연은 골밀도에 영향이 적다.[45]

흡연은 치주질환 위험을 높인다. 풍치라고도 불리는 치주질환은 우리나라 외래환자 중 감기보다 더 많다. 잇몸 염증(치은염)이 심해지면 치아와 잇몸 사이가 벌어지고 감염이 일어나게 되는데, 이를 치주염이라고 하며 치아가 흔들리고 빠지는 원인이 된다. 치주질환 위험은 흡연 기간이 길고 흡연량이 많을수록 크다.[46]

흡연은 중요한 안과 질환인 백내장과 실명의 원인이 되는 노인 황반변성을 일으킬 수 있다.[30]

흡연은 제2형 당뇨병(성인 당뇨병)의 발생 위험을 증가시키고 당뇨환자의 혈당 관리를 어렵게 한다. 이는 담배 연기 속의 화학물질이 체내 염증 반응을 일으켜서 인슐린의 효과를 낮추고 산화스트레스 반응이라는 세포 손상을 일으키기 때문이다. 흡연하는 당뇨환자는 담배 연기 속 니코틴이 세포의 인슐린 반응을 낮추어 혈당을 낮게 유지하기 어렵다.[47]

흡연이 건강에 좋은 점도 있을까?

건강에 나쁜 줄 알면서도 흡연하는 이유 중 하나는 스트레스 해소이다. 과연 흡연은 스트레스 해소 방법인가? 스트레스 수준과 불안감이 높은 사람이 흡연을 더 많이 더 자주 한다. 담배를 피우면 확실히 스트레스가 감소하는 느낌이 든다. 한 가지 이유는 흡연에 동반되는 심호흡의 진정 효과이고,[48] 다른 하나는 담배 연기 속의 니코틴 때문이다. 담배 연기를 들이마시면 니코틴이 빠르게 뇌에 도달하여 도파민을 분비하고 도파민은 쾌감과 이완된 느낌을 일으킨다. 문제는 인식 수준에서는 일시적 스트레스 완화를 경험하지만, 실제 신체는 스트레스가 증가하는 역설이 일어난다는 것이다. 혈압과 심장 박동이 상승하고 근육은 긴장되며 신체와 뇌로 공급되는 산소의 양은 적어진다.[49] 흡연은 스트레스를 완화하는 올바른 방법이 아니다.

담배가 일부 질병(궤양성 대장염, 파킨슨병, 자궁내막암, 임신 고혈압 등)에 대해서는 보호 효과가 있다는 연구도 제한적이지만 있다. 호주의 연구에서 이들 질병으로 인한 사망 중 흡연이 예방하는 숫자와 다른 수많은 질병 사망자 중 흡연이 원인인 숫자를 비교한 결과 흡연 사망 예방 1명당 흡연 사망원인 250명이었다.[50] 백해무익이 아니라 이백오십 해 일익이다. 흡연은 질병을 예방 또는 치료하기 목적으로 결코 권장될 수 없다.

간접흡연도 건강에 나쁘다.

우리나라도 한 때 담배를 피우지 않는 여성이 어릴 때는 아버지가 피우는 담배 연기, 결혼해서는 남편이 피우는 담배 연기, 이후에는 장성한 아들이 피우는 담배 연기에 아무 생각 없이 노출되던 시절이 있었다. 이같이 비흡연자가 흡연자의 담배 연기를 본의 아니게 흡입하는 것을 간접흡연, 이차 흡연 또는 환경흡연이라고 한다. 실내를 오염하는 담배 연기는 흡연자가 연기를 들이마신 후 내뿜는 주류연과 담배가 혼자 타면서 발생하는 부류연(담배의 끝부분에서 나오는 생 연기)으로 나누는데 간접흡연으로 인해 흡입되는 연기의 80%는 부류연이다.[51] 부류연은 필터를 거치지 않으므로 흡연자가 직접 들이마시는 주류연에 비해 대부분의 유해 물질의 농도가 훨씬 더 높다.[3] 흡연자는 직접 흡연뿐 아니라 간접흡연을 동시에 하므로 이중으로 건강에 해롭다. 흡연의 건강장해는 1950년대 이후 규명되기 시작하였지만, 간접흡연에 대해서는 80년대에 들어서야 알려지고 근거가 쌓이게 되었다.[51]

태아와 영유아는 간접흡연에 무방비로 노출된다. 임신 중 흡연을 하면 담배 연기 속의 화학물질 중 니코틴을 비롯한 상당수는 태반을 쉽게 통과해서 태아의 성장 및 발달에 나쁜 영향을 준다.[52] 태아는 성장지연 및 저체중 출생의 가능성이 높으며 출생 후 영아는 돌연사 위험이 크다. 영유아기에는 하기도와 중이 질환, 천식 증상 발병, 학동기에도 기침, 가래, 숨참 등의 호흡기 증상 가능성이 높다.[3]

성인이 간접흡연에 일시 노출되면 불쾌한 냄새와 코 자극 증상을 느끼는 정도이지만,[3] 장기적으로 노출되면 큰 병이 발병할 수도 있다. 간접흡연은 세계보건기구 산하 국제암연구소가 지정한 제1군 발암물질로 폐암 발생 위험을 20~30% 증가시킨다.[3, 53] 우리나라 연구에서도 남편이 흡연자일 경우 아내가 폐암이 발생할 위험이 2배, 남편 흡연이 30년 이상인 경우 위험이 3배 높다.[51] 흡연자와 같이 사는 비흡연자는 심혈관질환인 관상동맥병(협심증 또는 심근경색증)과 뇌졸중의 발생 위험도 20~30% 높다. 이는 하루 담배 한 갑을 피우는 사람이 관상동맥병에 걸릴 위험의 절반에 해당한다.[51]

삼차 흡연은 흡연 공간에 연기 속의 화학물질 잔류물이 남아서 오랫동안 존재하는 현상으로 점차 잠재적 위험성이 알려지고 있다. 어린이는 잔류물에서 나오는 미세 입자를 들이마시거나, 바닥을 기거나 벽이나 가구를 만짐으로써 손을 통해 잔류물을 삼킬 수 있다. 삼차 흡연으로 인한 건강 위험은 아직 더 많은 연구가 필요하다.[54]

간접흡연의 위해성 때문에 여러 나라에서 공공장소 흡연은 개인의 기호에 따른 행위로 보지 않고 규제한다. 우리나라도 국민건강증진법에서 음식점, 학교, 의료기관, 공공기관 등 실내 공중이용시설과 유치원, 어린이집, 학교 주변은 실외 일정 지역까지 금연 구역으로 지정하고 있다. 지방자치단체에 따라서는 버스 정류장, 광장, 공원, 거리 등을 조례에서 금연 구역으로 지정하고 있다. 이에 따라 간접흡연 노출률은 많이 감소하여 2020년 직장, 가정, 공공장소 실내에서 각각 9%, 4%, 8% 정도이다.[20]

금연을 하면 건강을 회복한다.

　계속 흡연하는 사람에 비해 금연자의 건강은 다시 좋아진다는 많은 역학적 연구 결과가 있다. 무엇보다 금연을 하면 건강 상태와 삶의 질이 좋아지고, 조기사망을 예방해서 기대수명을 길게는 10년까지 늘린다. 금연하면 심혈관질환, 만성폐색성폐질환, 암 그리고 나쁜 생식 건강의 위험이 줄고 관상동맥병이나 만성폐색성폐질환이 있는 사람의 경과가 좋다. 금연은 일찍 할수록 좋지만, 언제 하여도 금연은 건강에 좋다. 오랫동안 골초인 사람도 그렇다.[55]

　마지막 담배를 피운 후 시간이 흐를수록 신체에 일련의 긍정적인 변화가 일어난다. 금연 후 수분만 지나면 심박수가 떨어지고 24시간 이내에 혈중 니코틴이 없어진다. 며칠이 지나면 혈중 일산화탄소가 비흡연자 수준으로 떨어지고 1~12개월 이내에 기침과 숨찬 증상이 줄어든다. 금연 후 1~2년만 지나도 심장마비의 위험이 확 떨어지며 3~6년 뒤에는 관상동맥병의 위험이 반으로 준다. 금연 후 5~10년이 지나면 구강과 인후, 후두의 암과 뇌졸중의 위험이 반으로 준다. 폐암의 위험이 반으로 떨어지는 시기는 금연 후 10~15년이 되어야 한다. 관상동맥병의 위험이 비흡연자와 거의 비슷하게 되는 것은 금연 후 15년, 구강, 인후, 후두, 췌장암의 위험이 비흡연자와 거의 비슷하게 되는 것은 금연 후 20년 뒤의 일이다.[55]

　금연하면 건강을 회복한다. 당신이 만약 흡연자라면 건강을 위해서는 할 수 있는 가장 중요한 것은 금연이다. 이뿐만 아니라 금연을 하면 가족을 비롯한 주변 사람의 건강을 해칠 수 있다는 죄책감에서 벗어나고 담배 냄새와 지저분한 담뱃재 걱정을 끝낼 수 있다. 당신 자녀는 호흡기 질병에 덜 걸리고 성인이 되어도 흡연하지 않을 가능성이 크다. 담뱃값을 절약해서 용돈이 두둑해지는 것은 덤이다.

3. 흡연의 사회경제적 비용

흡연으로 인한 질병 이환 및 조기사망은 의료 이용 비용의 상당한 증가와 생산성의 저하 및 손실에 따른 사회경제적 비용을 초래한다.[18] 우리나라의 추계에 따르면 2019년 기준으로 흡연으로 인한 상병의 의료서비스 이용과 직접적으로 관련된 직접비용(의료비, 간병비, 교통비 등)은 4조 6천억 원, 흡연으로 인한 의료 이용과 조기사망에 따른 생산성 손실의 간접비는 7조 6천억 원으로 전체 사회경제적 비용은 12조 2천억 원에 이른다. 이것은 담뱃불 화재로 인한 재산 피해액은 제외한 것이다.[26] 이는 우리나라 2019년 국내총생산의 0.6%에 해당한다.

4. 안전하지 않은 전자담배

우리나라에서는 담배라고 하면 대부분 불을 붙여 연기를 마시는 궐련을 의미했다. 기존의 궐련과 다르게 전자장치를 사용하여 니코틴 등을 체내에 흡입해서 흡연과 같은 효과를 내는 새로운 형태의 담배인 전자담배가 우리나라에도 도입되었다. 니코틴 용액을 가열하여 에어로졸로 만들어 들이마시는 액상형(e-시가렛)은 2008년, 담뱃잎이 포함된 전용 스틱을 기기에 꽂아 찌거나 가열하여 증기를 흡입하는 형태인 궐련형 전자담배(금연학회에서는 '가열담배'로 부름)는 2017년부터 판매가 시작되었다.[34] 성인의 2021년 전자담배 사용률은 액상형의 경우 남자 5%, 여자 1%, 궐련형은 남자 7%, 여자 2%이다. 궐련을 포함한 담배 제품 중 하나라도 사용하는 담배 제품 현재 사용률은 남자 37%, 여자 9%이다.[20]

액상형 전자담배의 에어로졸 속에는 니코틴을 비롯하여 잠재적 위험성이 있는 물질(휘발성 유기화합물, 나노 미세먼지, 암유발물질, 중금속[니켈, 주석, 납 등], 폐질환을 일으킬 수 있는 가향제[디아세틸 등])이 포함될 수 있으나 소비자는 구체적인 정보를 알기 어렵다. 액상형 전자담배는 일반 담배보다는 덜 해롭다고 할 수 있으나 안전하다는 의미는 아니다. 니코틴은 매우 중독성이 있으며 태아 건강과 청소년의 뇌 건강에 해롭다.[56] 궐련형 전자담배에 대해서도 단기적, 장기적 건강 영향에 대해 더 많은 연구가 필요하다. 폐로 흡입되는 니코틴의 건강 영향은 일반 담배와 액상형 전자담배와 같다. 궐련형 전자담배는 담배 연기와 같은 해로운 성분을 비록 일반 담배 연기보다는 낮은 농도이지만 배출하고, 일반 담배에 없는 해로운 성분도 포함하므로 안전하지 않다. 실제로 흡연자가 궐련형 담배로 완전히 바꾸었을 때 흡연 관련 질병 위험이 감소하는지에 대해서는 연구가 필요하다.[57] 전자담배는 연기와 담뱃재가 없으며, 일반담배보다 상대적으로 덜 해로운 담배로 인식되어 우리나라에서 매년 사용이 증가하고 있다. 금연 목적으로 전자담배를 사용하는 흡연자는 대부분 금연하지 못하고 일반 담배와 전자담배를 동시에 사용한다. 담배 회사 홍보와는 다르게 전자담배 사용은 실제로 금연과 연관성이 없다.[56-58]

다만 영국에서는 액상형 전자담배가 일반담배보다 훨씬 덜 해롭고 금연에 효과가 있다고 인정하여 금연 보조제로 사용이 된다.[59] 최근에는 액상형 전자담배가 금연에 도움이 된다는 질적 수준이 높은 근거가 추가되었다.[60] 물론 비흡연자에게 권하는 것은 아니며 청소년에게 판매도 금지되어 있다. 증기 속 니코틴을 흡입하는 액상형 전자담배는 타르와 일산화탄소와 같이 몸에 해로운 주요 성분을 포함하지 않는다. 액상형 전자담배가 완전히 안전하다는 것은 아니고 이를 통해서 일반 담배를 끊는다면 도움이 된다는 것이다. 대신 영국은 액상형 전자담배의 안전성과 질에 대한 규제를 철저히 한다.[59]

5. 흡연에 대한 전문 기관의 권고 및 금연 도움말

　담배는 건강에 극히 해롭다. 따라서 건강을 위해서 첫 번째 할 일은 담배를 안 피우는 것이다. 만약 담배를 피운다면 담배를 끊어야 한다. 담배를 피우지 않는 사람은 간접흡연도 피해야 한다. 국립암센터 제정한 암을 예방하는 10가지 국민 암 예방수칙의 첫 번째가 '담배를 피우지 말고, 남이 피우는 담배 연기도 피하기'이다.[61] 질병관리청이 2022년 개정한 심뇌혈관질환 예방관리수칙의 첫 번째도 '담배를 피우지 않습니다'로 구체적으로 궐련뿐만 아니라, 액상형 전자담배, 가열담배(궐련형 전자담배) 등 어떤 유형의 담배도 피우지 않을 것을 권고한다.[62]

　오랫동안 흡연하던 사람에게 금연은 쉬운 일이 아니다. 해마다 연초가 되면 많은 흡연자가 금연을 결심하지만 대부분 작심삼일이다. 보통은 몇 번의 실패를 겪은 후에 완전한 금연에 성공한다. 혼자 의지로 금연하는 것보다는 의사나 전문 기관의 도움을 받거나 약물 보조제를 사용하면 금연하기 쉽다. 연구에 따르면 자신의 의지로만 금연을 하면 6개월 이상 금연 성공률은 4%인데 비하여 의사나 전문가의 금연 상담을 받으면 10% 전후로 올라간다. 여기에 약물치료(니코틴 패치, 먹는 처방 약인 부프로피온, 바레니클린)를 더하면 25% 근처까지 올라간다.[63]

　국가에서도 정책적으로 금연 서비스를 지원하고 있다. 보건소 금연클리닉은 2005년, 금연 상담 전화는 2006년 개설되었다. 담뱃값 대폭 인상으로 건강증진기금이 확대된 2015년 이후 신설된 광역 시도의 지역금연지원센터는 금연 캠프(일반형과 전문 치료형)를 운영하고 고도흡연자, 여성, 장애인, 학교 밖 청소년, 대학생 등에게 찾아가는 금연

지원서비스를 제공하고 있다. 국민건강보험공단도 병의원 외래를 방문하는 흡연 환자를 대상으로 하는 금연 치료를 지원한다.[64] 금연 의지가 있는 흡연자는 혼자의 힘으로 금연을 시도하기보다 가까운 보건소나 병의원, 지역금연지원센터 서비스를 이용하면 더 쉽게 할 수 있을 것이다. 금연 상담 전화(1544-9030)를 이용하여 도움을 받을 수 있고 금단증상에 대한 대처법 등을 상담받을 수 있다.

요약 및 마무리

흡연은 건강에 매우 나쁘다. 전자담배도 건강에 좋지 않다. 간접흡연도 나쁘다. 우리나라 남자 흡연율은 세계적으로 높다. 흡연이 노인 질환의 위험 요인이고 질병의 경과에 나쁘다는 점을 고려하면 2021년 남자 70세의 16% 흡연율은 너무 높다.

흡연이 신체의 건강에 나쁘지 않은 곳을 찾기가 어렵다. 한마디로 백해무익이다. 다른 사람이 피우는 담배 연기에 노출되는 간접흡연도 건강에 나쁘다. 공공장소에서의 간접흡연은 개인의 기호가 아니라 규제의 대상이다.

당신이 흡연자라면 남보다 일찍 사망하거나 질병에 걸리기 전에 금연하기를 진심으로 바란다. 금연할 결심이 생겼으면 가까운 금연 서비스 제공 기관을 찾아가면 된다.

Ⅱ. 좋은 식습관

들어가는 말

　생활양식 총론에 인용한 연구는 모두 건강에 바람직한 생활양식 요인의 하나로 좋은 식습관을 포함한다. 건강에 좋은 또는 나쁜 식습관의 구체적인 내용은 연구에 따라 조금씩 다르다. '당신이 먹은 것이 곧 당신이다'라는 말은 건강과 체력의 유지에 식습관이 중요함을 강조할 때 자주 인용된다.
　건강에 좋은 식이는 건강과 삶의 질, 인체의 성장과 발달의 기초가 된다.[65] 흔히 식이는 영양이라는 용어와 함께 쓰인다. 식이는 개인이 섭취하는 식품의 총량을 의미하고 영양은 인체의 성장과 조직의 대사를 위해 식품을 활용하는 과정이다. 영양소는 이 과정에 관계하는 구체적인 개개 물질이다.[66] 좋은 식이는 영양부족(이로 인한 발육부진, 체중미달, 저체중), 과체중, 비만 등 온갖 영양불량을 방지한다. 건강에 나쁜 식이는 심혈관질환, 당뇨병 그리고 암과 같은 질병 부담이 큰 비감염성질환의 가장 중요한 위험요인 중 하나다. 연구는 통곡물, 채소, 과일, 콩류 및 견과류는 풍부하고, 염분, 유리당과 지방(특히 포화지방과 트랜스 지방)은 적은 식이가 건강에 좋다는 것을 보여준다. 건강에 좋은 식습관을 유지하는 사람은 교육 수준, 생산성이 높고 평생 건강이 좋다. 건강에 좋은 식품의 생산은 온실가스 배출, 담수 사용과 토지 이용도 적어서 환경적 지속 가능성도 더 크다.[65] 균형이 잡힌 건강에 좋은 식이는 개인의 특성(연령, 성별, 생활양식 그리고 신체활동 정도), 문화적 배경, 지역에서 생산되는 먹거리와 관습에 따라 달라진다. 그러나 건강한 식습관의 기본 원칙은 같다.[67]

건강에 좋은 식이는 중, 저소득 국가와 식량 공급이 불안정한 지역에서는 접근 자체가 어렵다. 반면 공격적인 마케팅, 급속한 도시화와 생활양식의 변화는 열량이 높고, 유리당, 염분, 포화지방과 트랜스 지방 함유가 높은 가공식품 같은 건강하지 않은 음식을 많이 섭취하게 만든다.[65] 세계적으로 성인 5명 중 1명은 건강에 좋지 않은 식이 때문에 죽는다.[68]

식습관별 건강과의 연관성을 구체적으로 살펴보고자 함에 있어 식이 요인 연구의 어려움을 고려해야 한다. 식이는 단일하지 않고 복합적이므로 타당성과 신뢰성이 높은 연구 결과를 얻기 쉽지 않다.[3] 식습관은 나라마다 인종마다 문화에 따라 다르므로 다른 나라의 연구 결과를 그대로 가져오는 것도 문제가 있다.

1. 우리나라 식습관, 과일과 채소 섭취 감소 추세

국민건강영양조사는 국민건강증진법에 근거해서 식품 및 영양 섭취 조사를 시행하고 있다. 이 조사 자료를 질병관리청이 분석해서 발표한 2022년 국민건강통계(만 1세 이상)의 주요 결과는 다음과 같다. 에너지 섭취량은 1,859칼로리(남자 2,088, 여자 1,557칼로리)로 해마다 감소한다. 에너지 필요 추정량과 비교하면 92%, 여자 87%이다. 총에너지 중 지방 섭취량 비율은 해마다 증가하는 추세로 26%이다.[69] 나트륨 섭취량은 3,030mg으로 2015년 이후 지속적인 감소 추세이다. 이는 우리나라 2015년 나트륨 목표 섭취량(2,000mg, 소금 5g)의 평균 1.5배이며 목표 섭취량을 초과하는 사람은 성인 기준으로 여전히 74%에 달한다.[20] 보건산업진흥원 연구보고서에 따르면 지속적 나트륨 섭취량 감소의 가장 큰 이유는 식품업계가 생산하는 김치, 장류(간장, 된장, 고추장), 라면 등 가공식품 속 나트륨 함량 감소이다. 단지 일부만 국민의 식품 섭취량 변화에 의한 것이다.[70] 식품군으로 보면 조리 중 넣는 양념류와 채소, 곡류가 중요하며 이 3가지가 나트륨 섭취량의 80% 이상을 차지한다. 양념류로부터의 나트륨 섭취량은 조금씩 줄고 있지만 여전히 전체의 절반에 가깝다. 요리 별로는 면류와 만두, 김치 그리고 국 및 찌개가 중요하다. 연령대별로는 10대, 20대는 라면, 40대, 50대는 김치, 60대 이상은 된장국이 주된 섭취원이다.[71]

아침 식사 결식률은 30%로 해마다 증가하는 추세이며 20대 성인은 59%로 가장 높다. 최근 1년간 2주 이상 식이보충제 복용 비율은 남자 63%, 여자 72%이다. 채소 및 과일 섭취는 감소 추세이며 음료수와 육류 섭취는 증가 추세에 있다. 과일 및 채소를 권장량인 1일 500g 이상 섭취하는 비율은 2015년 이후 감소하는 경향이다. 이 비율은 2022년 성인의 30%에 불과한데, 소득수준이 높을수록 뚜렷하게 증가한다.[69] 가공식품을 통해 섭취하는 당류(2018년)는 하루 평균 총에너지의 7%로 세계보건기구(WHO)가 권고하는 10% 미만이다. 당류 섭취는 50세 미만에서는 탄산음료로, 50세 이상은 커피를 통해 많이 섭취한다.[72]

성인과는 다른 양상을 보이는 청소년(2007~2018년)의 식습관은 어떨까? 청소년은 학업에 따른 시간적 제한, 스트레스, 외모에 관한 관심 그리고 다이어트 등으로 인해 편식, 결식, 즉석식품 및 패스트푸드의 잦은 섭취가 특징이다. 연구에 따르면 청소년의 식사 양상은 밥을 주식으로 하면서 채소류 반찬과 단백질이 풍부한 반찬을 골고루 섭취하는 '건강 한식군', 주요 섭취 식품이 청량음료류, 육류, 패스트푸드류인 '패스트푸드군' 그리고 빵류와 우유류가 주요 섭취 식품인 '서양식군' 등으로 분류할 수 있다. 근래에 오면서 청소년은 건강한 식사 형태보다는 패스트푸드군 유형의 비율이 급격히 증가하였다. 패스트푸드는 영양소 함량은 적은데 열량은 높아 성장을 저해할 수 있고 비만을 포함한 대사증후군의 위험을 높일 수 있다.[73]

2. 과다 섭취가 문제가 되는 식이 요인

소금(염분)은 혈압을 높인다.

소금은 화학적으로 나트륨과 염소가 결합한 염화나트륨(NaCl)이라는 염이다. 나트륨은 세포의 수분 조절 등 생리적으로 꼭 필요하다. 인류가 식품을 오래 보관하기 위하여 소금을 사용한 이래, 짠맛에 길들어 너무 짜게 먹게 된 식습관은 건강에 좋지 않다. 소금 분자 중에서 나트륨(Na)은 혈압을 높이고, 염소(Cl) 부분에서 짠맛이 나온다.[74]

짜게 먹는 식습관 때문에 혈압이 높아진다는 것은 삼척동자도 안다. 짜게 먹는 것은 고혈압의 원인이고 고혈압은 관상동맥병, 뇌졸중(허혈성 및 출혈성)과 같은 심혈관질환의 주요 위험요인이다. 고혈압과 일일 염분 섭취량의 연관성에 대해서 동물실험, 관찰 역학적 연구, 염분 섭취 제한 임상시험 등 광범위한 연구가 수행되었다. 연구의 결론은 염분 섭취는 혈압과 직접 관계가 있다는 것이다. 짜게 먹는 사람은 수축기, 이완기 혈압이 평균적으로 높고 나이가 많은 사람에게 그 정도가 더 크다. 많은 임상시험 연구의 통합한 결과를 봐도 염분 섭취를 줄이면 고혈압 환자나 정상 혈압인 사람에서 수축기 및 이완기 혈압이 낮아진다.[75]

짜게 먹는 식습관이 위암의 위험을 높일 수 있다. 소금에 절인 전통 음식인 젓갈 및 염장 식품과 염분 자체가 위암의 발생에 중요하다는 연구가 많다.[75] 식이 중 염분 섭취량의 정확한 측정이 쉽지 않아서 명확한 결론은 아직 내지 못한다. 최근에 수행된 많은 연구의 통합 분석 결론에 따르면 염분 과다 섭취는 위암의 위험요인이다. 과다한 염분 섭취는 위암의 알려진 원인인 헬리코박터 파일로리(H. pylori) 균의 군락 정착을 촉진하기 때문으로 추정된다.[76] 세계적으로 위암 발생률이 높은 우리나라는 김치와 젓갈류와 같은 염장 식품을 많이 먹는다. 개개 음식과 위암의 인과관계는 아직 불확실하다. 하지만 1970년대 말부터 냉장고가 보급되면서 신선한 채소 및 과일 섭취는 증가하고 염장 음식 섭취는 감소하게 된 이후 위암 발생 및 사망이 꾸준하게 감소하고 있다. 국가암정보센터는 위암 예방을 위하여 김치류는 덜 짜게 만들고 젓갈류 및 염장 식품(장아찌류, 생선을 이용한 생혜 등)의 섭취는 제한하도록 권장한다.[77]

짠맛은 있지만 혈압을 높이지 않는 소금이 있다면 얼마나 좋을까? 대체 소금은 염화나트륨의 절반 정도를 염화칼륨(KCl)으로 바꾼 것으로 짠맛을 그대로 유지하면서 혈압을 높이지 않는 소금이다. 고혈압 환자들이 반색할 소식이지만 고혈압 합병증으로 이미 콩팥이 나쁜 경우 칼륨의 과잉 섭취는 심각한 문제를 일으킬 수 있다.[74]

짜게 먹는 것은 고혈압의 원인이고 고혈압은 심혈관질환의 주요 위험요인이므로 염분 섭취는 심혈관질환 사망을 높일 것으로 유추할 수 있다. 이 주제에 대해 그간 이루어진 25개의 관찰 역학적 연구(총대상자 27만여 명)를 통합 분석한 결과 너무 짜게(하루 평균 소금 12.5g 이상 섭취) 먹는 집단은 보통 정도 나트륨 섭취 집단에 비하여 모든 원인 사망률과 심혈관질환 사망률이 높았다.[78] 이와 다르게 우리나라 성인 14만여 명을 대상으로 한 10년간 연구 결과에 따르면 나트륨의 섭취는 모든 원인 및 심혈관질환 사망률과 관련이 없었다. 두 연구 결과가 다른 이유의 하나는 우리나라 연구에서는 나트륨을 너무 짜게 섭취하는 사람들이 많지 않기 때문이다. 연구자들은 전통 한식이 짜기는 하지만 마늘, 파, 고추와 생강으로 양념이 된 발효 음식(김치, 된장, 간장), 채소, 콩류가 건강에 좋기 때문으로 설명한다.[79] 결국 소금은 혈압을 높이지만 너무 짜게 먹는 경우가 아니라면 사망의 위험을 높이는 정도는 아니다. 좀 더 확실한 답을 알기 위해서는 무작위 임상시험 연구가 필요하다. 많은 사람을 무작위로 몇 집단으로 나눈 다음 각 집단에서 짜게 먹게 하거나 덜 짜게 먹게 하여 오랜 기간 관찰하는 연구인데 건강한 사람 대상으로는 쉽지는 않다.

포화지방 및 트랜스 지방은 심혈관질환의 위험을 높인다.

심혈관질환의 주요 위험 요인의 하나인 혈중 콜레스테롤 및 중성지방의 상승을 이상지질혈증이라고 한다.[80] 식습관은 이상지질혈증을 일으키는 가장 중요한 요인이다. 너무 많은 에너지 섭취로 인한 과체중이나 비만은 간세포의 콜레스테롤 합성을 촉진한다.[81] 식이 지방은 대부분 중성지방이며 글리세롤과 지방산으로 구성된 화합물이다. 지방산의 형태에 따라 구분되는 포화지방, 트랜스 지방, 단일불포화지방 그리고 다불포화지방이 식품 속에서 혼합되어 있다.[82]

동물성인 포화지방은 혈중 총콜레스테롤 및 저밀도지단백(low-density lipoprotein, 이하 LDL) 콜레스테롤 수준을 가장 크게 높이는 식이 요인이다.[81] 식이 콜레스테롤도 혈중 콜레스테롤 수준을 높이나 영향은 미약하다. 반세기 전 혈중 콜레스테롤 수준이 높으면 심장병의 위험이 크다는 것이 규명된 이후 달걀과 간 같은 콜레스테롤을 많이 함유하는 식품은 먹지 말라고 전문가들이 수없이 경고해 왔다. 그러나 대규모 장기간 여성 간호사 연구 결과 하루에 달걀 한 개 섭취는 심장병의 위험을 높이지 않는다. 대부분 사람에게 콜레스테롤 섭취량은 혈중 콜레스테롤 수준에 영향이 적다. 어떤 사람은 콜레스테롤 섭취량에 따라 혈중 콜레스테롤 수치의 등락이 심하다. 이처럼 '반응하는 사람'은 콜레스테롤이 많은 음식을 피하면 혈중 콜레스테롤 수준을 크게 낮출 수 있다. 유감스럽게도 현재로선 콜레스테롤 섭취량에 반응하는 사람과 하지 않는 사람을 구분하는 방법이 없다. 시행착오를 해 봐야 안다.[83]

지방과 콜레스테롤은 혈액이나 물속에서 녹지 않기 때문에 인체에서는 지단백이라고 불리는 단백질로 덮인 입자에 실려 운반된다. LDL은 콜레스테롤을 간에서 신체 각 부위로 운반하는 역할을 한다. 혈중 LDL 콜레스테롤이 너무 많으면 동맥벽에 동맥경화반으로 침전되어[83] 심장병과 뇌졸중이 올 수 있다. LDL 콜레스테롤은 '나쁜' 콜레스테롤이며 "낮을수록 더 좋다."[84] 고밀도지단백(high-density lipoprotein, 이하 HDL)은 콜레스테롤을 혈액이나 동맥벽으로부터 간으로 되돌려서 처리하는 역할을 한다. 일종의 혈액 속 쓰레기 수거차이다.[83] HDL 콜레스테롤은 '좋은' 콜레스테롤이며 많을수록 심장병과 뇌졸중의 위험이 낮아진다.[84] 중성지방은 지방을 세포로 운반하는 역할을 하므로 건강을 위해서 필요하지만, 너무 많은 것은 좋지 않다. 질병 발생에 가장 중요한 것은 혈중 LDL 콜레스테롤 수준이다.[83]

단일불포화 및 다불포화지방으로 포화지방을 대치하여 섭취하면 혈중 총콜레스테롤 및 LDL 콜레스테롤 수준을 낮춘다.[75] 많은 연구에서 단일불포화지방 및 다불포화지방 섭취는 심장병의 위험을 줄인다. 다불포화지방을 지나치게 섭취하는 것도 체중 증가 위험 때문에 권장되지 않는다.[85]

트랜스 지방은 혈중 나쁜(LDL) 콜레스테롤을 높이고 좋은(HDL) 콜레스테롤은 낮춤으로써 포화지방보다 심장병의 위험을 높인다.[75] 세계보건기구(WHO)는 산업적으로 생산된 트랜스 지방 섭취로 매년 세계에서 50여만 명의 사망자가 발생한다고 하여 트랜스 지방을 퇴출하기 위한 세계적 운동을 시작하였다.[86]

혈액 속 지방의 대부분도 중성지방의 형태로 운반되는데[83] 혈중 농도가 너무 높은 고중성지방혈증도 심장병과 뇌졸중의 위험요인이다. 지방 섭취량이 많으면 고중성지방혈증이 초래되고 저지방 식이로 에너지 섭취를 제한하여 체중을 감량하면 중성지방 수준이 떨어진다.[81] 혈중 중성지방 수준이 높으면서 나쁜(LDL) 콜레스테롤은 높거나 좋은(HDL) 콜레스테롤은 낮다면 동맥경화가 잘 생겨 심장병과 뇌졸중의 위험이 더욱 크다.[84]

포화지방이 많이 포함된 식품으로는 돼지고기나 소고기 등의 육류, 닭고기 껍질, 우유 제품(버터, 생크림, 치즈), 가공육(소시지, 햄, 베이킨), 초콜릿, 기름진 빵이나 과자류, 식물성으로는 코코넛 기름이 있다.[87] 육류에 포함된 지방은 혼합되어 있어 전적으로 포화지방은 아니다. 예를 들어 돼지고기나 소고기에 비해 오리고기나 닭고기는 불포화지방 비율이 상대적으로 약간 높다. 더 중요한 것은 육류의 불포화지방 비율이 아니라 총지방의 양이 얼마나 많은가이다.[83] 불포화지방이 많이 포함된 식품은 등 푸른 생선, 식물성 기름(옥수수기름, 콩기름, 들기름, 참기름, 올리브기름), 견과류, 씨앗 등 다양하다.[82, 87] 다불포화지방은 상온에서 액체 상태로 대부분 식용유에 포함되어 있다. 예외적으로 코코넛 기름과 팜유 및 팜핵유는 주로 포화지방을 함유하며 카놀라유와 올리브유는 단일불포화지방을 많이 함유한다.[88]

트랜스 지방은 액체인 식물성 기름에 인위적으로 수소를 첨가하여 마가린, 쇼트닝 같은 유통이 쉽고 장기 보존이 가능한 고체인 유지 제품을 만들 때 생성된다.[75] 빵과 과자류(도넛, 비스킷 등), 튀김류(감자튀김, 팝콘, 치킨 등), 라면 등에 많이 포함되어 있다.[89] 콜레스테롤을 많이 포함된 식품의 예는 소나 돼지의 간, 메추리알, 달걀노른자, 오징어, 새우, 뱀장어, 미꾸라지, 생선알과 내장, 버터 등이다.[87]

식이 중 단백질은 인체가 꼭 필요하지만 만들지 못하는 필수 아미노산을 포함한 아미노산과 에너지를 공급한다. 단백질 공급원에는 동물성(육류, 우유 제품, 생선, 달걀)과 식물성(콩류, 콩 제품, 곡류, 견과류)이 있다. 인체 소화율과 생체이용률이 더 높은 동물성 단백질이 더 양질이다. 문제는 동물성 단백질을 공급하는 식품은 심혈관질환의 위험요인인 포화지방도 많다는 것이다.[82] 이런 점에서 생선과 해산물은 양질의 단백질은 풍부하고 포화지방은 낮기 때문에 건강에 좋다. 많은 연구 결과 생선을 많이 섭취하는 사람은 심장병 사망위험이 적다.[90] 해양오염에 따라 중금속인 수은이 수중 먹이사슬을 통해 축적될 수 있으므로 큰 생선(참치, 상어, 고래 등)을 너무 자주 섭취할 때는 주의가 필요하다.

유리당(첨가당)은 비만의 원인이다.

탄수화물은 에너지원으로 곡류, 과일, 콩류 그리고 채소에 많이 함유되어 있다.[82] 탄수화물은 단당류, 이당류, 올리고당 및 다당류의 4가지 집단으로 분류되며 이중 분자량이 작은 단당류와 이당류를 보통 당 또는 당류라고 한다.[91] 이중 유리당 또는 첨가당이 특히 건강에 문제를 일으킨다. 세계보건기구는 유리당을 제조사, 요리사 또는 소비자가 음식과 음료에 첨가하는 단당류 및 이당류는 물론이고 꿀, 시럽, 과일주스와 농축 과일주스에 천연으로 존재하는 당으로 정의한다.[92]

당류는 유리당의 정의에 해당하는 당뿐 아니라 온전한 구조의 과일과 채소의 당, 우유의 당인 유당과 갈락토스도 포함한다. 다만 온전한 과일, 채소의 당과 우유의 당에 대해서는 건강에 나쁘다는 근거가 보고된 바 없으므로 영양소 섭취기준은 유리당에 주로 초점을 맞춘다.[92] 우리나라 보건복지부는 설탕, 액상과당, 물엿, 당밀, 꿀, 시럽, 농축 과일주스를 첨가당으로 정의하고 섭취의 상한선을 설정하고 있다.[93] 내용상 첨가당과 유리당은 차이가 없다. 유리당도 에너지 섭취, 체중의 유지와 적정 영양소 섭취에 필요하다. 문제는 유리당(특히 설탕 첨가 음료)을 과다하게 먹으면 총에너지양은 높고 적절한 영양을 함유하는 음식의 섭취는 줄어서 체중이 증가하고 비감염성질환 위험이 커진다는 것이다. 유리당이 건강에 안 좋은 다른 하나는 세계적으로 가장 흔한 비감염성질환인 충치의 발생과 통증, 치아 상실이다.[92] 유리당은 심혈관질환의 위험요인인 혈압과 혈중 지질에도 나쁜 영향을 준다.[67] 가공 과정에서 첨가되는 첨가당이나 농축 과일주스와 같은 유리당이 함유된 가당 음료 섭취는 당뇨병 발생을 높인다.[94]

체중 증가를 걱정하거나 혈당 조절이 필요하지만, 단맛의 유혹을 못 이기는 사람들은 설탕 대용으로 인공감미료인 아스파탐을 찾는다. 아스파탐은 단맛이 설탕의 200배로 칼로리가 거의 없는 특징 때문에 다이어트 음료나 막걸리에도 사용된다.[95] 아스파탐은 국제암연구소(IARC)가 분류하는 발암물질 제2B군(발암 가능 물질)이지만, 성인 기준으로 제로 탄산음료 하루 9~14캔이 허용한계이므로 특별한 경우가 아니면 걱정할 필요가 없다.[96] 당뇨병 환자나 전 단계인 사람이 사용하면 단기간의 첨가당 섭취를 줄일 수 있으나 장기간 사용하면 해로울 수 있다는 보고가 있어 주의가 필요하다.[94]

가공육은 발암물질이다.

붉은 고기(소고기, 돼지고기, 양고기 등 포유동물 고기)와 가공육(풍미를 강화하고 보존성을 높이기 위해 염장, 절임, 발효, 훈제 등으로 변형된 고기)의 소비는 세계적으로 빠르게 증가하고 있다. 문제는 이러한 식습관이 당뇨병, 심혈관질환, 암(특히 대장암) 사망과 모든 원인 사망의 증가로 이어진다는 것이다.[97] 붉은 고기를 일주일에 평균 700g(삼겹살 1인분이 보통 150g) 이상으로 많이 섭취하는 사람은 대장암 위험이 크다. 가공육은 하루 평균 50g 먹을 때마다 대장암의 발생 위험이 1.2배 증가한다.[98] 국제암연구소(IARC)는 핫도그(프랑크푸르트), 햄, 소시지, 콘비프, 빌통 또는 육포, 통조림 고기, 고기가 주재료인 조리식품 및 소스 등 가공육을 제1군(확정적 발암물질), 붉은 고기는 제2A군(발암 추정 물질)으로 분류한다.[99] 붉은 고기에 들어 있는 햄(Haem)이라는 물질이 장에서 분해되거나, 가공육에 사용된 아질산염 및 질산염 보존제에 의해서 N-니트로소(N-nitroso) 화학물질이 형성되는데 이것이 대장 내막 세포를 손상하여 대장암을 유발한다.[98]

3. 충분한 섭취가 권장되는 식이 요인

과일과 채소는 건강 유지와 질병 예방에 꼭 필요하다.

균형 잡힌 식이에 과일과 채소는 빠질 수 없는 요소로 건강 유지에 꼭 필요하다. 신선한 과일과 채소는 에너지 공급과 함께 포만감을 느끼게 한다. 식이섬유가 풍부하여 장 건강 유지와 변비 예방에 도움이 되며,[100] 혈중 콜레스테롤과 혈당 조절에도 바람직한 효과가 있다.[82] 무엇보다 비타민과 무기질(엽산, 비타민 C, 포타슘[칼륨] 등)이 풍부하다. 과일과 채소는 튀기거나 기름으로 볶지만 않는다면, 지방 함유량과 열량이 낮다. 따라서 건강 체중을 유지하고 심장 건강을 지킬 수 있다.[100] 항산화 효과가 있는 폴리페놀, 피토스테롤, 카로티노이드 등이 함유된 식물성 화학물질(피토케미컬)에 따른 건강 이득도 있다.[82]

많은 연구를 통합하여 분석한 결과 과일과 채소는 모든 원인 사망, 심혈관질환 및 암 사망을 줄인다. 과일과 채소 섭취를 많이 할수록 모든 원인 사망률이 감소한다. 과일과 채소 합쳐서 하루 5회 섭취하는 사람은 전혀 먹지 않는 사람에 비해 사망위험이 26% 낮고 1회 추가 섭취마다 5%씩 감소한다. 단 하루 5회를 넘으면 더 이상 사망 감소 효과는 없다. 심혈관질환 사망에 대해서는 과일과 채소 1회 추가 섭취마다 4%씩 감소한다. 뇌졸중의 발생 위험은 과일과 채소를 가장 많이 섭취하는 사람이 가장 적게 섭취하는 사람에 비해 21% 적다. 과일과 채소를 따로 분석해 보면 과일 섭취는 뇌졸중의 위험을 많게는 32%, 채소는 11% 감소시킨다. 암에 대해서는 근거가 조금 약한데 과일 섭취가 구강, 인두, 후두 그리고 폐암의 발생 위험을 줄이는 것으로 보인다.[101]

과일은 채소와 달리 당(과당과 포도당)이 많이 포함되어 있어 너무 먹으면 혈당이 올라가고 당뇨병이 올 수 있다고 걱정하는 사람이 있다. 연구 결과는 오히려 반대이다. 과일이나 채소를 많이 섭취하면, 당뇨병의 발생 위험이 감소한다.[101,102] 당뇨병 환자는 과일에는 당이 들어 있어 먹으면 안 된다고 생각한다. 생과일 속 당은 줄여야 할 당의 형태인 유리당에 포함되지 않는다. 과일과 채소를 충분하게 섭취해야 하는 것은 당뇨병 환자도 마찬가지이다.[103] 우리나라 당뇨병 진료 지침은 당뇨병 환자는 과일은 생과일 형태로 섭취하되, 당 함량이 높은 과일은 혈당을 높일 우려가 있어 적정량을 섭취하도록 권장하고 있다.[94]

특별한 경우가 아니면 별 효과가 없는 영양제를 복용하기보다 먼저 식사를 개선해야 한다. 비타민과 무기질(미네랄)은 음식에서 섭취할 때 효과가 가장 강력하다. 음식에는 카로티노이드, 플라보노이드, 항산화제, 무기질, 항산화제 등 영양제에는 없는 많은 영양소가 들어 있다. 심지어 맛도 있고 값도 싸다.[104] 우리나라에서 영양제는 부모님께 인기 있는 선물 품목이다. 부모님 건강은 이제 영양제 대신 과일과 채소로 챙겨드리자.

가능하면 통곡류를 먹고, 콩류와 견과류도 챙겨 먹자.

쌀, 밀, 보리, 옥수수 등의 곡식을 통틀어 곡류라고 하며 겉껍질인 왕겨만 벗기고 속겨는 남기는 현미나 통밀을 통곡류라고 한다.[105] 통곡류는 도정 과정에서 귀중한 영양소가 제거되는 정제된 곡류와는 다르게 건강의 '완벽한 패키지'이다. 통곡류는 밀기울, 배아, 배유 세 부분으로 구성된다. 쌀의 경우는 각각 쌀겨, 쌀눈, 백미에 해당한다. 섬유질이 풍부한 외층인 밀기울은 비타민 B와 무기질, 항산화제와 피토케미컬(식물성 화학물질)을 함유한다. 씨앗의 핵인 배아는 건강에 좋은 지방, 비타민 B와 E, 항산화제와 피토케미컬이 풍부하다. 도정된 곡류는 밀기울 및 배아의 전부 혹은 일부가 제거되어 탄수화물, 단백질 그리고 일부 비타민 B와 무기질을 함유하는 내층인 배유만 남는다. 도정이란 사람이 못 먹는 알곡의 껍데기를 제거하는 것 같지만, 실은 진짜 영양분을 버리는 것이다. 밀기울 섬유질은 녹말이 포도당으로 분해되는 과정을 늦춘다. 혈당이 가파르게 상승하지 않고 일정하게 유지하게 하므로 혈당 조절에 도움이 된다. 섬유질은 대변 배출을 촉진하고 혈중 콜레스테롤 수준을 낮춘다.[106] 통곡류를 많이 섭취하면 모든 원인 사망률은 감소하고 관상동맥병, 뇌졸중의 심혈관질환과 암의 위험은 낮아진다.[82]

앞에서 인용한 우리나라의 대규모 연구에서 혈압상승의 주범으로 생각되는 나트륨의 섭취는 모든 원인 및 심혈관질환 사망률과 관련이 없었다. 반면 포타슘(칼륨) 섭취가 많은 사람은 적은 사람에 비해 모든 원인 및 심혈관질환 사망률이 각각 21%, 32% 낮았다.[79] 이는 포타슘 함량이 풍부한 과일, 채소, 통곡류(도정된 곡류에 비해 상대적으로 포타슘 함량이 높음) 섭취의 건강 이득을 간접적으로 보여준다.

콩류는 콩과의 식물, 혹은 그 열매로 열리는 곡물을 말한다. 종류로는 강낭콩, 녹두, 대두(노란 콩), 땅콩, 서리태, 완두콩, 렌틸콩(렌즈콩), 팥 등이 있다.[107] 견과류는 딱딱한 껍데기와 마른 껍질 속에 씨앗 속살만 들어가 있는 열매 또는 씨앗 등으로 식물학적으로는 밤, 캐슈넛, 피칸, 호두 등이지만 일상 용어로는 땅콩, 아몬드, 잣, 브라질너트, 코코넛, 해바라기씨, 호박씨, 은행알 등도 포함된다.[108] 식물 분류상 차이가 있지만 일상 용어에서는 콩류와 견과류를 구분하지 않는다.[109] 우리나라 사람이 많이 먹는 콩류 식품은 대두, 녹두, 완두콩, 강낭콩, 렌틸콩, 두부, 두유 등이고, 견과류는 땅콩, 아몬드, 호두, 잣, 해바라기씨, 호박씨, 은행알, 캐슈넛 등이다.[93]

콩류는 식이섬유, 단백질, 탄수화물, 비타민과 무기질의 보고이다. 지방은 적으며 포화지방은 거의 없다. 식물성이므로 콜레스테롤을 함유하지 않는다. 혈당지수가 낮아서 혈당을 급작스럽게 높이지도 않는다. 연구는 콩류 섭취가 여러 건강 문제(당뇨병, 고지혈증, 고혈압, 체중 조절)의 예방과 관리에 도움이 된다고 한다.[110] 견과류는 단백질과 건강에 좋은 단일 및 다불포화지방 식물성 기름을 함유한다. 다만 식물성 기름은 고열량이므로 너무 많은 견과류를 먹게 되면 에너지 과다 섭취의 우려가 있다.[109] 견과류를 하루 한 줌 먹는 사람은 안 먹는 사람에 비해 심혈관질환 사망위험이 1/5, 암 사망위험을 1/10만큼 낮다.[111] 콩류와 견과류는 매일의 식이에서 점진적으로 늘리는 것이 바람직하다.[109]

4. 기호식품, 커피와 차

우리나라에서 대표적인 기호식품인 녹차와 커피의 건강 영향을 살펴보자. 한때 주변에 우후죽순같이 생기던 찻집이 어느 사이 커피를 마시는 카페로 대치되었다. 얼마 전까지 식사 후 자판기에서 믹스커피를 뽑아 마시던 사람들이 이제는 포장용 용기에 원두커피를 사 들고 가는 모습이 자연스럽다. 세계적으로 보아도 녹차와 커피는 수백 년 동안 사랑 받아온 음료로 문화이자 사회생활의 하나이다. 커피는 흔히 각성 효과와 업무 생산성을 높이기 위해 마신다. 커피는 중추신경 자극제인 카페인을 가장 많이 함유하고 있기 때문이다. 카페인은 차에도 어느 정도 함유되어 있다.[112]

차는 보통 녹차와 찻잎을 발효시켜 마시는 홍차로 나눈다. 차는 폴리페놀 같은 건강에 좋은 항산화제가 함유되어 있어 건강과의 연관성이 많이 연구되었다. 차 음용과 건강과의 관계에 대해 그간 이루어진 광범위한 연구를 통합 분석한 결과에 따르면 하루 차 2~3잔을 마시면 모든 원인 사망, 심장병 사망, 관상동맥병, 뇌졸중 그리고 당뇨병의 위험이 감소하는 것 같다. 이는 폴리페놀의 활성산소 제거와 항산화 효과라는 생물학적 작용으로 설명할 수 있다. 문제는 차 음용이 건강이 좋은지 나쁜지에 대한 연구의 결론이 서로 일치하지 않는 경우가 많다는 것이다.[113] 차가 자칫 해로울 수도 있는데 뜨거운 차를 마시면 식도암이 증가할 수 있다. 국제암연구소(IARC)은 매우 뜨거운 음료를 제2A군(발암 추정 물질)으로 분류한다. 중국, 이란, 터키 등지에서 전통적으로 마시는 차 또는 마테차는 대략 70°C 정도로 식도암을 위험을 높인다.[114]

커피숍에서 주문하는 커피는 집에서 내리는 커피와 다르다. 커피콩의 종류, 콩을 볶는 방법, 분쇄 정도와 내리는 방법 등이 다르다. 커피나 카페인에 대한 사람의 반응도 개인차가 크다. 카페인을 약간 또는 보통 정도로 섭취하면 주의력, 에너지 그리고 집중력이 증가할 수 있으나, 고용량을 마시면 불안, 안절부절, 불면증과 심박수 증가 등의 부정적 효과가 나타날 수 있다. 혈압 조절이 어려운 사람은 커피 섭취를 줄일 필요가 있다. 커피를 마시면 일시적으로 혈압이 갑자기 높아지는 사람이 있기 때문이다. 임신 여성도 커피를 하루 2잔 이내로 마시는 것이 좋다. 카페인은 태반을 통과해서 태아의 유산과 저체중아 출산으로 이어질 수 있다.[112]

커피와 카페인의 장기 음용은 건강에 해로울 수 있다는 우려가 오랫동안 있었지만, 최근 연구에서는 오히려 건강 이득이 많다.[112] 연구를 종합하면 커피는 심혈관질환과 암의 위험을 증가시키지 않는다.[115] 오히려 하루 2~5잔의 커피는 심장병, 당뇨병 그리고 일부 암의 위험을 낮춘다. 이는 커피가 항산화와 신진대사 개선 효과가 있는 피토케미컬, 마그네슘, 포타슘(칼륨) 그리고 비타민 B 등을 함유하기 때문이다.[116] 보통 커피를 마시는 사람 중에는 흡연자가 더 많은데, 커피를 마시는 흡연자의 건강도 좋다는 뜻은 아니다. 커피와 건강 연관성 연구 결과는 흡연에 의한 교란 효과를 보정한 결과이기 때문이다.[115] 당연하게도 흡연자는 건강이 좋지 않지 않지만, 흡연자는 흡연자대로 비흡연자는 비흡연자대로 커피가 건강에 좋다는 것이다.

잠재적인 부정적 효과를 고려하면 건강을 위해 커피를 새로 시작하거나 마시는 커피의 양을 증가시킬 필요는 없다. 카페인이 없는 커피도 커피의 건강 이득을 유사하게 가지고 있으므로 카페인에 예민한 사람은 무카페인 커피가 좋다. 휘핑크림과 향이 나는 시럽을 곁들인 커피 전문점 음료에는 열량, 설탕 및 포화지방이 추가로 들어 있어 블랙 커피에서 나타나는 건강 이득을 상쇄할 수 있다.[115]

5. 채식이 건강에 더 좋을까?

베지테리언(채식주의자)이란 육식을 피하고 식물성 음식만을 먹는 사람을 말하며 건강과 환경에 대한 관심이 높아지면서 세계적으로 증가하고 있다.[117] 우리나라의 한 조사(2023년)에 따르면 스스로 채식주의자라고 하는 사람은 4%이다. 채식주의자까지는 아니나 채식을 지향하는 사람(세미 베지테리언, 플렉시테리언)은 12%에 이른다. 하지만 이들의 실제 식습관은 비채식주의자와 큰 차이가 없다.[118] 채식주의자는 식품 섭취의 허용 범위에 따라 7가지 단계로 분류된다. 먼저 식품 섭취 허용 범위가 엄격한 베지테리언과 비교적 엄격하지 않은 세미 베지테리언으로 나눈다. 베지테리언에는 모두 종류의 동물성 식품을 섭취하지 않는 완전한 채식주의자인 비건, 채식을 하나 유제품은 허용하는 락토 베지테리언, 채식을 하나 달걀은 허용하는 오보 베지테리언, 채식을 하나 유제품과 달걀은 허용하는 락토-오보 베지테리언이 있다. 세미 베지테리언은 생선을 섭취하는 페스코 베지테리언, 닭고기를 섭취하는 폴로 베지테리언, 채식을 지향하나 상황에 따라 육류와 생선을 섭취하는 플렉시테리언으로 다시 나눌 수 있다. 플렉시테리언을 제외한 채식주의 유형의 공통점은 소고기, 돼지고기 등 육류를 먹지 않는다는 것이다.[117] 앞에서 언급한 조사에서 스스로 채식주의자라고 밝힌 사람 중에서도 88%는 평소 소고기와 돼지고기 등 육류를 섭취한다고 한다. 우리나라 채식주의자의 상당수는 엄격한 의미에서 채식주의자라기보다 때때로 육류를 섭취하는 채식지향자, 플렉시테리언에 가깝다. 실제 소고기, 돼지고기, 닭고기, 생선 등 육식을 하지 않는 비육식채식주의자인 베지테리언은 성인의 0.5%에 불과하다. 채식주의자, 채식지향자가 꼽은 채식 이유는 '건강을 위해서' 73%, '환경보호를 위해서' 29% 그리고 '동물보호를 위해서'가 20% 등이다.[118]

채식 또는 채식을 지향하는 식물 위주 식단의 건강 영향에 대해서는 많이 연구되었다. 연구를 통합 분석한 결과에 따르면 식물 위주 식단은 관상동맥병 등 심혈관질환, 당뇨병과 암(특히 대장암)의 위험과 모든 원인 사망위험을 낮춘다. 식물 위주 중에서도 과일과 채소, 통곡류, 콩류가 주로 포함되는 건강에 바람직한 식단으로 한정하면 그 연관성이 더욱 커진다. 반면 식물 위주라고 해도 정제된 곡류, 흰 감자 같은 녹말이 많은 채소, 또는 유리당(과자, 디저트, 또는 설탕 첨가 음료)을 포함하는 건강에 해로운 식단은 오히려 이들 질환의 위험을 높인다.[119,120]

엄격한 채식인 비건 식단은 심혈관질환, 당뇨병, 비만 그리고 비알코올성 지방간의 위험을 낮춘다. 하지만 주 영양소와 미량영양소의 결핍으로 건강에 해로울 수 있는데 정신 건강 문제와 함께 신경계, 골격계, 면역계의 손상 그리고 혈액 질환이 올 수 있다. 일부 연구는 비건이 불안 및 우울 장애를 더 많이 경험한다고 한다.[121] 비건 식단은 여러 비타민과 무기질이 충분하지 않은데 특히 신경계를 비롯한 여러 신체 기능에 중요한 비타민 B12의 부족이 문제가 된다.[68] 일반적으로 비건들은 사회경제적 수준이 높고, 운동은 더하고 담배는 덜 피우는 등 생활 습관이 건강에 바람직한 편이어서 역학적 연구로 채식의 순수한 효과를 규명하기 어렵다. 취약한 인구집단인 어린이, 청소년, 임신 및 수유 여성과 태아는 장기적으로 건강에 나쁜 결과를 줄이기 위해 영양학적 결핍을 모니터하고 치료해야 한다.[121]

영국 옥스퍼드대와 미국 미네소타대 공동연구진은 서구인들의 식탁에 공통으로 오르는 15가지 식품이 환경과 건강에 미치는 영향을 평가한 바 있다. 붉은 고기는 모든 환경 지표에서 가장 나쁜 영향을 끼치는 식품으로 콩류보다 몇 배나 나쁘다. 생선은 붉은 고기보다 환경에 미치는 영향이 덜 하지만 채식보다는 환경에 나쁘다.[122] 환경에 가장 나쁜 식품은 질병 위험도 가장 많이 높이는 붉은 고기와 가공육이다.[68]

6. 소식, 간헐적 단식 그리고 아침 결식

소식이 장수의 비결이라고 결론 내리기에는 이르다. 장수 노인은 흔히 건강 비결의 하나로 소식을 말한다. 식사량을 줄이는 소식은 과체중이나 비만과 이로 인한 질병을 예방하므로 오래 사는 것이 당연하다고 추론할 수 있다.[123] 일상에서 소식을 말할 때는 객관적인 기준이 없지만 연구에서 소식은 영양불량을 초래하지 않고 건강 유지가 가능한 범위인 20~40% 열량 제한으로 정의된다.[124] 열량 제한은 생쥐, 쥐와 여러 비포유동물 실험에서 수명을 연장하고 노화를 늦춘다. 실험동물 연구 결과를 수학적 모델로 사람에게 적용하여 추정하면 동물에서 최대 50%까지 가능한 수명 연장 효과가 사람에게서는 7%까지만 가능하다. 인간에서 수명을 결정하는 생리적 기전은 복잡하고 소식의 효과는 제한적이다.[125]

최근 비록 소규모이지만 사람 대상의 무작위 임상시험 결과가 발표되었다. 마르거나 약간 살찐 사람이 칼로리 섭취를 2년간 12% 줄인 결과 노화 속도가 2~3% 느려진다. 이 연구 결과는 장기간의 열량 제한이 노화에 따른 분자 수준 변화를 낮추거나 되돌릴 수 있다는 것으로 인간의 수명 연장도 가능함을 시사한다.[126] 아직 결론을 내기 위해서는 훨씬 많은 연구가 필요하다. 정상 체중을 가진 사람에게 동물실험처럼 열량 섭취를 엄청나게 줄이는 실험 연구는 윤리적 문제가 따른다. 연구대상자는 열량을 상당히 제한하는 무작위 임상시험 연구의 지침을 따르기가 쉽지 않다. 따라서 이런 위험을 피하고 안전을 담보하기 위해서는 매우 주의 깊게 수행되어야 할 것이다.[127] 현재로서는 약간의 수명 증가를 위해 오랫동안 열량 제한에 의한 "출산력의 저하와 배고픔을 참아라."라고 하는 권고는 좋지 않다.[125]

아침 결식과 간헐적 단식은 어떨까? 현대 생활이 바빠지면서 아침을 먹지 않는 사람이 증가하고 있다. 우리나라에서 아침 식사 결식률은 2022년 기준 34%에 달하며 20대에서 가장 높다.[69] 영양학적으로는 하루의 영양과 혈당 유지, 과식 방지와 체중 조절 그리고 인지 능력 향상 등의 이유로 아침을 먹는 것이 권장된다. 아침 결식자는 아침을 먹는 사람에 비하여 비만, 혈중 총콜레스테롤, 혈압이 높고 인슐린 감수성은 낮다는 연구가 많다.[128]

미국에서 40세 이상 성인 2만 4천여 명 대상으로 아침 또는 다른 끼니를 굶는 것과 사망의 연관성을 조사한 연구가 있다. 하루 세 끼를 먹는 대부분 사람에 비하면 하루 한 끼를 먹는 사람은 모든 원인 사망은 30%, 심혈관질환 사망은 83%가 높다. 아침 결식자에 국한하면 그렇지 않은 사람에 비해 심혈관질환 사망이 40% 높다. 하루 세 끼를 먹는 사람 중에서도 인접 두 끼니의 평균 간격이 4.5시간 이내인 사람은 그보다 긴 사람에 비하여 모든 원인 사망이 17% 높다. 연구진은 끼니를 거르면 이후 식사에서 더 많은 열량을 섭취하게 되는데 이것이 포도당 대사 조절 부담과 대사 악화로 이어질 수 있기 때문으로 설명한다.[129] 생활상의 이유나 습관적으로 아침을 안 먹는 것과는 다르게 체중감소 등 건강 목적으로 간헐적 단식을 실천하는 사람들이 늘고 있다. 과학적 의미에서 단식은 열량을 섭취하지 않는 것이다. 단식은 주로 종교, 정치, 수련 또는 건강 목적으로 한다. 기간에 따라 크게 2일에서 수주까지 하는 장기 단식과 2일 이내 하는 간헐적 단식으로 나눈다. 간헐적 단식에는 하루건너 단식하기와 시간제한 식사가 있는데 후자가 인기가 있다. 흔히 16:8 단식 (예를 들어 아침 10시-저녁 6시의 8시간 이내 식사하고 나머지 시간 단식), 18:6 단식(6시간 이내 식사하고 나머지 시간 단식), 20:4 단식(4시간 이내 식사하고 나머지 시간 단식), 5:2 단식(1주 5일간 식사하고 2일은 단식) 형태가 있다.[130] 무계획적이지만 아침 결식도 일종의 간헐적 단식이다.

현재까지 나온 사람 대상의 연구 결과를 요약하면 간헐적 단식은 체중 조절, 혈압 및 이상 지질 그리고 혈당 개선을 통해 심혈관질환의 위험을 줄일 가능성이 있다.[131] 소규모, 단기간 연구이지만 성인(25~75세) 대상 무작위 임상시험 연구도 있다. 간헐적 단식(16:8 단식, 식사는 오전 7시에서 오후 3시까지 8시간) 군은 식사 시간이 12시간 이상인 군에 비하여 체중감소뿐 아니라 혈압 조절 및 기분 장애 개선에 효과가 있다.[132] 간헐적 단식이 건강에 바람직할 수 있다는 것인데, 아침 또는 다른 끼니를 굶는 것이 심혈관질환 사망위험을 높인다는 연구 결론과 상반된다. 후자의 연구는 결식에만 초점을 맞추었기 때문에 식사 외의 간식 섭취는 고려하지 않은 것이 한 가지 이유이다.[129]

연료가 없으면 신체는 이에 반응하여 몇 가지 변화를 일으킨다. 무엇보다 신체의 에너지원의 변화가 일어난다.[130] 신체는 탄수화물 섭취나 간에 저장된 글리코겐에서 나오는 포도당으로부터 에너지를 얻는다. 단식은 체지방을 케톤으로 분해해서 에너지로 사용하게 함으로써 체중 감량이 가능하다.[131] 반복해서 음식을 먹지 않으면 세포는 단식으로 인한 스트레스에 대해 조화로운 반응을 한다. 이러한 적응을 통해 세포가 스트레스와 질병에 대한 저항력을 향상할 수 있다. 오토파지(자기 포식)는 "스스로 먹는다."라는 뜻으로 세포가 늙고, 손상된 또는 비정상 단백질과 세포 구성 요소를 스스로 제거하고 재활용하는 과정이다. 단식과 같은 스트레스에 직면했을 때 세포가 더 탄력적으로 변하는 기전이다.[130]

단식은 건강 위험을 내재하고 있음을 주의해야 한다. 단식을 시작할 때 에너지 부족, 과민성 및 집중력 저하가 흔히 발생하지만, 이러한 증상은 시간이 지나면서 호전되는 경우가 많다. 식사를 거르는 것은 편두통의 일반적 유발 요인이다. 단식은 섭식 장애의 위험이 있는 사람들에게 음식과의 부정적인 관계를 조장할 수 있다. 특히 간헐적 단식으로 폭식 위험이 증가할 수 있다. 며칠에서 몇 주를 지속하는 장기 단식을 계획할 때는 단식해도 될지 의료전문가의 판단이 필요하다. 모든 사람에게 단식이 적절한 것은 아니다.[130] 단식으로 인한 장기적인 건강 결과에 대한 결론을 내리기 위해서는 대규모 무작위 임상시험 연구가 더 필요하다.

7. 영양제보다 건강한 식단

우리나라 사람은 전통적으로 건강의 유지나 회복 목적으로 몸의 기운을 보충하는 음식이나 보약을 먹어서인지 오늘날에도 건강을 위해 무엇인가 먹는다. 건강에 바람직한 식단을 챙기기보다 좋아하는 대로 음식을 먹으면서도 꼭 필요한 영양소는 섭취한다는 믿음으로 영양제를 복용한다. 국민건강영양조사에 따르면 2020년 식이보충제(건강기능식품 또는 건강기능식품으로 허가를 받지 않았지만, 비타민, 무기질 및 기능성 원료를 함유한 제품) 복용 경험은 45%이고 최근에 증가하고 있다. 이 비율은 여자가 남자보다 높고 소득수준이 증가할수록 높다. 종류별로는 종합비타민, 무기질을 가장 많이 복용하고 있다.[133]

건강을 위해 비싼 돈 주고 사 먹은 영양제가 건강에 좋지 않고 오히려 해가 된다면? 비타민과 무기질의 복용이 과연 건강향상과 질병 예방에 도움이 되는지 대해서는 수많은 좋은 연구가 있다. 일반인을 대상으로 비타민과 무기질 복용이 치명적 심혈관질환을 예방하는지 규명하기 위한 목적으로 1970년에서 2016년 사이 이루어진 좋은 연구들에 대한 통합 분석의 결론을 보자. 일반 인구집단에서 비타민과 무기질 복용은 심혈관질환 전체로 보아도, 관상동맥병과 뇌졸중 각각 보아도 사망률을 낮추지 않는다.[134] 먹어도 질병 예방 효과가 없다는 것이다. 미국 예방의료 특별 위원회는 심혈관질환과 암의 예방 목적으로 비타민E와 체내에서 비타민A로 전환되는 베타카로틴 복용에 대해서는 득보다 해가 더 크기 때문에 심지어 반대까지 한다.[135]

채소와 과일을 많이 섭취하는 사람이 암과 심혈관질환에 덜 걸린다는 많은 연구 결과에 힘입어 항산화비타민과 무기질 성분을 영양제로 개발하였지만, 효과는커녕 해로울 수 있다는 것이다. 전체(채소와 과일의 건강 이득)는 부분(함유된 모든 비타민과 무기질의 건강 이득)의 합보다 크다고 할까?

8. 식습관에 대한 기관 권고 및 도움말

건강에 바람직한 식단은 개인의 요구, 지역에서 구할 수 있는 식품, 식습관, 문화 규범 등의 고려에 따라 다를 수 있다. 하지만 세계보건기구(WHO)는 건강에 바람직한 식단의 기본 원칙을 다음과 같이 제시한다.[65] 주로 채식 위주의 다양한 식단을 통해 에너지, 단백질, 비타민 및 무기질 필요량을 충족하고 에너지 섭취와 소비는 균형을 맞춘다. 에너지는 주로 콩과 식물(렌틸콩과 콩류)과 통곡류인 탄수화물로부터 가장 많이 섭취한다. 지방 에너지는 총에너지의 30% 미만으로 섭취하며 포화지방과 트랜스 지방은 가급적 불포화지방 섭취로 바꾸고 산업적으로 생산된 트랜스 지방은 식단에서 제거한다. 유리당은 총에너지의 10%(2,000칼로리 섭취하는 성인 기준 50g 해당, 가급적 5%) 이내로 줄인다. 나트륨 섭취는 하루 2g(소금은 5g, 1티스푼) 이내로 제한한다. 채소와 과일(감자와 고구마 제외)은 성인은 최소 하루 400g을 섭취하도록 한다.[65,136] 영국에서는 이 권고에 따라 하루 5회, 총 400g 이상(1회 80g 정도 섭취한다면 5회) 과일과 채소를 먹자는 '하루 5회' 캠페인을 한다.[100]

우리나라는 보건복지부, 식품의약품안전처, 농림축산식품부가 공동 제정한 '한국인을 위한 식생활 지침(2021년)'이 있다. 매일 신선한 채소, 과일과 함께 곡류, 고기, 생선, 달걀, 콩류, 우유 및 유제품을 균형 있게 먹자. 덜 짜게, 덜 달게, 덜 기름지게 먹자. 물을 충분히 마시자. 과식을 피하고, 활동량을 늘려서 건강 체중을 유지하자. 아침 식사를 꼭 하자. 음식은 위생적으로, 필요한 만큼만 마련하자. 음식을 먹을 땐 각자 덜어 먹기를 실천하자. 술은 절제하자. 한국인 영양소 섭취기준 2015년 나트륨 목표 섭취량 2g(소금 5g)은 2020년 2.3g

(소금 5.75g)으로 변경되었다. 유리당에 해당하는 첨가당(식품의 조리 및 가공 시 첨가되는 당)은 세계보건기구와 같이 총에너지의 10% 이내(2,000칼로리 섭취 시 50g)로 제한한다.[93] 우리나라 채소와 과일 하루 섭취 권장기준은 하루 평균 김치 섭취량 115g을 고려해 500g 이상이다.[137]

국립암정보센터는 암을 예방하는 식생활로 채소와 과일을 충분히 먹기, 다채로운 식단으로 균형 잡힌 식사하기, 짜지 않게 먹기, 탄 음식을 먹지 않기, 붉은 육류와 가공육을 적게 먹기를 제시하고 있다.[138] 질병관리청은 심뇌혈관질환 예방과 관리를 위해서 음식은 싱겁게 골고루 먹고, 채소와 생선을 충분히 섭취하도록 권장한다.[139]

건강한 식생활을 위한 도움말은 여러 인터넷 사이트에서 찾을 수 있다. 채소와 과일 섭취 증가를 위해서는 간식으로 스낵이나 과자류 대신 신선한 채소나 과일을 준비한다, 채소 샐러드, 잡채, 냉채 등 다양한 종류의 채소를 이용하는 음식을 만든다, 하루 1~2번 과일을 간식으로 섭취한다, 매끼 김치 외에 3~4종류 이상의 채소 반찬을 먹는다, 포화지방 함량을 낮추기 위해 육류를 생선이나 콩류로 대체한다, 고기는 기름이 많은 갈비, 삼겹살, 닭 껍질보다는 적당한 양의 살코기 위주로 섭취한다.[138] 일상 속 나트륨 섭취를 줄이기 위해서는 국, 찌개 등을 먹을 때는 건더기 위주로 먹고 국물은 적게 먹는다, 안주류에 포함된 쌈장 등 양념류는 미리 덜어낸다, 가공식품을 선택할 때는 영양표시제도에 따른 영양 정보를 확인한다.[140] 첨가당 섭취를 줄이기 위해서는 영양 정보에서 당류 함량 확인한다, 설탕 첨가 음료 대신 물을 마신다, 커피 주문 시에 시럽은 빼달라고 한다, 간식은 과자 대신 채소, 과일, 견과류, 우유를 먹는다.[141]

요약 및 마무리

균형 잡힌 좋은 식습관은 질병을 예방하고 건강을 유지하며, 나쁜 식생활은 질병과 조기사망 위험을 높인다. 어떤 식이 요인은 너무 먹어서, 어떤 것은 너무 적게 먹어서 건강에 문제를 일으킨다. 혈압을 높이는 소금(염분), 심혈관질환 위험을 높이는 포화지방 및 트랜스 지방, 비만의 원인이 되는 유리당(첨가당), 암을 일으킬 수 있는 붉은 고기와 가공육은 과다 섭취가 문제이다. 반면 과일과 채소, 현미 등 통곡류와 견과류는 질병 예방과 조기사망을 방지하기 위하여 충분한 섭취가 권장된다. 이들 식품이 바로 보약이다. 과거 먹을 것이 부족하던 시대에 어쩔 수 없이 먹었던 약간의 채소나 통곡류 위주 거친 식단이 바람직하다는 것은 아니다. 영양부족으로 인한 역병과 기근의 시대였다.

차가 건강에 좋다는 연구가 많다. 최근 연구에 따르면 커피는 건강 이득이 많다. 커피의 잠재적 건강 위험 때문에 일부러 커피를 새로 마시기 시작할 필요는 없다. 채식 인구가 증가하고 있다. 엄격한 채식이 아니더라도 식물 위주 식단은 심혈관질환과 사망위험을 낮춘다. 특히 과일과 채소, 통곡류, 콩류가 주로 포함되는 식단은 건강에 좋다.

엄격한 채식인 비건 식단은 건강에 바람직하지만, 주 영양소와 비타민 B12 등 미량영양소의 결핍으로 해로운 영향도 있다. 소식이 장수의 비결이라고 결론 내리기에는 이르다. 아침 결식은 건강에 바람직하지 않은 점이 많지만, 간헐적 단식은 건강 이득이 있다. 단식은 건강 위험을 내재하고 있음을 주의해야 한다. 단식으로 인한 장기적인 건강 결과에 대한 결론을 내리기 위해서는 연구가 더 필요하다.

건강을 위해서 좋은 식습관이 필수적이지만 실천하기는 어렵다. 부드러운 식감에 보기에도 좋은 윤기 나는 흰 쌀밥, 중독성이 있는 단맛과 짠맛이 강한 음식은 건강에 덜 좋다. 건강에 좋은 음식은 즉석식품 또는 패스트푸드보다 준비하는 데 오래 걸린다. 건강에 바람직한 식단에 대해서는 어느 정도 지식과 정보가 필요하며 가공식품을 선택할 때는 영양 정보를 확인하는 수고를 해야 한다. 기후변화 시대 과일과 채소는 비싼 가격으로 인해 소득이 낮은 사람에게는 경제적 부담이 된다. 무엇보다 문화로서 식습관은 어릴 때 한 번 형성되면 변경이 어렵다. 이런 의미에서 우리나라에서 패스트푸드 위주의 식품을 선호하는 청소년이 증가하는 것은 미래 세대의 건강 측면에서 우려스럽다.

Ⅲ. 신체활동

들어가는 말

　신체활동 부족은 세계 사망의 네 번째 원인으로 많은 나라에서 증가하고 있다.[142] 기계는 가능하면 덜 쓰는 것이 아끼는 것이지만, 사람의 신체는 사용할수록 오래 간다. 오랫동안 깁스를 하면 근육은 쇠약하고 관절은 굳는다. 장수하는 사람들은 모두 일상생활에서 부지런하게 움직이고 활동적이다. 신체활동은 적극적으로 자신의 건강을 유지하고 향상할 수 있는 생활양식 요인이다. 건강에 좋지 않은 식습관과 신체활동 부족을 합하면 제1의 건강 위협이다.[136] 신체활동을 하면 신체적인 건강뿐 아니라 기분이 좋아지고 이웃과의 관계 형성 및 삶의 질에 좋다. 생활 수준의 향상에 따라 사람들이 점점 승용차나 엘리베이터 등을 이용하게 되면서 일상에서 걷지 않게 되고 과체중과 비만이 증가한다. 자신의 건강에 관심 있는 사람이라면 의도적으로 생활 속의 신체활동을 증가시키거나 운동을 해야 한다.
　신체활동은 '골격근의 작용으로 우리 몸에서 에너지소비를 발생시키는 모든 움직임'이다. 신체활동을 체력 구성 요소의 향상 또는 유지 목적으로 계획적, 구조적, 반복적으로 수행할 때 운동이라고 한다.[143] 주의할 것은 같은 신체활동이라도 농사일 같은 육체노동은 운동과는 다르다는 점이다. 고정된 자세로 있거나 반복 동작을 하면 근골격계에 미세 손상이 누적되고, 장기간 손상 시에는 통증이나 기능장애가 나타나기 때문이다.[144]

신체를 건강하게 유지하기 위해서 밥을 매일 먹어야 하듯이, 건강 이득을 가져오기 위해서는 신체활동과 운동을 꾸준하게 해야 한다. 건강을 위해서 신체활동이나 운동이 필요한 줄은 알지만 바쁘거나 주변 여건의 이유로 하지 못하는 사람이 많다. 신체활동은 사회경제적 지위나 교육 수준이 낮은 집단에서 더 부족하다.[1]

1. 우리나라 사람의 부족한 신체활동

신체활동의 종류와 정도가 다양하므로 양상을 파악하는 것은 간단하지 않다. 국민건강영양조사에서 조사하는 신체활동 관련 지표는 크게 3가지이다. 걷기실천율은 최근 1주일 동안 걷기를 1회 10분 이상, 1일 총 30분 이상 주 5일 이상 실천한 분율이다. 걷기실천율에는 이동 및 운동을 위해 걷는 것을 모두 포함한다. 유산소신체활동실천율은 일주일에 중강도 신체활동을 2시간 30분 이상 또는 고강도 신체활동을 1시간 15분 이상 또는 중강도와 고강도 신체활동을 섞어서(고강도 1분은 중강도 2분) 각 활동에 상당하는 시간을 실천한 분율이다. 여기서 고강도 활동은 격렬한 신체활동으로 숨이 많이 차거나 심장이 매우 빠르게 되는 활동(예: 달리기, 줄넘기, 등산, 농구 시합, 수영, 배드민턴 등), 중강도 활동은 중간 정도의 신체활동으로 숨이 약간 차거나 심장이 약간 빠르게 뛰는 활동(예: 빠르게 걷기, 골프, 댄스 스포츠 등)을 말한다. 근력운동실천율은 최근 1주일 동안 팔굽혀펴기, 윗몸 일으키기, 아령, 역기, 철봉 등의 근력운동을 2일 이상 실천한 분율을 말한다. (20) 성인 걷기실천율은 2013년 이후 비슷한 추이를 보이는데 2022년에는 42%(남자 41%, 여자 43%)이다. 소득수준이 높아질수록 높아지는 경향이다. 유산소신체활동실천율은 2013년 이후 감소하다가 2020년 이후 증가하여 2022년 53%(남자 55%, 여자 51%)이다. 소득수준별로는 뚜렷한 경향을 보이지 않지만 5분위 소득수준이 가장 낮은 사람에서 가장 낮다. 근력운동실천율은 2016년 이후 증가하는 추세로 2022년 25%(남자 34%, 16%)로 남녀의 차이가 두드러진다. 소득수준이 증가할수록 증가하는 추세가 뚜렷하다.[69]

2. 왜 신체활동을 권장하는가?

신체활동은 신체적, 정신적 건강에 좋다.

신체활동의 건강 이득에 대한 근거는 차고도 넘친다. 신체활동으로 뇌 건강 향상, 체중 조절, 질병 위험 감소, 뼈와 근육 강화 그리고 일상생활 영위 능력 향상이 가능하다.[145]

뇌 건강에 대한 이득은 중강도 이상 신체활동 직후에 생긴다. 어린이에게는 사고력이나 인지력 향상, 성인에게는 불안감을 줄인다. 규칙적 신체활동은 나이가 들어도 사고력, 학습력, 판단력을 예리하게 유지하는 데 도움이 된다.[145] 신체활동은 치매 발병의 위험을 줄인다. 건강한 노인에서 나타나는 인지기능의 저하를 개선할 수 있다. 규칙적으로 오랫동안 신체활동을 하면 불안 증상을 줄이고, 우울증의 발생 위험을 낮추고, 우울한 사람의 증상을 개선할 수 있다. 신체활동은 기분을 좋게 하고 삶의 질을 높인다. 중강도에서 고강도 신체활동을 많이 할수록 잠이 쉽게 들고, 수면 효율(실제로 잠자는 시간)은 높으며 푹 잔다.[146]

체중 관리를 위해서는 식습관뿐 아니라 신체활동이 중요하다. 먹고 마시는 열량보다 신체활동 등으로 소비하는 열량이 많으면 체중이 감소한다.[145] 신체활동은 사람들이 일정한 체중을 유지하게 하고 체중이 늘거나 비만이 생기는 위험을 줄인다.[146] 체중을 유지하려면 신체활동으로 소모하는 열량을 높여야 하며 일주일에 150분 정도 중강도 신체활동이 필요하다. 여기에는 춤이나 정원 일도 포함될 수 있다. 체중 관리에 필요한 신체활동의 양은 사람마다 크게 다르다.[145] 사람에 따라서는 건강한 체중에 도달하거나 유지하려면 다른 사람보다 더 많은 신체활동(일주일에 중강도 신체활동 300분 이상)이 필요할 수 있다. 체중 감소와 유지에는 유산소 운동이 가장 좋다. 근력운동은 체중감소 과정에서 근육량을 유지하는 데 도움이 된다.[146]

신체활동은 질병에 걸릴 위험을 줄인다. 일주일에 최소 150분 중강도 신체활동으로 심장병과 뇌졸중 같은 심혈관질환에 걸릴 위험이 낮아진다.[145] 신체활동을 이보다 적게 해도 위험은 감소하며 이보다 더 많이 하면 위험을 더욱 줄일 수 있다. 규칙적인 신체활동은 혈압을 낮춘다. 혈압이 정상인 사람은 고혈압 발생 위험이 감소하고, 고혈압이 있는 사람도 혈압이 떨어진다.[146] 규칙적 신체활동으로 '좋은' 콜레스테롤인 HDL 콜레스테롤이 증가하고 건강에 해로운 중성지방이 감소한다. 이로써 혈액의 흐름이 원활하게 유지되어 심혈관질환 위험이 감소한다.[147] 규칙적 신체활동은 당뇨병의 발생 위험을 크게 낮춘다. 신체활동은 체중 증가를 방지함으로써 당뇨병의 발생 가능성을 더욱 줄인다. 단 한 번의 신체활동으로도 인슐린 감수성이 개선된다. 당뇨병 환자에서 신체활동은 혈당 조절에 도움이 된다.[146]

신체활동은 코로나-19, 독감, 폐렴 등 감염병으로 인한 심각한 결과의 위험을 줄이는 데 도움이 된다. 예를 들면 신체활동을 거의 또는 전혀 하지 않는 사람은 신체활동을 하는 사람보다 코로나-19로 인해 심하게 아플 가능성이 더 높다. 신체활동이 많은 사람은 독감이나 폐렴으로 사망할 가능성이 더 낮은 것으로 보인다.[145]

신체활동을 하면 여러 가지 암 발생 위험이 낮아진다. 신체활동이 많은 사람은 방광, 유방, 대장, 자궁내막, 식도, 신장, 폐, 위 부위 암의 발생 위험이 낮다.[145]

신체활동은 뼈와 근육을 강하게 만든다. 뼈, 관절, 근육을 건강하게 유지해야 계단 오르기, 정원 일하기, 아기 안기 등 일상생활과 신체활동을 할 수 있다. 뼈, 관절, 근육 건강을 보존하는 것은 나이가 들수록 필요하다. 중강도 또는 고강도의 유산소, 근력 강화 그리고 뼈 강화 신체활동으로 노화에 따르는 골밀도 감소를 늦출 수 있다.[146] 노화로 인해 감소하는 근육량과 근력을 늘리거나 유지하는 데는 근력운동이 필요하다. 근력운동의 무게와 반복 횟수를 천천히 늘리면 나이에 관계없이 더 많은 이득을 얻을 수 있다.[145]

신체활동을 많이 하는 중년 또는 노인은 일상 활동 수행 능력이 좋고 기능 제한 위험이 낮다. 계단 오르기, 장보기, 손자와 놀기를 제한 없이 할 수 있다는 것이다. 노인의 경우 유산소, 근력 강화, 평형성 운동 등 다양한 신체활동으로 신체 기능 향상이 되고 낙상이나 낙상으로 인한 손상 위험을 줄인다.[145] 저강도 걷기만으로는 낙상으로 인한 손상 예방에 효과가 없는 것으로 보인다.[146] 낙상으로 발생하는 엉덩관절(고관절) 골절은 심각한 건강 문제로 1년 치명률이 20%를 넘는다.[148]

신체활동을 하면 오래 산다.

신체활동은 주요 사망원인인 심장병 및 일부 암을 포함한 모든 원인으로 인한 사망을 줄인다. 신체활동을 함으로써 수명이 연장된다는 것이다.[146] 하루에 10분만 더 투자해도 달라진다. 하루에 조금만 더 걸어도 모든 원인으로 인한 조기 사망위험이 낮아진다.[145] 건강을 위해 '하루 만 보 걷기'를 뒷받침하는 근거가 발표되었다. 많은 연구를 통합 분석한 결과 하루에 걷는 걸음 수가 많을수록 모든 원인 사망위험이 빠르게 감소하며 60세 미만 성인은 하루 약 8,000~10,000걸음에서 가장 낮다. 60세 이상에서는 이보다 적은 하루 약 6,000~8,000걸음에서 사망위험이 거의 최소로 낮아진다.[141] 신체활동이 부족하면 사망위험이 20~30% 높다.[150]

신체활동은 만성질환과 장애를 관리하는 데 도움이 된다.

규칙적인 신체활동은 관절염 환자의 통증을 줄이고 관절 기능, 기분, 삶의 질을 향상한다. 당뇨병 환자의 혈당을 조절하고 합병증인 심장질환 및 신경 손상 위험을 낮춘다.[145] 규칙적인 신체활동은 골관절염 또는 류마티스 관절염 환자에게도 도움이 된다. 일주일에 150분 이상 중강도 유산소 신체활동 및 근력운동을 함께 하면 통증을 개선한다. 암 환자에서 삶의 질과 체력을 향상하고 암으로 사망할 확률을 줄인다.[146] 장애인의 일상생활 활동과 자립에도 도움이 된다.[145]

일상생활 속의 신체활동도 건강에 좋다.

대부분의 인류 역사상 신체활동이란 노동이나 허드렛일이었다. 오늘날 사람은 대부분 시간을 앉아서 보내지만, 운동과는 별개로 여전히 일상생활에서 움직여야 할 일이 있다. 일상생활의 활동도 운동 효과가 있다. 신체는 운동으로 인한 움직임과 일상생활의 움직임을 구분하지 않는다. 운동을 공식적 운동과 비공식적 운동으로 나눌 수 있다. 대부분 사람은 비공식적 운동은 계량하기 어렵기 때문에 운동으로 생각하지 않는다. 예를 들어 한 시간 걷기는 집 청소보다 계량화하기 쉽다. 실제로 많은 일상생활 활동이 저강도 운동보다는 에너지 소비가 많다. 매일의 활동이 수주에서 수개월 동안 쌓이면 에너지 균형에 영향(따라서 체중 증가와 감소)을 크게 미친다. 일상생활 활동도 건강에 좋고 손쉽게 할 수 있으며 부상의 위험이 없다. 예로서 잔디 깎기, 정원일, 눈 치우기, 심부름하기(쇼핑하면서 걷기, 들기, 옮기기), 집 청소(계단 오르내리기, 이 방에서 저 방으로 물건 옮기기, 걸레 밀고 당기기), 개 산책시키기, 일상 중에 걷기, 대중교통 이용, 아이와 같이 놀기, 춤추기, 웃기, 성행위 등이 있다.[151] 운동을 하지 않는 사람은 '생활 속의 짧은 고강도 신체활동'(출근길에 서두르느라 뛰거나 계단을 빠르게 오르는 등)이라도 하루 3분 이상이면 암 발생 위험을 낮출 수 있다.[152]

신체활동 부족은 건강에 나쁘다.

신체활동 부족은 비감염성질환 사망의 주요 위험요인이다. 운송 수단의 발달, 직장, 교육 및 놀이에서 화면을 보는 시간이 증가함에 따라 앉아서 생활하는 시간이 늘고 있다.[150] 앉거나 기대거나 눕는 것 같이 에너지소비가 매우 낮은 행위를 좌식 행태라고 한다. 좌식 행태 시간이 길면 모든 원인 및 심혈관질환 사망, 심혈관질환, 당뇨병, 대장, 자궁내막, 폐암 발생 위험이 크다. 신체활동이 적은 사람이 좌식 행태를 저강도 신체활동으로 바꾸기만 해도 건강에 좋다. 중강도에서 고강도의 신체활동으로 바꾸면 더욱 좋다.[146]

신체활동은 건강에만 좋은 게 아니다.

규칙적으로 신체활동이나 운동을 하면 외모와 자신에 대한 느낌이 좋아질 수 있으며, 이는 자신감과 자존감을 높인다. 너무 피곤하거나 몸매가 나빠서 육체적인 친밀감을 즐길 수 없는 사람이 규칙적으로 신체활동을 하면, 에너지 수준이 높아지고 외모에 대한 자신감이 높아져서 성생활을 즐길 수 있다. 규칙적으로 운동하는 남성은 발기 부전 문제가 발생할 가능성도 적다.[147]

신체활동은 재미있을 뿐 아니라 실외에서 친구와 가족과 지내는 기회를 제공한다.[146] 다양한 신체활동으로 야외에서 여러 사람이 함께 행복하게 시간을 보내는 중 친구와 가족과 연결된다.[147] 신체활동을 통해 새로운 사회적 관계를 맺거나 신뢰를 높일 수 있고, 역으로 사회적 관계를 통해 신체활동을 더 많이 할 수 있다.

신체활동은 사람뿐 아니라 지구의 건강에도 좋다.

위기가 된 기후변화는 다양한 경로로 폭넓게 인간의 건강과 질병에 영향을 미친다. 점점 더 많이 발생하는 폭염과 극단적 날씨는 기존 질환을 악화시키고 정신 건강에 나쁠 뿐 아니라 신체활동 및 스포츠 참여에 부정적으로 작용한다.[153] 스포츠 경기의 경우 심혈관 건강에 좋지만, 높은 부상 위험 때문에 건강에 나쁠 수도 있다. 스포츠 경기장의 건설 및 유지관리, 경기 참가 및 관람을 위한 이동, 경기장에서 사용되는 일회용품 등은 탄소 배출로 인해 지구 건강에 나쁘다. 반면 걷기, 자전거 타기, 대중교통 이용 등의 활동적인 교통수단과 도시 텃밭 가꾸기는 사람과 지구의 건강에 모두 도움이 되는 신체활동이다. 아주 심하게 오염된 도시를 제외하면 활동적인 교통은 건강에 좋다. 심혈관 건강 개선, 체력 향상과 함께 사망률을 줄인다는 연구가 많다. 교통 부문은 전 세계 온실가스 배출량의 20~25%를 차지하는 것으로 알려져 있으며, 자동차 여행을 걷기 또는 자전거 타기로 전환하면 온실가스 배출량을 줄일 수 있다. 게다가 의료비도 줄일 수 있다. 텃밭을 가꾸는 사람은 신체활동이 더 많으며 노인에서 우울 증상과 치매에 긍정적인 효과가 있다.[154]

덴마크의 수도 코펜하겐의 경우 걷기와 자전거 타기의 교통 분담 비율이 45%를 넘는다. 유엔 유럽 경제 위원회 보고서는 탄소 중립 도시가 되기 위해서는 걷기 및 자전거 타기에 적합한 활동적 교통 기반이 구축되어야 한다고 한다.[155]

3. 신체활동의 유형, 빈도, 강도, 지속 시간

신체활동의 유형에는 유산소, 근력 강화, 뼈 강화, 평형성 그리고 유연성 운동이 있다. 신체활동의 여러 유형에 따른 건강 이득 및 권고를 이해하게 되면 건강에 더 바람직한 방향으로 신체활동을 할 수 있다.[146]

유산소 신체활동은 많은 건강 이득이 있다.

유산소 또는 지구력 활동은 팔과 다리와 같은 큰 근육을 움직인다. 유산소 활동을 하면 심장이 평소보다 더 빨리 뛰고 호흡이 더 가쁘다. 규칙적인 유산소 활동을 장기간 하면 심장과 폐가 더 강해지고 더 잘 작동할 수 있게 된다.[156] 유산소 활동은 지방을 태우고 기분을 개선하고 염증을 감소시키며 혈당을 낮춘다.[157] 예로서 쇼핑하면서 카트 밀기, 심박수를 높이는 땅파기 또는 괭이질하는 텃밭 가꾸기, 걷기, 산행 등 하이킹, 조깅(가볍게 뛰기), 달리기, 수중 에어로빅 또는 수영, 자전거 타기, 스케이트보드, 롤러블레이드, 줄넘기, 볼룸댄스와 에어로빅댄스, 테니스, 축구, 하키, 농구 등이 있다.[156]

유산소 신체활동을 할 때 고려할 세 가지 요소로 강도, 빈도, 지속 시간이 있다. 강도는 운동을 강하게 하는 정도, 빈도는 운동을 자주 하는 정도이며, 지속 시간은 한 번 할 때 운동 시간을 말한다.[146] 유산소 신체활동은 다양한 강도로 할 수 있으며 강도에 따라 세 가지로 분류할 수 있다. 저강도 활동은 집 주위를 천천히 걷기와 같이 큰 노력이 필요하지 않은 흔한 일상 활동이다. 중강도 활동은 걷기(시속 약 5킬로미터)나 빠르게 걷기(시속 약 6킬로미터)와 같이 숨이 약간 차거나 심장이 약간 빠르게 되는 신체활동이다. 고강도 활동은 아주 빠르게 걷기(시속 약 7킬로미터), 조깅(시속 약 8~10킬로미터), 보통 속도로 산행, 달리기(시속 약 11킬로미터 이상)와 같이 숨이 많이 차거나 심장이 매우 빠르게 되는 신체활동이다.[156,158] 중강도 활동을 하는 사람은 말은 할 수 있지만 노래는 할 수 없다. 고강도 활동을 하는 사람은 몇 마디 이상 말할 수 없다. 중강도 및 고강도의 유산소 활동은 저강도 활동보다 심장의 건강에 더 좋다. 저강도 활동도 전혀 하지 않는 것보다는 낫다.[156]

걷기는 중강도 신체활동의 대표 격으로 누구나 하는 일상 활동이다. 진시황이 그토록 찾기 원했고, 현대 의학이 추구하는 '불로초'가 따로 없다. 걷기가 바로 '기적의 약'이다. 걷기는 간단하고 무료이며 체중을 감량하고 건강해지는 가장 쉬운 방법이다. 간혹 운동이 아닌 것처럼 무시되기도 하지만, 빠르게 걷는 것은 체력을 키우고 과도한 열량을 태우며 심장을 건강하게 만드는 데 도움이 된다. 몇 시간 동안 걸을 필요도 없다.[159] 하버드 의과대학 특별보고서는 걷기의 좋은 점을 5가지로 요약했다. 먼저 체중 증가 유전자의 효과를 억제한다. 연구를 보면 하루에 한 시간 정도 빠르게 걷는 연구 참가자는 비만 촉진 유전자들의 체중 기여 효과가 절반밖에 안 된다. 단 것을 길들이는 데 도움이 된다. 걷기가 여러 가지 달콤한 간식에 대한 갈망과 섭취를 줄일 수 있다. 다른 신체활동과 마찬가지로 유방암 발생 위험을 줄인다. 관절 통증을 완화한다. 걷기는 관절염 관련 통증을 감소시키며 관절염 발생을 예방할 수도 있다. 걷기는 관절에 윤활유를 공급하고 관절을 지탱하는 근육을 강화함으로써 관절, 특히 골관절염에 가장 취약한 무릎과 엉덩관절을 보호한다. 면역기능을 강화한다. 많이 걷는 사람은 감기와 독감에 덜 걸리고, 걸리더라도 아픈 기간은 짧고 증상은 가볍다.[160]

걷기를 할 때 강도가 강하면, 즉 빠르게 걸으면 더 건강에 좋을까? 한 연구는 미국의 40세 이상 성인을 대상으로 가속도계를 착용하게 하여 걷기 속도와 하루 걸음 수를 측정하고 평균 10년 이상 추적 관찰하였다. 이에 따르면 하루 4,000걸음을 걷는 사람에 비하여 8,000걸음 이상 걷는 사람의 모든 원인, 심혈관질환 및 암 사망률이 낮다. 하지만 걷기 속도는 사망률과 연관성이 없다.[161] 걷기로 운동 효과를 내기 위해서 반드시 땀이 날 정도로 빠르게 걸을 필요는 없다. 느리더라도 꾸준하게 충분한 거리를 매일 걷는 것이 중요하다.

조깅은 가볍게 달리는 것으로 고 김영삼 전 대통령의 건강 비결로 알려져 있다. 많은 연구를 통합하여 분석한 결과 조깅 및 달리기는 모든 원인, 심혈관질환 및 암 사망을 줄인다. 일주일에 한 번만 달려도 달리지 않는 것보다 낫다. 달리는 총시간을 늘인다고 사망률이 더 감소하지는 않는다.[162]

중강도 신체활동인 걷기와 고강도 신체활동인 달리기 어느 것이 좋을까? 무엇보다 걷기는 돈이 들지 않고 하기 쉽고 장소에 구애받지 않는다. 걷기는 여러 가지 신체활동 중에서 부상 위험이 가장 적다. 건강을 위해 운동을 처음으로 하는 사람이라면 짧은 거리를 걷는 것부터 시작하는 것이 좋다. 이후 차츰 거리와 시간을 늘리면 된다.[163] 같은 시간을 운동한다면 달리기가 더 많은 건강 이득을 가져온다. 신체활동에 대한 전문 기관 권고는 중강도 유산소 신체활동을 일주일에 150분 이상 또는 고강도 유산소 신체활동을 일주일에 75분 이상 수행하는 것이다. 달리기의 건강 이득이 걷기의 2배라는 의미이다.[164] 열량 소모도 달리기가 같은 시간 동안 걷기보다 2배이다.[163] 수명 연장에 관해서는 달리기가 2배보다 더 효과가 있다는 연구도 있다. 달리기는 빠르게 움직이기 때문에 걷기보다 더 많은 힘과 에너지가 필요하다.[165] 단지 천천히 달리는 것이 걷기는 아니다. 걸을 때는 항상 한 발이 땅에 닿아 있지만, 달릴 때는 걸음마다 공중에 떠 있다. 착지할 때마다 신체는 체중의 약 3배에 해당하는 큰 하중을 흡수하므로 부상의 위험이 크다. 달리는 동안 많은 사람이 부상을 입는다. 과거에 다리를 다친 적이 있거나 달리기를 더 많이, 더 자주 할수록 부상의 위험이 커진다. 달리기는 걷기에 비해 건강 이득을 얻는 효율적인 방법이지만 부상 위험이 크다. 걸을 것인가, 달릴 것인가 선택은 당신의 몫이다.[163]

우리나라 사람이 좋아하는 운동으로는 등산을 빼놓을 수 없다. 주로 하는 신체활동을 조사한 바에 따르면 30대부터는 걷기와 등산이며 나이가 들수록 등산 비율이 더 증가한다.[166] 등산이란 산에 오르는 것인데 여기에는 등반, 하이킹, 트레킹이 있다. 우리나라 사람의 등산은 평지 또는 경사가 있는 산을 걷거나 오르는 산행이며 하이킹에 해당하는 고강도 유산소 신체활동이다. 등산은 심장혈관 기능과 폐기능 향상 그리고 열량 소비로 인한 체중 감량과 같은 유산소 신체활동의 건강 이득이 있다. 등산은 자신의 체중과 각종 장비로 인하여 근력운동의 효과와 골다공증을 예방하는 뼈 강화 운동 효과도 있다. 등산은 경사가 있는 울퉁불퉁한 지형, 장시간의 소요 시간, 정상에 도달하기 위해 무리하는 경향 등으로 인해 질환이 있는 사람은 오히려 건강을 해칠 수 있다. 퇴행성관절염이 있는 사람은 경사를 오르내릴 때 가해지는 하중으로 무릎에 무리가 가고 연골 손상이 가속화될 수 있다. 요통이 있는 사람에게 고르지 못한 길이나 경사면을 오르내리는 운동은 허리에 부담을 줄 수 있다. 당뇨병 환자는 등산 중에 일어날 수 있는 저혈당에 주의해야 한다. 심장병 환자는 자신의 체력에 비해 난도가 높은 산을 오르거나 휴식 없이 산행을 지속할 때 심장에 무리가 와서 자칫 위험할 수 있다.[167]

신체활동의 빈도는 잦을수록 좋을까? 평소에는 운동을 거의 하지 않는 사람이 주말에만 등산해도 건강효과가 있을까? 바쁜 일상 속 시간 부족으로 일주일에 하루 이틀 몰아서 신체활동을 하는 사람을 '주말 전사'라고 한다. '주말 전사'형 신체활동도 여러 날에 걸친 규칙적 신체활동만큼 건강 이득이 있는지 여러 연구를 통합 분석한 결과를 보자. '주말 전사'와 규칙적으로 신체활동을 하는 사람은 각각 신체활동이 부족한 사람에 비하여 모든 원인 및 심혈관질환 사망위험이 낮다. 위험 감소 정도도 '주말 전사'와 규칙적 신체활동을 하는 사람이 비슷하다. 다만 규칙적 신체활동은 '주말 전사'형에 비하여 혈압 및 지질 감소 같이 운동 후 단시간에 나타나는 효과를 유지하기에 유리하다. '주말 전사' 신체활동은 근골격계 부상 위험이 크고 당뇨병과 같은 만성질환자에게는 부적절하다.[168]

한 번 신체활동을 할 때 지속 시간은 얼마가 되어야 할까? 우리나라 국민건강영양조사 설문에서 유산소 신체활동과 걷기는 최소 10분간 지속하는 활동만이 유효하다.[20] 신체활동의 지속 시간이 최소 10분은 되어야 건강 이득이 있다는 근거 때문이다. 지속 시간이 채 10분이 되지 않는 신체활동에 초점을 맞추어 건강 결과와의 연관성을 분석한 통합 연구가 결과는 이와 다르다. 이에 따르면 10분이 걸리지 않는 신체활동이라도 모이면 모든 원인 사망위험을 낮추는 등의 건강 이득이 있다는 것을 시사한다. 계단을 오르거나 차를 더 먼 곳에 주차하는 등 10분이 소요되지 않는 신체활동도 건강에 도움이 된다는 의미이다.[169]

근력(또는 근력강화)운동, 뼈 강화 운동, 평형성 운동
그리고 유연성 운동도 필요하다.

근력운동은 근육이 외력이나 무게에 저항하여 힘을 주는 운동이다. 근육을 강화하기 위하여 역기를 여러 번 들거나 탄력 밴드 또는 체중(예: 나무 오르기, 팔굽혀펴기)을 이용해 저항을 유발하기도 한다. 구성요소로는 강도(얼마나 무거운 무게를 들어 올리는지), 빈도(얼마나 자주 하는지) 그리고 세트와 반복 횟수가 있다.[146] 근력운동은 근육량과 근력의 유지 및 구축, 낙상 예방, 골밀도 유지, 혈당 감소 그리고 평형성 개선 효과가 있다.[157] 근력운동은 노화로 인해 감소하는 근육량과 근력을 늘리거나 유지함으로써 근감소증을 예방할 수 있다.[145] 체중 감량 기간 중 마른 체중 유지에도 도움이 된다. 보통 다리, 엉덩이, 등, 배, 가슴, 어깨 그리고 팔 등 신체의 여러 주요 근육군에 대해 실시한다.[146] 운동 빈도는 일주일에 2~3회가 좋다.[157] 근력운동도 심장과 폐를 평소보다 더 힘들게 만들면 유산소 활동이다.[156]

뼈 강화 또는 체중 부하 운동은 뼈에 힘을 가하여 뼈의 성장과 강화를 촉진한다. 힘은 보통 지면과의 충돌로 발생한다. 예로서 줄넘기, 달리기, 빠르게 걷기 그리고 역기 들기가 있으며 유산소 및 근력운동이 포함될 수 있다.[146]

평형성 운동은 정지해 있거나 움직이는 동안 넘어지게 만드는 힘에 저항하는 능력을 향상한다. 예로서 뒤로 걷기, 한쪽 다리로 서기, 뒤꿈치부터 발끝까지 걷기, 앉은 자세에서 일어서기가 있다. 허리, 복부, 다리 근력운동도 평형성을 좋게 한다.[156] 평형성 운동은 내이, 시력, 근육 및 관절 등 직립 자세와 방향성을 유지하는 데 도움이 되는 다양한 인체 계통의 역할이 필요하다. 태극권과 요가는 낙상을 예방하고 노년기까지 독립성을 유지하는 데 도움이 되는 좋은 평형성 운동이다.[157]

요가는 평형성 운동, 유산소 활동이면서 근력운동으로 종류에 따라 저강도 또는 중강도 신체활동이다. 태극권은 평형성 운동 및 근력운동으로 저강도 신체활동이다.[146] 50대 중반 이후 급격한 신체의 평형성 감소로 낙상 및 심각한 질병 위험이 증가한다. 영국의 한 연구는 2천 명에 가까운 중년 및 노년 대상자를 7년간 추적하여 평형성 능력의 지표인 '10초 동안 한 발 서기'와 사망위험의 연관성을 조사하였다. 결과를 보면 '10초 동안 한 발 서기' 성공자는 실패자보다 사망위험이 낮다.[170] 물론 이것이 태극권 등 훈련으로 한 발로 오래 설 수 있으면, 사망위험이 감소한다는 의미는 아니다. 별도의 무작위 임상시험이 필요한 주제이다.

유연성 운동은 관절이 전 범위로 움직이게 하는 능력을 높인다. 스트레칭은 유연성을 높이는 효과적인 운동으로 유연성이 필요한 활동을 더 쉽게 할 수 있게 한다. 스트레칭은 신체활동 프로그램에 포함되어야 하지만, 스트레칭의 건강 이득이 무엇인지 스트레칭으로 부상 위험이 감소하는지는 불확실하다. 신체활동 지침에서 권장하는 유산소 또는 근력운동은 아니지만,[146] 스트레칭은 근육과 힘줄을 유연하게 유지하고 자세를 보존하며 이동성을 개선한다. 스트레칭은 매일 해도 된다.[157]

맨발 걷기(어싱, earthing)도 건강에 좋은가?

전국적으로 맨발 걷기 열풍이 불면서 지방자치단체에서 앞다투어 코스를 조성하는 사업을 추진하고 있다. 행정에서 예산을 들여 신체활동 중에서도 특히 맨발 걷기를 권장하는 것이 과연 주민 건강에 우선 사업인지, 안전 문제는 없는지 우려도 있다.[171] 야외에서의 맨발 걷기는 신체가 땅의 자연 전하와 접촉하기 때문에 염증, 통증 및 스트레스를 줄이고, 혈류, 에너지 및 수면을 개선하는 건강 이득이 있다.[172] 맨발 걷기는 괴로운 생각이나 느낌으로부터 자신을 지금 이 순간에 머물게 하는 명상 기법의 하나이다.[173] 여러 연구가 신체가 땅과 접지되어 있을 때 중요한 생리적 개선이 있다고 보고한다.[172] 맨발 걷기는 대체로 안전하지만, 주의해야 할 점이 있다. 맨발로 풀밭을 걸으면 말벌에 쏘이거나 가시나 유리에 찔릴 수도 있다. 특히 세균 감염에 취약한 당뇨병 환자는 주의해야 한다. 야생 고양이 분변에 접촉해 대부분 감염되는 톡소포자충 감염의 위험도 있다.[174] 감염되면 심각한 증상이 유발될 수 있는 면역저하자와 유산과 태아의 선천 감염이 가능한 임신부도 맨발 걷기는 하지 않는 것이 좋다.[175] 맨발 걷기는 걷기만큼 건강 이득이 크지 않고 근거도 부족하다. 국가나 지자체가 권장하거나 시설을 제공할 만큼 공중보건 의미는 없다. 개인 선호에 따라 스트레스 관리 또는 명상의 목적으로 수행할 수 있다.

4. 부상의 위험이 있는 너무 심한 운동

빠르게 걷기와 같은 적당한 신체활동은 일반적으로 대부분 사람에게 안전하다.[145] 부상 또는 심장마비의 위험이 무서워서 운동하지 않는 사람도 있다. 근골격계 부상은 신체활동의 총량이 증가하면 커진다. 일주일에 60킬로미터 이상 달리기는 15킬로미터보다, 축구 같은 신체 접촉이 많은 스포츠는 수영이나 걷기보다 부상 위험이 크다. 같은 정도의 활동을 한다면 체력이 나쁜 사람은 좋은 사람에 비해 부상 위험이 크다. 운동 중 심장마비나 돌연사는 드물다. 이러한 일은 평소보다 갑자기 운동 강도를 높일 때 발생한다. 평소에 신체활동이 없던 사람이

고강도 신체활동(예: 폭설 치우기)을 할 때 위험이 가장 크다. 평소 신체활동을 하는 사람은 심장마비나 돌연사 위험이 매우 낮다. 거의 모든 사람에게 신체활동의 건강 이득은 해보다 훨씬 더 크다.[146] 너무 심한 운동은 득보다 해로울 수 있다. 예를 들면 마라톤이 그렇다. 마라톤 달리기는 이득보다 해가 많다. 마라톤 훈련 및 완주와 연관된 많은 이득은 하프 마라톤이나 더 짧은 거리를 달려도 달성할 수 있다. 신장이나 심장의 부담 또는 저나트륨혈증으로 인한 사망위험을 감수하지 않고 '더 짧은' 거리를 달려서 건강해질 수 있는데 건강을 위해 마라톤을 달리는 것은 불필요하다. 마라톤 달리기는 건강 수단이 아니다.[176] 오랫동안 운동을 하지 않았거나 체력이 약한 사람, 또는 심장병, 당뇨병, 또는 관절염 같은 만성병이 있는 사람이 운동을 시작할 때는 의료전문가와 의논 할 필요가 있다.[177]

5. 신체활동에 대한 기관 권고 및 도움말

보건복지부는 우리나라 사람을 위한 신체활동 지침을 제정한다. 개정된 신체활동 지침(2023년)의 주요 내용은 다음과 같다. 성인은 중강도 유산소 신체활동을 일주일에 150~300분 또는 고강도 유산소 신체활동을 일주일에 75~150분 해야 한다. 고강도 유산소 신체활동 1분은 중강도 유산소 신체활동 2분과 같다. 중강도 유산소 신체활동과 고강도 유산소 신체활동을 섞어서 각 활동에 해당하는 시간만큼의 유산소 신체활동을 수행할 수 있다. 300분 이상의 중강도 혹은 150분 이상의 고강도 유산소 신체활동은 더 많은 건강상의 이득을 가져올 수 있다. 근력운동을 일주일에 2일 이상 해야 한다. 신체 각 부위를 모두 포함하여 수행하고, 한 세트에 8~12회 반복한다. 근력운동을 한 신체 부위는 하루 이상 휴식을 취한 후 다시 하는 것이 좋다. 해당 운동이 수월하게 느껴진다면 무게를 더하거나 세트 수를 2~3회까지 늘리도록 한다. 하루 동안 앉아있는 시간을 가능한 한 최소화해야 한다. 텔레비전 시청, 컴퓨터 및 스마트 기기 사용으로 앉아있는 시간을 줄이고 신체활동으로 대체하는 것이 좋다. 노인(만 65세 이상)은 이에 더해 한 가지가 더 있다. 평형성 운동을 일주일에 3일 이상 해야 한다. 평형감각 향상과 낙상 예방을 위해서 체력에 맞게 평형성 운동을 한다. 평형성 운동은 가구 같은 고정된 지지물을 잡고 하는 운동 방법에서 지지물 없이 하는 방법으로 난도를 높여 갈 수 있다.[164] 세계보건기구(WHO)의 신체활동 지침도 이와 같다.

많은 연구를 통합한 체계적 검토에 따르면 신체활동은 많이 할수록 건강 이득이 크다. 이러한 용량-반응 관계는 특히 신체활동의 양이 상대적으로 낮은 경우에는 더 가파르다. 신체활동을 거의 하지 않는 사람이 신체활동을 하게 되면 얻는 건강 이득이 더 크다는 것이다. 신체활동 지침은 건강 이득을 얻기 위해서는 신체활동 양을 어느 정도(즉 임계치) 이상을 권고한다. 하지만 현재의 근거를 종합하면 권고 수준의 절반 또는 그 이하 수준의 신체활동 양에서도 건강에 좋다. 신체활동이라는 생활습관의 변화를 이끌어내기 위해서는 건강을 위해 얼마 이상 운동하라고 하는 것보다 '기분이 좋아진다'와 같은 긍정의 정서적 이득을 강조하는 것이 더 바람직하다. 운동을 즐기는 것이 핵심이다. 걷기, 조깅 또는 더 높은 강도의 운동은 매우 짧은 시간, 적은 양으로도 건강한 사람과 만성질환자의 건강을 현저하게 향상할 수 있다.[178]

한국인을 위한 신체활동 지침서(2013년)에 있는 일상생활에서 신체활동을 늘이기 위한 도움말 일부를 인용한다. 이동할 때 대중교통을 이용하고 가까운 거리는 걷거나 자전거 등을 이용한다. 대중교통을 이용할 때 한 정거장 앞에서 내려 걷는다. 엘리베이터나 에스컬레이터 대신 계단을 이용한다. 가까운 거리는 걷거나 자전거를 이용하여 출근한다. 차는 목적지에서 가능하면 먼 곳에 세운다. 장을 볼 때 그날 필요한 양만큼을 사며, 카트보다는 장바구니를 사용한다. 외식할 때 배달 음식보다 직접 가서 먹는다. 귀가하는 가족 마중을 나간다. 혼자서나 가족과 함께 즐길 수 있는 운동을 취미로 만든다.[179]

요약 및 마무리

　신체활동을 하면 신체적, 정신적 건강이 향상되고 만성질환과 장애를 관리하는 데 도움이 된다. 모든 원인, 심혈관질환 및 암으로 인한 조기사망을 예방하여 오래 산다. 일상생활 속의 노동이나 허드렛일도 건강에 좋다. 신체활동은 자신감과 자존감을 높인다. 신체활동은 재미있을 뿐 아니라 실외에서 친구와 가족과 지내는 기회를 제공한다. 신체활동은 사람뿐 아니라 지구의 건강에도 좋다. 자동차 여행을 걷기 또는 자전거 타기로 전환하면 온실가스 배출량을 줄일 수 있다. 유산소, 근력, 뼈 강화, 평형성 그리고 유연성 운동은 모두 각각의 건강 이득이 있다. 적당한 신체활동은 일반적으로 대부분 사람에게 안전하다. 다만 너무 무리한 운동은 부상의 위험이 있다. 오랫동안 운동을 하지 않았거나 만성병이 있는 사람은 주의해야 한다.

　신체활동에 대해서는 비교적 상세하게 기술하였다. 이는 건강을 위해서 신체활동을 하는 것이 매우 중요하기 때문이다. 담배를 안 피우는 사람이 건강을 위해서 첫 번째 할 일이 무엇인지 묻는다면 '신체활동을 늘이거나 운동하라'라고 말하겠다. 신체활동은 개인이 할 수 있는 적극적인 건강향상 방법이다. 게다가 신체활동을 하면 기분이 좋다. 심지어 생활 속에 신체활동을 늘리는 것은 기후위기 시대에 지구를 구하는 작은 실천이다. 신체활동은 권장량만큼 하지 않아도, 주말에 한꺼번에 몰아서 해도, 강하게 하지 않아도, 짧은 시간 해도 다 저축이 된다. 한 만큼 건강에 좋다. 특히 거의 움직이지 않는 사람은 조금의 신체활동만 해도 건강에 크게 좋다.

　지금 자리에서 일어나 움직이자.

Ⅳ. 적정(건강) 체중 유지하기

들어가는 말

어떤 연구는 식습관, 신체활동에 더하여 적정 체중 유지도 건강에 바람직한 생활양식의 하나로 포함한다. 적정 체중 유지는 좋은 식습관과 충분한 신체활동 이상으로 건강에 독립적인 효과가 있다는 것이다.

적정 체중이란 과체중, 비만, 또는 저체중이 아닌 상태를 말한다. 먹을 것이 넘치는 우리 사회는 주로 저체중보다는 과체중이나 비만의 상대적 의미로 사용한다. 먹을 것이 없을 때 소중한 비상 에너지원이 되는 체지방이 과잉 축적된 상태인 비만은 한 때 부의 상징이었다. 원시 우리 조상이 보면 먹은 에너지로 수렵이나 채취 등 생산 활동을 하지 않고, 의미 없는 걷기와 운동을 하는 것이 우스꽝스러울 것이다. 심지어 고난의 날을 대비하여 축적해 둔 지방세포를 죄악시하여 일부러 비생산적인 일로 지방을 태우려고 노력하다니. (바보)

비만이야말로 현대 자본주의 산물이다. 작은 예로 순간적 쾌감을 위해 마시는 탄산음료를 보자. 이는 열량은 높지만, 신체에 필요한 영양소라고는 없어서 '빈 칼로리'라 일컬어진다. 사람들이 점점 단맛에 중독되면서 탄산음료 용기의 크기는 증가하고 비만도 증가한다. 원료 생산, 음료와 용기 제조, 광고 및 유통, 용기 재활 업종, 체중 감량 다이어트와 피트니스 산업, 비만과 비만 동반 질환 진료, 비만 약제 개발 및 판매 등등, 한쪽에서는 병을 주고 한쪽에서는 약을 주면서 경제는 성장한다. 요요 현상까지 있기에 비만은 경제성장의 동력이다. 일인당 소득은 증가하지만, 사람들은 행복하지 않다. 비만한 사람은 살이 쪄서 괴롭고, 관련 산업에서 돈을 버는 노동자는 늘어나는 노동 시간에 지친다.

　마른 체형을 선호하는 사회문화적 분위기로 인해 우리나라 젊은 여성에서는 자신의 체형을 과대하게 인식하는 비율이 높다. 한 연구에서 20대 여성은 정상 체중이어도 28%가 비만 체형으로 인지하며, 저체중의 16%가 체중감소를 시도한다. 자신의 체중이 비만이 아님에도 불구하고 비만 체형으로 인지하는 경향은 우리나라에서 특히 높다.[180]

1. 세계적으로 낮은 우리나라 비만율

　체지방이 많으면 비만 관련 질병 및 다른 건강 문제가 발생할 수 있다. 저체중도 건강에 나쁘다. 잠재적인 질병 위험과 관련된 체중 상태를 추정하는 도구로 체질량지수(body mass index, BMI)와 허리둘레가 있다. 질병 위험을 진단하기 위해서는 다른 건강 평가도 필요하다.[181]

　체질량지수는 사람의 체중(kg)을 키(m)의 제곱으로 나눈 값이다. 체질량지수가 높으면 체지방이 많다는 의미이고, 낮다면 체지방이 너무 적다는 의미이다.[181] 지금 계산기를 사용해서 자신의 체질량지수를 한 번 계산해 보자. 예를 들면 키가 172cm이고 체중이 68kg이라면 체질량지수는 $68/(1.72)^2$ =22.99, 키가 160cm이고 체중이 55kg이라면 체질량지수는 $55/(1.60)^2$ =21.48이다. 체질량지수 값에 따라 체중 상태를 나눈다. 미국과 세계보건기구(WHO)에서는 체질량지수가 18.5 미만이면 저체중, 18.5~24.9이면 건강 체중, 25.0~29.9이면 과체중, 30.0 이상이면 비만으로 분류한다.[181,182] 우리나라 비만학회의 기준은 다르다. 체질량지수가 18.5 미만 저체중, 18.5~22.9 정상 체중, 23~24.9 비만전단계(과체중), 25~29.9 1단계비만, 30~34.9 2단계비만, 35 이상 3단계비만(고도비만)이다.[183] 체질량지수는 체지방량과 상관관계가 높고, 비만 동반 질환과 사망률 예측에 도움이 된다.[184] 미국과 세계보건기구 기준은 25 이상 과체중, 30 이상 비만인 데 비하여 우리나라는 23 이상 과체중, 25 이상이면 비만이다.

　잠재적인 질병 위험을 추정하는 또 다른 방법은 복부비만의 지표인 허리둘레 측정이다. 남성은 허리둘레가 40인치(101.6cm) 이상, 여성은 35인치(88.9cm) 이상이면 비만 동반 질환 발생 위험이 크다.[181] 우리나라는 남성 허리둘레 90cm 이상, 여성 85cm 이상이면 복부비만으로 정의한다.[183] 국민건강영양조사에서는 체질량지수 25 이상을 비만으로 정의한다. 성인 남자에서 비만 유병률은 2013년 이후 증가 추세로 2022년은 48%이다. 여자는 2013년 이후 25% 전후로 비슷하게 유지되고 있으며 2022년은 26%이다. 연령별로 보면 남자는 30~40대에 가장 높아 유병률이 50%를 넘는다. 여자는 연령이 증가함에 따라 증가하여 60대 이상에서 30%를 넘고 70세 이상에서 가장 높다. 남자는 해가 갈수록 뚱뚱해지고, 남자는 젊어서 여자는 늙어서 비만이 많다.[69] 복부 비만은 남자 허리둘레 90cm 이상, 여자 85cm 이상으로 정의한다. 성인 남자에서 복부 비만율도 2012년 이후 증가 추세로 2021년은 31%이다. 여자는 2012년 이후 증가하다가 2017년 이후 비슷하게 유지되고 있으며 2021년은 18%이다.[185]

비만 유병률을 소득수준 별로 보면 남자는 연관성이 없으나 여자는 소득수준이 높을수록 감소하는 경향이 뚜렷하다.[69] 소득과 비만의 역관계는 서유럽국가에서도 아주 저명하다.[1] 다른 나라와 비교하면 우리나라는 경제협력개발기구(OECD) 국가 중 일본 다음으로 비만 유병률이 낮다.[21]

소아 청소년의 경우 과체중과 비만의 정의가 다르다. 소아 청소년 성장 도표(2017년)의 성, 연령별 체질량지수 백분위수(크기순으로 나열한 수를 1등에서 100등까지 매긴 순위)에서 85 백분위수 이상은 비만 전단계(과체중), 95 백분위수 이상은 비만으로 판정한다.[183] 남자의 경우 비만 유병률은 2012년 10% 이후 증가 추세로 2017년 이후 더욱 빠르게 증가하여 2021년 26%에 이른다. 여자도 같은 기간 전반적으로 증가하는 추세로 2021년 12%이다.[185] 소아 청소년 비만은 성인 비만으로 이행하기 쉽고 비만 동반 질환 유발 가능성이 크므로 예방과 치료가 필요하다.[183]

2. 과체중과 비만의 원인, 생활습관과 환경

과체중은 체지방의 과잉 축적을 말한다.[182] 비만은 체지방의 과잉 축적으로 질병 발생 위험이 큰 의학적 상태이다. 과체중과 비만은 에너지 섭취(식이)와 에너지 소모(신체활동)의 불균형으로 인해 발생한다. 과다한 에너지 섭취량에 비해 신체활동 부족으로 인한 상대적 에너지 소모량 감소가 대표적인 원인이다.[3] 비만은 대부분 유전적 요인, 사회심리적 요인, 비만 유발 환경 등의 여러 가지 원인으로 인해 발생한다. 일부에서는 단일 주요 병인 요인(약물, 질병, 단일 유전성 질환 또는 증후군)을 확인할 수 있다.[182] 특정 유전적 요소가 비만을 결정하는 데 있어 영향을 줄 수 있지만, 아직 불분명한 점이 많다.[186]

과다한 에너지 섭취는 주로 식단 및 식사 습관 때문이다. 고지방, 고열량 음식이 많은 패스트푸드 중에서도 '정크푸드(쓰레기 음식)'라고 불리는 피자, 햄버거 등의 식품이 문제다. 유리당의 과도한 섭취도 체지방 축적의 원인이 된다. 어릴 때 당분을 과하게 섭취하면, 중독성을 나타내어 당분을 더 많이 섭취하려는 경향을 보이고 이는 최근의 소아청소년 비만의 중요한 원인으로 지적되고 있다.

성인에서도 유리당은 음료나 다양한 음식의 형태로 빠르게 섭취량이 늘고 있다. 식사를 빨리 먹는 행동도 비만에 일조한다. 식사 중 뇌의 포만 중추가 충분히 자극되어야 포만감을 느끼고 식욕이 떨어지는데, 빨리 먹게 되면 포만감을 느끼기 전에 너무 많은 양의 식사를 하게 된다. 수면 부족도 식욕 조절 호르몬 불균형을 초래하여 에너지 섭취량을 증가시킬 수 있다.[186]

신체활동이 부족한 현대인의 좌식 생활 습관은 에너지 소모가 적다. 앉아서 보는 업무, 승용차, 엘리베이터나 에스컬레이터 등의 이용으로 이동할 때 신체활동이 최소화되고 에너지 소모가 별로 없다. 오랜 시간 동안의 텔레비전 시청, 컴퓨터 게임이나 스마트폰 이용도 생활 속 활동량이 줄어드는 이유이다.[186]

개인의 생활습관 외에도 개인과 집단의 환경요인이 비만 가능성을 높인다.[182] 개인적으로는 보통 사회경제적으로 지위가 낮은 사람이 비만 유병률이 더 높다. 이는 적절한 운동과 올바른 식습관을 갖기 어려운 환경적 영향 때문으로 보인다.[186] 집단에서의 비만 유발 환경으로는 지역에서 생산된 건강에 좋은 식품을 싼값으로 사기 힘든 구조적 요인, 걷기나 자전거 타기 등 신체활동을 통해 이동하기에 불편하고 위험한 도로나 교통 여건 등이 있다. 이러한 비만 유발 환경을 규제하는 적절한 법률이나 정책이 없는 것도 문제이다.[182]

그 외에도 태어날 때 출생체중이 크거나 아기 때 인공수유를 받은 경우, 성인기 비만 위험이 증가한다. 과도한 스트레스나 장내 세균총의 변화도 비만과 관련이 있다. 폐경기 여성 호르몬의 감소가 체지방 분포의 변화와 복부비만으로 이어질 수 있다.[186]

3. 과체중과 비만이 높이는 질병 및 사망위험

과체중이 되면 질병 발생 위험이 커진다.

왜 건강 체중을 유지해야 하는가? 비만한 사람은 건강한 체중을 가진 사람에 비해 심각한 질병과 신체 상태에 걸릴 위험이 더 크기 때문이다.[187] 우리나라 사람은 우리나라 기준 과체중인 체질량지수 23 이상이면 비만 동반 질환에 걸릴 위험이 크다. 허리둘레가 남성

90cm 이상, 여성 85cm 이상인 복부 비만자는 체질량지수가 정상이어도 그렇다. 체질량지수도 높고 허리둘레도 크면 동반 질환 발생 위험이 더 크다.[183]

비만하면 고혈압과 당뇨병이 잘 생긴다. 비만한 사람은 지방질이 많은 상태이므로 여분의 지방이 혈액 속에도 많이 흐른다. 특히 몸에 좋은 콜레스테롤(HDL 콜레스테롤)이 낮아지고 나쁜 콜레스테롤(LDL 콜레스테롤)은 올라가는 이상지질혈증이 흔하다.[188] 이에 따라 심장병과 뇌졸중 같은 심혈관질환이 잘 동반된다. 호흡 및 관절의 문제, 담석 및 담낭질환 그리고 우울증 및 불안과 같은 정신질환도 문제이다.[187] 비만한 사람은 코를 심하게 고는 경우가 많고, 잠을 자다가 갑자기 호흡을 잠깐씩 멈추는 수면무호흡증후군이 흔하다. 상당한 폐기능 저하와 호흡곤란이 있을 수 있다. 비만은 체중을 떠받치는 관절, 특히 허리와 무릎 관절에 지속적인 무리가 되므로 관절염을 빨리 오게 한다. 허리와 무릎의 퇴행성관절염과 추간판탈출증은 비만과 관련이 많다. 비만하면 지방간이 많은데, 이는 남는 열량이 간에 중성지방의 형태로 저장되기 때문이다. 비만한 사람은 암도 잘 생기는데 대장암, 전립샘암, 신장암, 갑상샘암, 식도암, 여성 암인 자궁내막암, 난소암, 유방암이다.[188] 소아청소년 비만자는 불안, 우울증 등의 심리적 문제, 낮은 자존감과 삶의 질, 따돌림, 낙인 등의 사회적 문제 그리고 성인 비만의 높은 가능성 문제가 있다.[187]

우리나라 사람은 과체중 및 초기 비만에서
사망위험이 오히려 낮다.

비만과 사망의 연관성을 보자. 체질량지수 및 허리둘레가 증가할수록 사망위험이 높아진다. 비만과 사망률과의 연관성은 나이가 들면 줄어들어 50세 이후에는 고도비만만 연관성을 보이고, 65세가 넘어가면 뚜렷한 경향성이 없다.[188]

체질량지수와 사망과의 연관성에 대해서는 J자 혹은 U자 모양 관계가 있다고 알려져 있다. 즉 저체중일 경우 사망률이 높고, 정상체중(체질량지수 20~25)에서 가장 사망률이 낮다가 이후 체질량지수가 높을수록 사망률이 높다는 것이다. 수백만 명 대상의 대규모 연구에서 사망위험이 가장 낮은 체질량지수 범위는 정상체중이고, 25 이상이면 사망위험이 증가한다. 단 체질량지수와 사망률과의 이와 같은 관계는 젊은 연령층에서 뚜렷하고 나이가 들면 약해지는데, 노인은 가장 사망위험이 낮은 체질량지수가 상대적으로 높다.[189] 이와 다르게 체질량지수와 사망과의 연관성에 대해 이루어진 많은 연구를 통합 분석한 결과에서는 사망위험이 가장 낮은 체질량지수는 정상체중이 아닌 과체중(체질량지수 25~30)이다. 체질량지수 30 이상인 비만군에서 사망위험이 증가한다.[190] 우리나라 사람을 포함한 동아시아 사람의 연구 결과를 보면 사망위험이 가장 낮은 체질량지수 범위는 22.6~27.5이다.[191] 즉 일부 연구를 제외하면, 체질량지수가 27.5, 또는 30 이상이 되어야 사망위험이 증가한다. 우리나라 기준 체질량지수가 23~24.9는 과체중, 25~29.9는 비만이라 분류하는 것에 따르면, 비만 동반 질환 발생 위험은 과체중이면 상승하지만, 사망위험은 27.5 이상 비만이 되어야 높아진다고 할 수 있다.

이외로 약간 살찐 상태인 과체중 및 초기 비만(체질량지수 22.6~27.5)에서 사망위험이 가장 낮은 이유는 무엇일까? 생애 과정 초기 단계에서 체질량지수를 측정한 연구는 과체중의 사망위험 보호 효과가 분명하지 않다. 이를 미루어 보아 성인 대상의 체질량지수와 사망 연구는 교란변수를 충분하게 통제하지 못하는 등의 제한점이 있기 때문일 수 있다. 다른 이유는 체질량지수 증가에 따른 동반 질환은 주로 혈압, 혈당 상승 및 이상 지질 혈증 등인데 이로 인한 사망위험은 좋은 약물의 사용과 생활습관 개선으로 낮출 수 있다는 것이다.[192] 과체중인 사람은 중한 질병과 심한 감염 등의 심각한 상황에서 오히려 생존율이 높다는 점, 체질량지수가 높지만 근육이 많고 체지방이 적은 사람은 건강 문제는 적다는 점도 이유가 된다.[193]

미국과 세계보건기구(WHO)는 체질량지수 25.0~29.9이면 과체중, 30.0 이상이면 비만으로 분류하지만 우리나라는 체질량지수가 25만 넘어도 비만으로 분류하고, 비만율을 산출한다. 다른 나라와 같은 비만 기준을 적용하면, 우리나라 비만율은 경제협력개발기구(OECD) 국가 중 일본 다음으로 낮다. 비만과 사망과의 연관성을 본 연구에서도 우리나라 사람은 과체중 및 초기 비만 단계에서 사망위험이 가장 낮다. 이러한 점을 고려하여 몇 년 전 보건복지부 국정감사에서 우리나라 비만 기준이 다른 나라와 달리 낮게 책정된 탓에 많은 사람이 근거 없이 비만 공포에 떨고 있다며 이를 상향 조정할 필요가 있다는 주장이 제기된 바 있다.[194]

복부비만의 지표인 허리둘레와 사망과의 연관성 연구를 통합한 결과에 따르면 체질량지수와는 별개로 허리둘레가 증가할수록 모든 원인 사망위험이 커진다. 체질량지수가 정상체중 범위라도 비만 관련 사망위험을 평가하기 위해서는 허리둘레 측정도 필요하다.[195] 우리나라 사람을 대상으로 한 연구에서도 허리둘레 증가는 사망위험을 높인다.[196]

비만의 역설, 질병이 있는 노인은 과체중 및 비만이 건강에 좋다.

과체중 또는 비만하면 사망률이 높아지는 체질량지수와 사망과의 연관성은 젊은 연령층에서 뚜렷하고 나이가 들면 약해진다.[189] 심지어 과체중(체질량지수 25 이상) 및 비만(체질량지수 30 이상) 노인이 정상 체중 또는 저체중 노인보다 건강 결과가 더 좋은 현상을 '비만의 역설'이라 한다. 그간 이루어진 연구를 검토한 결과 특히 동반 질환이나 급성 질환이 있는 경우 비만의 역설이 확인된다. 노인에게는 체지방이 건강에 좋을 수 있다. 체지방 조직에서 생산되는 세포 신호 물질인 아디포카인은 심장보호 효과가 있다. 높은 체질량지수는 좋은 영양상태 및 충분한 근육량을 의미하는 것으로 일부 만성병의 진행 및 합병증을 막을 수 있다.[197]

4. 적정 체중 유지와 체중 감량
생활습관 개선과 환경 조성

적정 체중 유지는 좋은 식습관과 신체활동으로 가능하다.

적정 체중을 유지하기 위해서는 좋은 식습관과 신체활동 둘 다 중요하다. 신체활동 등으로 소모하는 양보다 먹고 마셔서 섭취하는 열량이 더 많으면 체중이 증가한다.[145] 건강한 식습관이란 설탕 첨가 음료와 에너지 밀도가 높은 식품(지방과 유리당이 함유)의 섭취를 제한하고 과일과 채소, 콩류, 통곡물, 견과류 섭취는 늘리는 것이다.[182] 체중 유지를 위해서는 일주일에 최대 150분 중강도 신체활동을 해야 한다. 여기에는 춤이나 정원 일도 포함될 수 있다. 주 5일, 하루 30분씩 하면 일주일 150분이라는 목표를 달성할 수 있다. 사람에 따라서는 건강한 체중에 도달하거나 유지하기 위해서 다른 사람들보다 신체활동이 더 많이 필요할 수 있다.[145] 텔레비전, 컴퓨터 게임이나 스마트폰 사용같이 화면을 보는 시간은 되도록 줄여야 한다. 개인의 식습관 및 신체활동은 환경 및 사회적 조건에 따라 크게 제한된다. 비만은 개인의 책임이 아닌 사회적 책임이며, 건강한 식습관과 규칙적인 신체활동을 지지하는 환경과 지역사회를 만드는 것도 중요하다.[182]

이 외에도 체중 유지와 관리를 위해서 충분한 수면과 스트레스 감소가 필요하다.[198] 사람은 나이가 들수록 신체 구성이 점차 변한다. 근육의 비율은 감소하고 지방의 비율은 증가함에 따라 신진대사가 느려져서 체중 증가가 더 쉽게 일어난다. 어떤 사람은 나이가 들수록 신체활동이 줄어들어 체중 증가 위험이 커진다.[199]

**체중 감량 또는 과체중과 비만의 치료도
좋은 식습관과 신체활동이 필수이다.**

체중을 감량하면 과체중 및 비만과 관련된 건강 문제가 발생할 가능성을 낮출 수 있다. 고혈압이나 당뇨병 등 비만 관련 문제가 있는 사람도 체중 감량이 건강관리에 도움이 된다. 과체중을 안전하게 감량하고 이후 체중을 장기적으로 유지하기 위해서 건강한 생활양식을 채택해야 한다. 건강한 식습관과 규칙적인 신체활동의 병행이 가장 중요하다. 체중 감량 약제나 수술과 같은 치료법도 있다. 신체에 필요한 열량과 영양소를 기반으로 한 식단과 빠르게 걷기 또는 자전거 타기 등 중강도 유산소 신체활동 계획이 포함된 개인 맞춤형 체중 감량 프로그램이 필요하다. 매일 음식 섭취량 및 신체활동, 매주 체중을 모니터한다. 스마트폰 앱과 기타 도구를 사용하면 계획을 얼마나 잘 지키는지 알 수 있다.[199-1]

유행을 타는 다이어트는 빠른 결과를 약속하지만, 필요한 영양 섭취를 제한하고 건강에 해로울 수 있으며 장기적으로 실패하는 경향이 있다.[198] 탄수화물 한 종류를 완전히 식단에서 없애는 것보다 건강에 좋은 다양한 음식을 섭취하는 것이 더 좋다. 다양성이 없는 식단은 필수 영양소의 섭취를 어렵게 하거나, 시간이 지날수록 지키기가 쉽지 않다.[199]

체중 감량의 달성과 유지는 어렵다. 생활양식의 변화가 충분하지 않은 경우, 의사는 과체중 및 비만 치료를 위한 약을 처방할 수 있다. 약 복용 기간에도 건강한 식생활을 고수하고 신체활동을 유지해야 한다. 비만 수술이라고도 불리는 체중 감량 수술에는 소화기계를 변화시키는 여러 유형이 있다. 체질량지수가 35 이상인 경우 의사는 체중 감량 수술을 권할 수 있다.[199-1]

약간의 체중감소만으로도 건강이 돌아온다.

체중을 줄이면 다시 건강해지는가? 체중 감량만으로도 혈압이 정상으로 돌아오고 심장 크기도 줄어드는 경우가 많다는 연구 결과는 살찐 사람이 기뻐할 일이다. 단지 5~10% 정도의 체중 감량만으로도 비만과 관련된 질환, 증상 및 이로 인한 합병증을 임상적으로 크게 줄일 수 있다.[188] 높은 당뇨병 발생 위험에 처한 과체중 및 비만 성인은 비만약을 사용하지 않고 생활양식 변경만으로 당뇨병을 예방할 수 있다. 당뇨병이 있는 과체중 및 비만 성인도 비만약 없이 생활양식 변경으로 혈당 조절을 크게 개선할 수 있다.[199-2]

체중감소는 사망위험도 줄이는가? 그 대답은 체중감소가 의도적인지, 비의도적인지에 따라 달라진다. 건강한 노인, 특히 남성은 의도하지 않게 체중이 5% 정도만 감소해도 모든 원인, 심혈관질환 및 암 사망위험이 증가한다. 체중감소가 생명을 위협하는 심각한 질병의 초기 전구 증상이기 때문이다.[199-3] 의도적인 체중감소의 효과는 사람 대상 실험인 무작위임상시험 연구를 통해 검정할 수 있다. 많은 비만한 사람들을 대상으로 실험군(생활양식 변경으로 체중감소 노력 집단)과 그렇게 하지 않는 대조군으로 나누고 장기간 추적 관찰하는 방식이다. 여러 무작위임상시험 연구를 통합 분석한 결과에 따르면 의도적인 체중감소는 모든 원인 사망을 15%까지 줄일 수 있다.[199-4]

새로 나온 좋은 비만약도 비만 치료의 왕도는 아니다.

체중 감량의 기본 원칙은 식습관의 개선과 규칙적인 신체활동을 포함하는 생활양식 변경이다. 체질량지수가 25를 넘고, 생활양식 변경으로 체중 감량에 실패하는 경우 약물치료를 할 수 있다.[183] 비만 환자에게 희소식이 있다. 비만 치료제의 '게임 체인저'라 불리는 '세마글루티드(상품명 위고비)'가 2021년에 미국에서 승인되어 한국에서도 의사 처방에 따라 사용할 수 있게 되었다. 지금까지 개발된 비만 약제의 임상시험 연구를 검토한 결과를 보아도 '세마글루티드'는 부작용은 다른 비만 약제와 비슷하지만 체중 감량 효과가 가장 좋다.[199-5] 비교적 장기간인 2년 이상 추적해 보아도 의미 있는 체중 감량이 유지되며 약물치료 중단에 이를 정도의 부작용은 거의 없다.[199-6]

획기적인 비만 치료제가 나왔으니 이제 먹고 싶은 대로 먹고, 신체활동은 안 하면서 게으르게 살아도 될까? 그렇지 않다. 비만 치료제만으로 비만을 치료할 수는 없다. 비만은 다양한 원인을 가지는 복잡한 병태 생리를 지닌 만성 및 재발성 질환이다. 새로운 약물만으로 비만을 치료하는 것이 아니고 생활양식 개선이 동반되어야 한다. 필요하면 수술도 해야 한다. 약물 치료에는 몇 가지 문제가 있다. 평균적으로 체중 감량이 성공적이라고 해도 유의미한 효과가 나타나지 않는 사람이 있고 일부에서는 부작용이 심각할 수 있다. 원하는 만큼 체중 감량을 달성하여도 약물 사용을 중단하면 그 효과는 사라진다.[199-7] 생활양식의 변경은 부작용이 거의 없으며, 약물의 사용 가능성을 낮추거나 약물 용량을 줄일 수 있다. 약물을 사용하든 안 하든 효과적인 체중 감량과 유지를 위해서는 식습관의 개선과 규칙적인 신체활동이 필요하다. 생활양식 개선이야말로 타당하고 독립적인 비만 관리 전략이다.

생활습관병의 관리를 위해서도 생활양식 개선이 필수적이다. 세계보건기구(WHO)에 따르면 대부분 비감염성질환은 나쁜 건강행태 4개(흡연, 신체활동 부족, 나쁜 식습관, 과음)가 4개의 주요 대사 및 생리적 변화(혈압, 혈당, 혈중 콜레스테롤, 체지방 상승)를 일으킨 결과이다.[3-1] 혈압이 높은 고혈압, 혈당이 높은 당뇨병, 혈중 콜레스테롤이 높은 이상지질혈증 그리고 체지방이 과다한 과체중 및 비만은 심장병, 뇌졸중 등 심각한 질환으로 가는 중간 단계 위험 요인이다.[3] 다행스럽게 이 단계에서 사용할 수 있는 효과적이고 부작용이 적은 약물이 개발되어 있으나, 생활양식 개선의 중요성이 낮아지는 것은 아니다. 고혈압, 당뇨병, 이상지질혈증 그리고 비만 등 의학적 상태 또는 만성병이 있는 사람이 생활양식을 건강에 좋은 방향으로 개선하면 더 심각한 질병을 예방할 뿐 아니라 전반적인 삶의 질도 향상된다. 한 가지 질병이 있으면 더 큰 재앙을 방지할 수 있다. 이것을 일병식재(一病息災)라 한다.

5. 체중에 대한 기관 권고 및 도움말

적정 체중을 초과하는 과체중과 비만은 심혈관질환 등 비감염성질환의 발생 및 사망위험을 높인다. 국가기관에서도 건강을 위해서 적정 체중을 유지할 것을 권고하고 있다. 질병관리청이 2022년 개정한 심뇌혈관질환 예방관리수칙의 다섯 번째는 '적정한 체중과 허리둘레를 유지하기'이다.[62] 비만에 암이 잘 동반되기 때문에 국립암센터는 '자신의 체격에 맞는 건강 체중 유지하기'를 국민 암 예방수칙에 포함하고 있다.[61] 적정 체중을 유지하기 위해 식습관을 바꾸고 규칙적으로 신체활동을 하는 일이 쉽지는 않다. 대부분 보건소는 모바일 헬스케어 사업으로 이를 도와준다. 고혈압, 당뇨병, 이상지질혈증을 진단받은 것은 아니지만, 전 단계에 있거나 복부비만이 있는 사람 중 일정 요건을 갖춘 사람이 대상이다. 거주지 보건소에서 스마트폰의 앱을 통해서 의사, 간호사, 영양사, 운동전문가, 코디네이터 등이 전문 상담과 관리를 한다.[199-8]

대한비만학회가 비만 진료에 권고하는 행동치료는 음식 섭취 감소와 신체활동 증가 등의 포괄적인 생활습관 개선이다. 비만 행동치료에 흔히 사용되는 자극 조절 기법이 비만 예방 및 관리에 도움이 된다. 배가 부를 때 음식을 산다, 미리 작성한 목록에 따라 음식을 구매한다, 패스트푸드나 조리하지 않고 먹는 음식을 피한다, 계획된 시간에 식사나 간식을 먹는다, 다른 사람들이 권하는 음식은 적절하게 거절한다, 음식을 보이지 않는 곳에 보관한다, 음식은 정해진 장소에서만 먹는다, 적은 크기 밥그릇, 국그릇, 숟가락 및 음식 식기를 사용한다, 식사 후 바로 식탁을 떠난다, 남은 음식은 버린다, 남은 음식을 아깝다고 먹지 않는다, 외식 시 일품요리보다는 정식 요리를 선택하고 일품요리의 경우 여러 가지가 섞인 것을 선택한다, 한 번에 많이 주문하지 말고 식사 후에 주문한다, 열량이 높은 음식은 자신의 자리에서 되도록 멀리 놓는다, 채소를 우선 먹고 드레싱은 가능한 한 사용하지 않는다, 음료수 대신 차나 물을 마신다 등이다.[183]

요약 및 마무리

  적정 체중 유지는 식습관 및 신체활동과는 별개로 기대수명을 증가시키는 바람직한 건강행태의 하나이다. 적정 체중 유지란 좋은 식습관 및 충분한 신체활동을 의미하지만, 이것이 전부는 아니다. 과체중 및 비만의 발생은 식이 에너지 섭취와 신체활동으로 인한 에너지 소모의 불균형뿐 아니라 유전적, 사회심리적 요인, 비만 유발 환경 등의 여러 원인이 관계한다. 자신의 키에 맞는 적정 체중을 가지는 것이 중요하다. 이를 위해 자신의 체질량지수를 알아야 한다.

  과체중 및 비만은 체지방의 과잉 축적을 말한다. 우리나라는 체질량지수 23 이상을 과체중, 25 이상을 비만으로 정의한다. 과체중이면 비만 관련 질병 및 기타 건강 문제가 발생할 수 있다. 사망위험은 오히려 과체중 및 초기 비만인 체질량지수 22.6~27.5 사이에서 가장 낮다. 복부비만의 지표인 허리둘레가 증가할수록 사망위험이 높아진다. '비만의 역설'은 노인의 경우 체질량지수 25 이상으로 비만한 사람이 오히려 건강 결과가 더 좋은 현상을 말한다.

  우리나라에서 성인 남자와 소아 청소년의 비만은 증가하는 추세이다. 세계적으로 보면 우리나라 성인 비만 유병률은 매우 낮다. 체중 감량 또는 과체중과 비만의 치료에도 좋은 식습관과 신체활동이 필수다. 약간의 체중감소만으로도 건강이 돌아온다. 이제 효과 좋고 부작용이 적은 치료 약물을 사용할 수 있게 되었다. 약물을 사용하든 안 하든 효과적인 체중 감량과 유지를 위해서는 식습관의 개선과 규칙적인 신체활동을 빼놓을 수는 없다. 비만뿐 아니라 고혈압, 당뇨병, 이상지질혈증 등 생활습관병의 관리를 위해서는 약물 치료와 함께 생활양식을 바람직하게 변경해야 한다. 심각한 건강 결과를 예방할 뿐 아니라 전반적인 삶의 질도 향상된다. 한 가지 질병이 있으면 더 큰 재앙을 방지할 수 있다.

V. 절주 혹은 금주

들어가는 말

　음주란 술을 마시는 행위이다. 술의 주성분은 '에탄올'로 흔히 알코올로 불린다. 알코올은 수 세기 동안 많은 문화권에서 널리 사용되어 온 중독성 있는 향정신성 물질이다.[200] 알코올은 중추신경계 억제제로서 기분, 생각과 행동에 영향을 미친다. 음주 초기에는 기분이 좋아지고 긴장이 완화되어 분위기를 띄운다. 과음하면 말이 어눌해지고, 비틀거리며 행동이 느려진다. 많은 양의 알코올을 너무 빨리 마시면 혼수에 빠지거나 심지어 죽을 수 있다.[201] 알코올의 영향은 개인차가 커서 말술도 사양하지 않는 사람이 있지만, 한잔 술에 얼굴이 붉어지고 심지어 숨을 쉬지 않는 사람도 있다. 술을 홀짝이다가 중독에 빠져서 자신과 가정을 망치는 사람도 있다.

　술을 마시면 기분이 좋아지므로 술은 오랫동안 사람이 모이는 장소인 잔치, 회식 등 사회생활의 윤활유로서 사랑을 받아왔다. 사회생활의 하나로서 음주를 사회적 음주라고 한다. 우리나라는 전통적으로 술을 권하는 사회였다. 술을 권커니 잣거니 서로 주고받았다. 권주가도 있다. 현대 사회에서도 직장 회식 문화에서 술을 억지로 권하는 문화가 있었다. 이제 '술 안 권하는 사회'로 바뀌고 있다. 코로나-19 대유행 이후 혼자 또는 집에서 술을 마시는 경향이 퍼지고, 물가마저 크게 올라 직장 회식이 사라지고 있다.[202]

음주에 대해서 많은 경구와 격언이 있다. 예를 들면 술을 한 잔 마시는 것은 좋은 일이다, 두 잔 마시면 품위를 떨어뜨린다, 석 잔을 마시면 부도덕해지고 넉 잔째는 자멸한다(탈무드). 처음에는 사람이 술을 마시고 다음에는 술이 술을 마시고 마지막에는 술이 사람을 마신다(법화경). 술은 양면성이 있어 소량 마시면 좋지만, 많이 마시면 나쁘고 너무 마시면 파멸에 빠진다. 보건소 건강증진 사업에서 담배에 대해서는 금연을 목표로 하지만, 술에 대해서는 절주 사업을 한다. 하루 한두잔 반주는 건강에 좋다는 속설이 있다. 한 잔 술은 보약인가?

1. 우리나라 음주 통계
   남자에서 높은 음주율과 고위험음주율

국민건강영양조사에서 음주율을 측정하는 지표는 세 가지이다. 월간음주율은 최근 1년 동안 한 달에 1회 이상 음주한 분율이다. 고위험음주율은 최근 1년 동안 1회 평균 음주량이 남자의 경우 7잔 이상, 여자의 경우 5잔 이상이며, 주 2회 이상 음주하는 분율을 말한다. 월간폭음률이란 최근 1년 동안 월 1회 이상 한 번의 술자리에서 남자의 경우 7잔(또는 맥주 5캔) 이상, 여자의 경우 5잔(또는 맥주 3캔) 이상 음주한 분율이다.[69] 많이 마시는 소주를 기준으로 하면 7잔의 음주량은 한 병에 해당한다.

성인 월간음주율을 보면 남자는 2019년 이후 꾸준히 감소하여 2022년 68%이고 여자는 2013년 이후 비슷한 수준을 유지하여 2022년 48%이다. 연령대별로는 40대에 가장 높으며 이후 연령에 따라 뚜렷하게 감소한다. 소득수준별로는 5분위 소득수준이 높아질수록 증가하는 경향이다. 고위험음주율은 2013년 이후 남자는 매년 20% 전후로 비슷하며 2022년 21%, 여자는 매년 6~8% 수준으로 2022년 7%이다. 연령별로는 40대에 가장 높으며 이후 연령에 따라 뚜렷하게 감소한다. 남자 40대는 29%로 가장 높고 다음으로 남자 50대가 27%이다. 소득수준별로는 5분위 소득수준에 따른 뚜렷한 경향이 없다. 월간폭음률에서는 남자는 2015년 이후 약간씩 감소하는 추세로 2022년 49%이며, 여자는 2013년 이후 2018년까지는 조금씩 증가, 이후 감소, 다시 증가하여 2022년 26%이다. 연령대별로는 월간폭음률은 20대에 가장 높으며 이후 연령에 따라 뚜렷하게 감소한다. 소득수준별로는 5분위 소득수준이 높아질수록 증가하는 경향이다.[69] 연간 1인당 순수 알코올 소비량도 2015년부터 꾸준히 줄고 있으나, 10대의 고위험음주는 급증한다.[203]

2. 건강과의 연관성, 음주의 양면성

음주는 건강에 좋은 점이 있다.
적정 음주가 건강에 좋다는 연구가 많다.

'한두 잔 반주는 건강에 좋다'는 애주가의 변은 실제로 많은 역학적 연구에서 근거가 있다. 음주와 건강 결과는 'J'자 혹은 'U' 연관성이 있다. 적정 음주는 술을 마시지 않는 것보다 사망위험이 더 낮지만, 과량 음주는 건강을 해치고 사망위험을 높인다.[3] 적정 음주는 심장과 순환기계에 좋으며 제2형 당뇨병과 담석을 예방할 수 있다.[204] 많은 역학적 연구를 종합하면, 소량에서 중간 정도의 음주는 심장마비, 허혈성 뇌졸중(뇌혈관의 동맥경화로 혈류가 감소하여 뇌 조직이 기능을 하지 못하는 상태), 말초 혈관 질환, 심장 돌연사 등의 심혈관질환의 발생 및 사망위험을 줄인다.[204] 적정 음주가 심혈관질환을 예방한다는 생각은 생물학적으로나 과학적으로 타당하다. 적당한 양의 알코올은 심장병 보호 효과가 있는 HDL 콜레스테롤 수치를 높이고 인슐린 민감성을 높인다. 이러한 변화는 심장마비와 뇌졸중의 궁극적 원인인 심장, 목, 뇌의 동맥을 막을 수 있는 작은 혈전의 형성을 예방한다.[204]

적정 음주의 이득은 심장에만 국한되지 않는다. 장기간의 관찰 연구에서 적정 음주자는 담석 및 당뇨병 발생이 비음주자에 비해 낮다. 많은 연구를 통합해 분석해 보아도 하루 평균 0.5~4잔의 적정 음주자는 당뇨병 발생 위험이 적다. 음주는 사회적, 심리적으로 좋은 점이 있다. 식사 전 한 잔은 소화에 도움이 되고 스트레스가 많은 하루 일과 후 편안한 휴식을 제공한다. 친구들과 함께 마시는 술은 사회적 강장제가 되어 건강과 행복에 좋을 수 있다.[204]

얼마를 마시면 적정 음주일까? '적당한 음주'의 범위는 연구마다 조금씩 다르다. 일부 연구는 하루 한 잔 미만, 다른 연구에서는 하루 3~4잔을 의미한다. 한 잔에 대해서도 알코올 연구자들이 보편적으로 받아들이는 크기가 없으며, 나라에 따라서도 다르다.[204] 미국 국립알코올남용중독연구소에서는 알코올 14g을 표준 1잔으로 규정한다. 이는 대략 맥주 한 캔(350cc), 포도주 한 잔(150cc), 양주 한 잔(45cc), 막걸리 한 사발(300cc), 17도 소주 1/4병(90cc)에 들어있는 알코올의 양에 해당한다. 적정 음주는 표준잔 기준 일주일에 남성 8잔(소주 2병) 이하, 여성 4잔(소주 1병) 이하이다. 건강을 위해 안전한 알코올 섭취량은 없다고 선언한 세계보건기구(WHO)의 적정 음주량은 0이라고 할 수 있다. 우리나라 보건복지부는 적정 음주를 따로 정의하고 있지는 않지만, 남자의 경우 한 번의 술자리에서 소주 1병(7잔, 표준잔 기준 4잔), 여자는 소주 5잔 이상 마시는 것을 폭음, 폭음이 일주일에 주 2회 이상 있을 때를 고위험 음주로 정의하고 모니터하고 있다.[203] 남자 기준으로 하루에 많아도 소주 1병, 일주일에 2병까지가 음주의 폐해를 최소화할 수 있는 양이라고 할 수 있다. 심장병 보호 효과 측면에서 적정 음주는 남성의 경우 하루 평균 1~2잔, 여성의 경우 하루 1잔을 의미한다.[205]

**최근 연구 결과는 다르다,
한잔 술도 건강에 좋은 것이 아니고 해로울 수 있다.**

많은 역학적 연구 결과 소량부터 중간 정도의 알코올을 마시는 사람이 술을 마시지 않거나 과량 음주를 하는 사람보다 심혈관질환 위험이 더 낮다. 이와 같은 J자형 또는 U자형 연관성에서 보이는 알코올의 심장보호 효과에 대해서는 논란이 있다.[206]

이 주제에 대한 가장 최근 통합 분석(2021년까지 발표된 연구를 모두 포함) 결과에 따르면 소량 또는 중간 정도 음주에서의 사망 위험 감소는 나타나지 않는다. 기존에 알려진 것처럼 적정 음주가 심장병 및 사망을 예방하는 것이 아니다. 과량 음주의 경우 음주량의 증가에 따라 사망위험이 증가한다. 사망위험을 증가시키는 과량 음주는 남자는 하루 평균 45g, 여자는 25g이다.[207]

적정 음주가 심장병 및 사망 예방 효과가 있다는 연구에 대해서는 방법론적으로 중요한 비판이 있다. 통계적 보정에도 불구하고 술을 적당히 마시는 사람은 그렇지 않은 사람에 비하여 여전히 사회경제적 지위가 더 좋거나 다른 건강행태(흡연, 적정 체중 유지, 신체활동, 식습관 등)가 더 바람직할 가능성이 있다는 것이다. 최근 혈액은행에 생체시료를 보관하는 연구대상자를 많이 확보함에 따라 이 문제점을 해결하는 멘델 무작위 배정 연구 방법론이 대두되었다. 알코올 섭취량 대신 알코올 섭취 행태를 잘 예측하는 선천적 유전적 변이를 알코올의 대리변수로 사용하여 분석하는 것이다. 유전적 변이는 후천적 요인인 사회경제적 지위나 다른 건강행태와 연관성이 없으므로 기존의 연구 제한점을 보완할 수 있다.[206]

멘델 무작위 배정 방법론을 적용한 연구의 결과는? 소량의 음주도 고혈압 및 관상동맥병의 위험을 약간 높이며, 음주량이 증가함에 따라 그 위험은 급격하게 증가한다.[206] 유사한 연구를 모두 취합하여 통합 분석한 결과를 보아도 유전적으로 예측된 음주량과 심혈관질환 및 당뇨병 발생은 연관성이 없다. 오직 한 연구만이 모든 원인 사망과의 연관성을 보았는데 음주는 사망의 위험을 증가시킨다. 결론적으로 적정 음주의 심혈관질환 및 당뇨병 예방에 대한 근거가 발견되지 않을 뿐 아니라 적정 음주도 해로울 수 있다. 아직 새로운 방법론에 따른 연구가 충분하지 않고 연구 간에 질적 수준이 달라서 적정 음주의

심장 건강 및 사망에 미치는 인과적 역할에 대한 결론 도출은 아직 이르다. [208]

세계보건기구(WHO)의 결론은 한잔 술도 나쁘다는 것이다.

술로 인한 위험은 첫 잔부터 시작한다. 현재의 근거로는 소량 또는 적정 음주가 심혈관질환 및 당뇨병에 미치는 잠재적 건강 이득이 같은 수준의 음주로 인한 암 발생 위험을 초과하지 않는다. 유일하게 확실한 것은 술을 많이 마실수록 더 해롭다는 것이다. 술을 적게 마실수록 더 안전하다. 문제는 소위 안전한 알코올 소비 수준이나 알코올의 건강 보호 효과에 대해 논의할 때, 알코올 피해에 대한 큰 그림을 무시한다는 것이다. 특히 불리하고 취약한 인구집단은 알코올 관련 사망 및 입원율이 높은 점을 명심해야 한다. 특정 사회에서 음주량과 음주 행태가 같아도 이로 인한 피해는 부자 음주자보다 가난한 음주자와 그 가족에서 더 크다.[209]

음주가 건강에 나쁜 점의 목록은 길다.
과음은 질병 발생 위험을 높인다.

음주는 200가지 이상의 질병, 손상 및 기타 건강 상태의 원인이 된다. 음주가 만성 및 급성 건강 결과에 미치는 영향은 주로 소비된 알코올의 총량과 음주 행태, 특히 과음할 때의 행태에 의해 결정된다.[200]

과도한 음주는 즉각적으로 건강 상태의 위험을 증가시킨다. 과음하면 교통사고, 낙상, 익사, 화상 등으로 인한 손상 위험성이 높다. 살인,

자살, 성폭행, 친밀한 파트너 폭력 등 여러 형태의 폭력 위험도 크다. 보호되지 않은 성관계 또는 여러 파트너와의 성관계를 포함한 위험한 성적 행동을 쉽게 하고 의도하지 않은 임신이나 성병을 초래할 수 있다.[210] 급성 알코올 중독은 높은 혈중알코올농도로 인해 발생하는 응급 상황을 말한다. 너무 많은 알코올을 너무 빨리 마시면 맥박이 빨라지고 숨이 가빠진다. 혼수상태로 응급실에 실려 가거나 심지어 죽기까지 한다.[211]

음주는 장기적인 건강 위험을 초래한다. 음주와 심혈관질환의 발생 위험은 음주량에 따라 다르다. 음주는 고혈압의 위험요인으로 음주자는 음주량에 상관없이 비음주자나 금주자에 비해 고혈압이 생길 위험이 크다. 하루 1~2잔의 음주는 관상동맥병의 위험을 낮추지만, 지나친 음주는 이를 오히려 높이고 급사 위험을 높인다. 심장이 빠르고 불규칙하게 뛰어 두근거림, 호흡곤란 등의 증상이 생기고, 심장 안에서 피가 굳는 혈전을 만들어 뇌졸중 등의 합병증을 일으킬 수 있는 심방세동도 잘 생긴다. 뇌졸중의 경우는 허혈성 뇌졸중(뇌경색)인지 출혈성 뇌졸중(뇌출혈)인지에 따라 다르다. 뇌경색은 소량의 음주로 발생 위험이 감소하지만, 뇌출혈은 소량의 음주에도 발생 위험이 증가한다.[203]

술을 너무 많이 마시면 혈액 내 중성지방 수치가 높아질 수 있다. 이것이 높은 LDL(나쁜) 콜레스테롤 또는 낮은 HDL(좋은) 콜레스테롤과 결합하면, 동맥벽에 지방이 축적되고 심장마비와 뇌졸중의 위험 증가로 이어진다.[215]

만성 음주로 인한 간 손상의 초기 변화가 알코올성 지방간이다. 지방간은 과음하는 사람의 대부분에서 발생하며, 술을 끊으면 정상 간으로 회복이 된다. 과다한 양을 계속 마시는 경우 경변증으로 진행한다. 같은 양의 술을 마셔도 여성은 간경변의 위험도가 더 높다. 우리나라에서 알코올은 간경변의 두 번째 원인이며, 간암의 세 번째 원인이다.[203] 알코올성 간질환 환자는 술을 끊는 것이 가장 중요한 치료이다. 음주는 췌장염의 위험인자이다. 급성 췌장염 환자가 금주 및 절주를 하면 췌장염 재발률이 감소하고 만성 췌장염으로 진행이 줄어든다.[203]

음주는 뇌의 위축을 유발한다. 음주량에 비례해 해마(학습 및 기억을 담당하는 뇌의 일부)와 대뇌 위축이 심해진다. 과도한 음주는 치매 위험을 증가시킨다.[203] 적정 음주는 치매의 위험을 높인다고 할 수 없다. 적정 음주가 치매의 위험을 낮춘다는 연구도 소수 있지만, 이는 연구 방법의 결점 때문으로 보인다. 장기간의 과음은 비타민 B1(티아민) 부족과 단기 기억에 영향을 미치는 베르니케-코르사코프 증후군을 초래할 수도 있다.[212]

음주는 암 발생 위험을 높인다. 국제암연구소에 따르면 알코올은 제1군 발암물질로 암 발생률을 높인다. 알코올이 발생 위험을 높이는 암으로는 두경부암(구강, 인두, 후두 등), 식도암, 간암, 유방암, 대장암, 췌장암이 있다.[203] 알코올에 포함된 에탄올과 에탄올 분해로 생성된 화학물질인 아세트알데하이드가 대량으로 존재하면 인체에 발암성을 갖기 때문이다. 음주자가 담배를 피우거나 식습관이 좋지 않으면 암의 발생 위험이 크게 높아진다.[204] 미국 전체 암 발생의 6%와 암 사망의 4%가 음주 때문으로 추정된다.[213] 알코올로 인한 사망의 대부분은 다양한 유형의 암 때문이다.[209]

암 발생 위험은 알코올 섭취량이 많을수록 높다. 실제 발생하는 규모로 보면, 알코올 관련 암의 절반은 소량 및 적정 음주로 인해 발생한다.[209] 여성 유방암의 발생 위험은 하루에 한 잔의 술로도 증가한다. 위험의 크기가 큰 것은 아니지만 소량 음주에 노출된 인구의 규모를 고려하면 유방암 발생 숫자를 상당히 증가시킬 수 있다.[204] 간암은 우리나라에서 폐암 다음으로 사망자 수가 많다. 간암의 중요한 원인은 B형과 C형 간염바이러스의 감염이다. 알코올은 특히 C형 간염바이러스

(HCV) 감염자에서 간암 발생률을 높이며, B형 간염바이러스(HBV) 보유자에서도 간암 발생을 앞당긴다.[214]

과음은 주요 사망원인이다. 알코올 관련 사망률과 질병률은 성별로 차이가 있다. 전 세계(2016년) 남자의 알코올 사망 기여도는 8%, 여성은 3%이다.[200] 같은 해 우리나라의 알코올 사망 기여도는 남자 12%, 여자 3%로 추산된다.[215] 우리나라 통계청은 알코올에 의한 직접 사망 원인(알코올성 간질환, 알코올 유발 급, 만성 췌장염, 알코올성 위염, 알코올성 근육병증, 알코올 다발 신경병증 등)을 별도 분석하고 있는데 남자의 경우 2022년 전체 사망의 2%를 차지한다.[216]

음주는 정신 건강 문제를 일으킨다.

술을 마시면 처음에는 편안함을 느끼고 곧 짧은 시간 동안 기분이 좋다. 음주 후 즉각적인 안정감은 시간이 지나면서 사라지기 때문에 이전보다 기분이 더 나빠질 수 있다. 음주 후 숙취로 인해 두통과 메스꺼움에 동반하여 우울증 또는 불안감이 올 수 있다.[217]

음주는 수면 장애를 유발한다. 적당한 음주도 수면을 방해할 수 있다.[204] 과음은 수면의 질과 양을 모두 줄인다. 음주량이 늘수록 남성의 수면 시 호흡장애가 증가한다. 수면 중 호흡장애가 있는 사람은 음주량을 줄여야 하며, 특히 늦은 시간에는 음주를 자제하는 것이 좋다.[203] 과음과 우울증은 서로를 강화한다. 하나가 있으면 다른 하나를 경험할 가능성이 높다. 우울증을 예방하기 위해서, 우울증 환자는 증상 관리를 위해서 음주량을 줄여야 한다.[217]

알코올 사용 장애(알코올중독)는 심각한 정신장애이다. 흔히 알코올중독(alcoholism)이라고 하지만 이는 의학적 용어가 아니다. 대신 알코올 사용 장애라는 말로 음주 관련 정신장애를 지칭한다. 알코올 남용은 과도한 음주로 인해 정신적, 신체적, 사회적 기능에 장애가 오는 것을 일컫는 말이며, 알코올 남용이 심하면 알코올 의존이다.[218] 알코올 의존이 있으면 음주에 내성, 금단이 생기고, 절주나 금주 노력이 실패한다. 음주 때문에 사회생활, 직업, 또는 취미를 줄이거나 포기하게 된다. 음주로 인해 신체적, 심리적 문제가 발생할 수 있음을 앎에도 불구하고 지속적 혹은 반복적으로 음주를 지속한다. 우리나라 알코올 사용 장애의 1년 유병률은 2.6%(남자 3.4%, 여자 1.8%)로 알코올 남용 1.1%, 알코올 의존 1.5%이다.[219] 자신의 음주가 문제가 있는지 간단하게 알아볼 수 있는 4가지 질문이 있다. '술을 끊거나 줄여 마셔야겠다고 느낀 적이 있는지', '자신의 음주에 대해 비난 받은 적이 있는지', '음주에 대한 죄책감을 느낀 적이 있는지', '해장술 경험이 있는지'의 4개의 질문에 대해 2개 이상 '예'라면 대답이 나오면 문제 음주를 시사한다.[220] 알코올 사용 장애가 있는 사람은 우울증이나 양극성 장애, 불안장애, 수면 장애 등 정신 건강 위험성이 일반인보다 훨씬 높다.[203]

누가 알코올중독에 빠지는가? 알코올중독은 가족력이 있는 사람에게서 잘 생긴다. 유전자가 역할을 하는 것이다. 물론 멘델의 유전 법칙을 간단하게 따르는 것은 아니고 여러 유전자 간 또는 유전자와 환경요인이 상호작용을 한 결과이다.[204] 유전적 요인에 사회심리적 및 행태적 요인이 복합적으로 작용하는 것으로 각 요인의 중요도는 개인마다 차이가 있다.[218] 요즘 유행하는 '혼술'(혼자 술을 마시는 것)은 괜찮을까? 혼자 마시는 술이 본질적으로 위험한 것은 아니다. 경기를 관람하거나 저녁 식사와 함께 포도주 한 잔, 맥주 한 잔을 즐기는 것도 나쁘지 않다. 하지만 삶의 어려움으로부터 탈출하거나 극복하기 위해 습관적으로 혼자 술을 마신다면 일시적인 도움은 되겠지만 알코올중독에 빠질 위험이 커진다.[221]

문제 음주는 자신과 가정 그리고 타인을 파멸시킨다.

과도한 음주는 폭력 발생을 높인다. 음주는 공격성을 조장하고, 술을 많이 마실수록 폭력이 더 심해진다. 살인, 성폭행, 친밀한 파트너 폭력, 자살 등 알코올 관련 문제로 인해 손상과 사망이 발생한다. 알코올은 슬픔, 짜증, 분노 또는 공격성을 유발할 수 있으며 강렬한 기분에 따라 잘못된 결정을 내릴 위험을 증가시킬 수 있다. 언어적 공격에서부터 다른 사람에 대한 신체적 공격, 심지어 자살과 같은 자신에 대한 공격에 이르기까지 다양하게 나타난다.[222]

알코올 중독자의 자살 시도 경험률은 일반인의 10배에 해당하며 우울증이 심한 경우 더욱 그렇다.[203] 배우자의 음주 문제가 심각하면 부부 사이 폭력이 발생한다. 다른 가족구성원도 정신적, 재정적 부담과 함께 폭력으로 인한 신체적, 정신적 고통까지 경험하기도 한다. 부모 중 한 명이라도 알코올중독이 있으면, 가정 내에서 아동학대가 일어날 가능성이 크게 높아진다. 배우자의 문제 음주는 결혼 만족도를 낮추어 이혼할 확률을 높이며 부부 사이의 정서와 결혼 생활에 악영향을 미친다. 다른 가족구성원에서 우울, 자살 생각 등 심각한 정신 건강 문제도 일으킨다.[222]

술은 타인에게 미치는 피해가 매우 크다. 중독성 약물 중 술은 가장 피해가 큰 약물이며 타인에게 미치는 피해가 압도적으로 높다. 살인, 강도, 방화, 강간, 폭력, 상해 등 강력범죄의 약 30%는 음주 상태에서 발생한다.[223] 우리나라에서 음주 운전으로 인한 교통사고는 감소하고는 있지만, 2022년에도 여전히 2만여 명이 손상을 입고 200여 명(전체 교통사고 사망자의 8%)이 사망하였다.[224]

술은 태아에게도 심각한 해를 끼친다. 임신 가능성이 있는 사람, 임신부와 수유부는 술을 마시면 안 된다. 태아의 유산, 사산이나 태아

알코올 스펙트럼 장애를 일으킨다. 모유를 먹이는 어머니가 술을 마시면 모유 속의 알코올이 나중에 소아기의 사고력 및 추론 능력을 낮춘다.[205] 임신부가 음주하면 혈액 속의 알코올이 탯줄을 통해 태아에게로 전해진다. 이렇게 태아시기에 알코올에 노출된 사람에게 발생할 수 있는 육체적, 행태 및 학습 문제를 통틀어 태아 알코올 스펙트럼 장애라고 한다. 임신 중이나 임신을 시도하는 기간에 마셔도 되는 안전한 알코올양은 모른다. 임신 중에 술을 마셔도 되는 기간은 없다. 알코올은 여성이 자신이 임신했다는 사실을 알기 전 기간을 포함하여 임신 기간 내내 태아에게 문제를 일으킨다. 포도주와 맥주를 포함한 모든 종류의 알코올은 똑같이 해롭다. 태아 알코올 스펙트럼 장애는 경증부터 중증까지 다양하다.[210] 이 중 가장 심각한 질환이 태아알코올증후군으로 안면기형, 성장지연, 중추신경계 이상이 주요 특징이다. 미국의 자료에 따르면 출생아 100명 중 1명 정도가 태아 알코올 스펙트럼 장애이다.[225]

술로써 스트레스를 푸는 것은 좋은 방법이 아니다.

드라마를 보면 스트레스나 기분 나쁜 일이 있으면 흔히 혼자 잔을 기울인다. 음주는 스트레스를 해소하는 좋은 방법일까? 스트레스를 받으면 술을 마시고 싶다. 알코올은 스트레스가 심한 기간 동안 유혹적인 스트레스 대처 기술이다. 사람을 진정시키고 그 순간에 더 편안한 느낌을 주는 힘이 있다. 알코올은 중추신경계 억제제로서 뇌의 속도를 늦추고, 생각하고 느끼고 행동하는 방식을 변화시킨다. 소량 알코올은 사람을 편안하고 자신감 있고 사교적으로 느끼게 만든다. 술을 마시는 것은 쉽고 구하기도 어렵지 않다. 한 주일의 긴 근무나 스트레스가 많은 생활 사건 후에 술을 마시면 스트레스받는 느낌을 줄일 수 있다. 단기적으로는 기분이 좋지만, 장기적으로는 건강에 해로운 결과를 초래한다. 실제로는 스트레스의 원인을 줄이거나 해결하지는 않는다.[226] 알코올은 긴장을 푸는 데 도움이 되지만 좋은 방법은 아니다.[205]

스트레스를 과도한 음주로 푸는 경향은 사회경제적 수준이 낮은 사람에서 더 많다. 사회심리적 스트레스가 나쁜 건강 및 높은 사망률로 전환되는 주요 통로로서 알코올은 우리 사회 건강 불평등에 영향을 준다.[1] 미국에서 교육 수준이 낮은 백인 중년층의 사망률이 전례 없이 높아지고 있고, 기대수명은 낮아지는 현상이 있다. 백인 특유의 현상이 다른 영어권 국가에서도 속도는 늦지만 일어나고 있다.[227] 사망원인은 주로 알코올 의존, 약물 중독, 자살, 알코올성 간질환으로 알코올이 중요한 역할을 한다. 실직, 이혼, 경기 침체, 만성 통증 또는 정신질환과 같은 스트레스가 많은 상황과 연관되어 있어 '절망의 죽음'으로 불린다.[228]

3. 음주의 영향, 술의 종류냐 음주 행태냐?

간헐적인 폭주는 매일 한잔 술보다 나쁘다. 건강에 대한 영향만을 고려하면 맥주를 마시느냐, 포도주를 마시느냐는 중요하지 않다. 음주 행태가 문제다. 주말에 술을 7잔 마시고 나머지 날 동안 술을 마시지 않는 것은 하루 한 잔 7일간의 음주와 전혀 다르다. 주간 총량은 같더라도 건강에 미치는 영향은 그렇지 않다. 장기간에 걸친 추적 연구 결과 일주일에 4일 이상 소량(하루 한 잔) 알코올을 마시는 여성은 일주일 동안 같은 양을 하루나 이틀 안에 마시는 여성에 비해 모든 원인 사망률이 낮다. 여러 날에 걸쳐 나누어 마시는 쪽이 건강에 바람직하다는 것은 남성 대상 연구에서도 유사하다. 문제는 술을 좋아하는 사람이 모두 하루 술 한 잔에 그치지 않는다는 것이다. 많은 사람이 적당히 술을 마시는 반면, 일부는 그렇지 않다.[204]

유럽의 연구에서 비숙련노동자는 주말에 과도하게 마시는 경향이 있고, 공무원은 같은 양을 일주일 동안 고루 나누어 마시는 경향이 있다. 이것이 알코올 소비 수준이 비슷해도 비숙련노동자에서 알코올 연관 질병 및 손상이 많은 이유이다.[1] 같은 양, 또는 더 적은 양의 알코올을 마시더라도 사회 경제적 지위가 낮은 사람은 높은 사람에 비하여 알코올 관련 피해가 더 큰 현상을 '알코올 피해 역설'이라고 한다.[229]

적포도주라고 건강에 좋은 것은 아니다. 수 해 전 텔레비전 인기 건강 프로그램이 적포도주는 심장병, 알츠하이머 치매를 예방한다는 연구를 소개한 적이 있다. 프랑스인들은 포화지방을 많이 섭취함에 불구하고 적포도주를 더 많이 섭취한 덕분에 관상동맥병으로 덜 사망하는 현상을 '프랑스 역설'이라고 한다. 이는 1990년대 초반 "포도주, 알코올, 혈소판 그리고 관상동맥병에 대한 프랑스의 역설"이라는 제목의 논문에서 비롯된다. 연구는 이 역설을 알코올의 혈전 용해와 포도에서 추출된 폴리페놀의 항산화 효과로 설명한다. 유럽 젊은이가 포도주 대신 맥주를 마시는 경향에 대처하여 포도주 업계가 적극적으로 '프랑스 역설'을 마케팅함에 따라 적포도주는 심장에 좋다는 생각이 퍼지게 되었다. 이후 진행된 연구 결과 적포도에서 추출된 폴리페놀이 건강에 좋은 것은 맞지만, 적포도주로 의미 있는 효과를 얻기 위해서는 건강에 나쁠 정도로 알코올을 섭취해야 하는 문제가 있음이 밝혀졌다.[230] 적포도주도 건강에 대해서는 다른 술과 같다. 잠재적인 건강 이득을 위해 포도주든 어떤 술이든 권장되지 않는다.[205]

만성병이 있으면 음주는 더 위험하다. 고혈압 환자는 과도하게 술을 마시면 혈압이 상승하고, 혈압약의 효과가 떨어진다. 당뇨병 환자가 약물 복용 중에 술을 마시면 저혈당 발생 위험이 커진다. 혈압 또는 혈당이 잘 조절되어도 술을 마신다면 하루 한 잔 정도로 제한해야 한다.[203] 당뇨병 환자는 혈당이 너무 낮아지는 것을 방지하기 위해 음주 시 반드시 식사나 간식을 먹어야 한다.[205] 알코올성 지방간은 만성적 음주에 의한 간 손상의 초기 변화이므로 금주를 해야 회복할 수 있다. 급성 췌장염 환자가 재발 또는 만성 췌장염으로 진행을 예방하기 위해서는 금주를 해야 한다.[203]

4. 음주의 사회경제적 비용

국민건강보험공단 건강보험연구원의 정책보고서에 따르면, 2019년 기준 음주의 사회경제적 비용은 총 15조 8백억 원으로 비만이나 흡연보다 크다. 성별로는 남성에 의해 발생하는 비중이 81%로 여성의 19%보다 압도적으로 많다. 연령대별로는 50대 31%, 40대 24%, 30대 이하 20% 순이다. 항목별로는 질병으로 인해 의료기관을 이용하면서 지출한 직접 비용 26%(의료비 23%, 이 과정에서 발생한 간병비 3%, 교통비 0.3%), 간접비 74%(조기사망으로 발생하는 미래 소득 손실액 32%, 일하지 못하게 되면서 생기는 생산성 손실액 및 저하액 42%)이다. 이는 우리나라 2019년 국내총생산의 0.8%에 해당한다.[231]

5. 음주에 대한 전문 기관의 권고 및 절주 도움말

음주에 대한 전문 기관의 권고는 약간씩 다르다. 세계보건기구(WHO)는 한잔 술도 나쁘다는 입장이므로 당연히 금주를 권한다.[209] 미국 심장 협회도 건강을 위해서 술을 마시지 않으며, 마신다면 적당히 마셔야 한다(남성의 경우 하루 2잔, 여성의 경우 하루 1잔을 넘지 않는다)고 권고한다.[204, 205] 캐나다는 최근 연구 결과를 반영하여 건강을 위해서는 한 잔도 안 마시거나 음주 위험을 최소화하기 위해서 마시더라도 일주일에 한두 잔만 마실 것을 권고한다.[232]

우리나라도 소량의 음주라도 하지 않기를 권한다. 국립암센터는 10가지 국민 암 예방수칙에서 '암 예방을 위하여 하루 한두 잔의 소량 음주도 피하기',[61] 질병관리청은 2022년 개정한 심뇌혈관질환 예방관리수칙에서 '술은 가급적 마시지 않을 것'을 권고한다.[62] 한 연구에 따르면 아세트알데하이드(알코올 대사 과정에서 간에서 생성) 분해 효소가 부족해서 술을 조금만 마셔도 얼굴이 붉어지는 사람은 알코올에 약하기 때문에 적정 음주량이 보통 사람의 1/2이다.[233] 생활 속에서 과도한 음주를 피하기 위해서는 요령이 필요하다. 술자리는 되도록 피하고, 술자리에서는 남에게 술을 강요하지 않는다. 한 잔만 마셔도 얼굴이 빨개지는 사람은 마시지 않는다. 원 샷은 절대로 피한다. 술을 마실 때는 조금씩 나누어 천천히 마시고, 중간에 물을 자주 마시며, 빈속에 마시지 않는다. 당당하게 술을 거절하는 것도 중요하다.[203]

알코올 사용 장애가 있는 사람이라면 음주 문제에 대해 국가가 지원하는 일부 지역 중독관리 통합지원센터와 시군구 정신건강복지센터의 도움을 받을 수 있다.[203]

요약 및 마무리

술을 마시면 기분이 좋고 행복한 기분 들기 때문에 술은 오랜 기간 인간의 사랑을 받아왔다. 건강에 관해서 음주는 두 얼굴이 있다. '한두 잔 반주는 건강에 좋다'는 말은 많은 연구가 뒷받침한다. 적당한 음주는 심장보호 효과가 있어 술을 마시지 않는 것보다 사망위험이 더 낮다. 그러나 기존의 연구 단점을 보완한 최근의 연구 결과에 따르면 한 잔 술이 건강에 좋은 것이 아니고 심지어 해로울 수 있다. 세계보건기구(WHO)의 결론도 마찬가지다. 음주가 건강에 나쁜 점의 목록은 길다. 과도한 음주는 즉각적으로 건강 상태의 위험을 증가시킨다. 음주는 장기적인 건강 위험을 초래한다. 음주는 암 발생 위험을 높인다. 과음은 주요 사망원인이다. 음주는 정신 건강 문제를 일으킨다. 알코올 사용 장애(알코올중독)는 심각한 정신장애이다. 문제 음주는 자신과 가정 그리고 타인을 파멸시킨다. 과도한 음주는 폭력 발생을 높인다. 술은 태아에게도 심각한 해를 끼친다. 임신 가능성이 있는 사람, 임신부와 수유부는 술을 마시면 안 된다. 술로써 스트레스를 푸는 것은 좋은 방법이 아니다.

간헐적인 폭주는 매일 한잔 술보다 나쁘다. 적포도주라고 건강에 좋은 것은 아니다. 만성병이 있으면 음주는 더 위험하다. 음주의 사회경제적 비용은 비만이나 흡연보다 크다.

소량의 음주라도 마시지 않는 것이 좋다. 마신다면 남자는 하루 2잔, 여자는 하루 1잔을 넘지 않는다. 술을 마시지 않을 것인가, 조금 마실 것인가? 선택은 당신의 몫이다.

Ⅵ. 스트레스 관리

들어가는 말

대부분 연구는 건강한 생활양식 또는 건강행태로 비흡연, 좋은 식습관, 신체활동, 적정 체중 유지, 절주를 포함한다. 이외에는 연구마다 약간씩 다른데 필자는 스트레스 관리, 충분한 수면 그리고 건강검진을 추가로 기술하고자 한다.

현대인은 그 어느 시대보다 하는 일이 많고 바빠서 스트레스가 많다. 쏟아지는 정보 속에 넘치는 사건, 사고, 교통체증과 출퇴근 시간의 혼잡함, 업무는 자동화되지만 할 일은 늘어나는 모순 등등이 우리를 힘들게 한다. "스트레스를 받아 죽겠다, 스트레스를 받아서 혈압 오른다, 머리가 아프다."처럼 일상에서 스트레스는 흔히 사용되는 용어이다. 스트레스가 만병의 근원인 것처럼 자주 오르내린다. 큰 병에라도 걸리면 질병 자체로 인한 건강 악화뿐 아니라 스트레스를 일으켜서 마음의 병도 만든다. 어떤 경우는 마음의 병이 신체의 병보다 더 중하다.

스트레스가 건강에 중요한 요소인 것은 분명하다. 하지만 스트레스가 무엇이고 어떻게 측정하는지 일반인은 옳게 대답하기 어렵다. 건강을 위해서 스트레스를 적절히 해소하는 것이 필요하다. 이게 말은 쉽지만 어렵다. 우리는 스트레스 해소에 대해서 배운 적이 없기 때문이다.

1. 우리나라 스트레스 인지율

스트레스를 정의하고 제대로 측정하는 것은 간단하지 않다. 국민건강영양조사에서는 스트레스 수준을 직접 측정하기보다 주관적으로 인지하는 수준으로 대신한다. 스트레스인지율은 평소 일상생활 중에 스트레스를 '대단히 많이' 또는 '많이' 느끼는 분율이다. 성인 스트레스인지율을 보면 2013년 이후 증가하다가 감소하는 추세로 남자는 2022년 26%, 여자는 30%로 2021년과 비슷하다. 연령대별로는 40대에 가장 높으며 이후 연령에 따라 뚜렷하게 감소한다. 소득수준별로는 5분위 소득수준이 높아질수록 낮아지는 경향이 뚜렷하다.[69]

이렇게 스트레스를 주관적인지로 측정하는 것은 바람직하지 않다. 문항 적절성 문제가 있고, 조사 결과에 대한 객관성을 확보하기 어려워 보건 지표로 활용하기 어렵다. 하지만 국내에서 번역된 스트레스 평가 도구는 대부분 항목이 길어 국민건강영양조사 설문 항목으로 사용하기에 쉽지 않다.[234]

2. 스트레스란 무엇인가?

싸울까? 도망갈까?

오래전 수렵 채취 생활을 하던 우리 조상은 무서운 동물을 만나는 것 같은 위협에 직면하게 되면, 재빨리 판단해서 싸우든지 도망가야 했다. 신체가 이에 잘 반응하기 위해서 심장 박동이 더 빨라지고, 혈압이 증가하고, 호흡이 거칠어지고, 동공이 확장되며 근육이 긴장된다. 신체는 에너지원인 포도당과 지방의 가용성을 높이는 동시에 면역기능, 생식 능력 및 소화와 같이 순간적으로 중요하지 않은 영역을 차단한다. 이 '투쟁-도피'(싸울까? 도망갈까?) 반응은 인간이 위협에 직면했을 때 생존에 유익하도록 진화된 결과이다.[235] 무서운 동물은 스트레스 인자로서 스트레스이고, 투쟁-도피 반응은 스트레스 반응으로서 스트레스이다. 오늘날 그러한 명백한 위협은 스트레스 반응을 일으키는 주요 요인이 아니다. 위협적이라고 인식하거나 변화에 적응해야 하는 모든 상황이 이를 유발할 수 있다.[236]

스트레스는 삶의 어려운 상황으로 인해 걱정이나 정신적 긴장을 느끼는 상태이다. 스트레스는 우리 삶의 도전과 위협을 해결하도록 유도하는 자연스러운 반응이다. 누구나 어느 정도 스트레스를 경험한다.[237] 스트레스는 요구에 대한 뇌의 반응이라고 할 수 있다.[235]

스트레스를 발생 시기에 따라 나눌 수 있다. 급성 스트레스는 가장 널리 경험되는 유형으로 우리가 직면하는 일상적인 압박과 요구의 결과이다. 급성 스트레스는 짧은 시간 동안만 지속된다. 점심시간에 붐비는 고객, 보고서를 완성해야 하는 촉박한 기한, 어두운 밤길에 들리는 큰 소리 등이 예가 된다. 급성 스트레스는 우리가 부정적으로 생각하는 경험에 의해서뿐만 아니라, 전율스럽고 흥분되는 활동(예: 놀이기구나 모험 스포츠 경험)에 참여할 때도 느낄 수 있다.[238] 급성 스트레스가 반복되는 유형도 있다. 예로서 일을 너무 많이 하는 사람, 항상 지각하고 서두르는 사람, 또는 지속적인 걱정으로 고통받는 사람이 있다.[235] 만성 스트레스는 장기간에 걸쳐 지속적인 스트레스를 받을 때 발생할 수 있다. 불행한 인간관계, 만성질환 또는 잘못 선택한 직업. 스트레스가 많은 상황은 끝이 없다.[238] 만성 스트레스는 상황이 단시일 내에 해결되지 않기 때문에 신체가 계속해서 '투쟁-도피' 상태에 머무르는 것이다.[239] 다양한 스트레스 인자로 인해 축적된 만성 스트레스는 심각한 신체적, 정신적 질병으로 이어질 수 있다.[238]

스트레스는 스트레스 인자와 반응의
두 가지로 나누어서 이해할 수 있다.

자극으로서 스트레스를 스트레스 인자라고 한다. 이는 주로 외부에서 발생하는 사건, 사람이나 상황을 말하며, 사람에게 스트레스를 일으킬 수 있는 잠재적인 자극이다. 같은 스트레스 자극이라도 모든 사람에게 같은 스트레스를 일으키는 것은 아니다. 특정 자극, 예를 들어 대중 연설은 어떤 사람에게는 매우 심한 스트레스가 되지만, 다른 사람에게는 전혀 스트레스가 되지 않을 수 있다. 같은 스트레스 자극이 같은 사람에게 일어날 때도 개인이 처한 상황에 따라서 그 강도가 전혀 다를 수 있다. 어떤 스트레스 자극이 개인에게 스트레스 반응을 일으킬 때 비로소 온전한 스트레스 상황이 된다.[236] 우리가 흔히 스트레스를 받았다고 표현하는데 이는 스트레스 인자를 지칭하는 것이다.

전통적으로 스트레스 자극은 개체의 생존에 위협을 주는 사건이나 상황, 즉 개체가 자신의 생존에 위협이 된다고 인지하는 사건을 의미한다. 심각한 외상이나 기아, 홍수나 지진 등과 같은 자연재해, 전쟁이나 테러 등과 같이 보편적으로 생존에 위협이 되는 사건은 대부분 사람에게 명백한 스트레스 자극이다. 스트레스 자극의 두 번째 부류는 일상에서 경험하는 생활 사건이다.[236] 스트레스가 큰 사건으로는 배우자의 죽음, 이혼, 별거, 구금 또는 투옥, 가까운 가족의 죽음, 손상 또는 질병, 결혼, 해고, 부부 재결합 그리고 정년퇴직 등이 있다.[240] 세 번째 부류는 일상의 짜증 거리이다. 복잡한 도시 생활이나 환경오염,

쓰레기 버리기나 청소, 빨래처럼 매일 처리해야 하는 사소한 일, 직장에서 경험하는 차별이나 낮은 수준의 자율성 등과 같은 업무 환경 그리고 가족 내 일상적인 갈등 등이 포함된다.[236]

스트레스를 어떻게 측정할까?

스트레스라는 말을 흔히 쓰지만, 문제는 어떻게 스트레스를 객관적이면서도 타당하게 측정하느냐 하는 것이다. 스트레스 측정은 설문 등 개인의 자가 보고, 관찰이나 면담, 생물학적 평가 등으로 이루어진다. 자가 보고 및 관찰은 개인이 경험한 스트레스 자극이나 이에 대한 반응 둘 다 측정할 수 있다. 생물학적 평가는 주로 반응에 대한 측정이다. 많이 사용되는 생물학적 지표에는 카테콜아민, 코티졸, 당화 혈색소, 혈청 총콜레스테롤 등과 다양한 면역기능 검사 등이 있다. 아직 객관적이고 안정적으로 스트레스 수준을 반영하는 지표로 알려진 것은 없다. 스트레스 측정을 위해 여러 설문 도구가 사용되고 있다.[236]

한글판 스트레스 자각 척도(perceived stress scale, PSS)는 최근 1개월 동안 느끼고 생각한 것에 대한 10개 항의 질문에 얼마나 자주 느꼈는지 스스로 표기하는 형식으로 측정한다. 질문은 예상치 못했던 일 때문에 당황했던 적이 얼마나 있었는지, 인생에서 중요한 일들을 조절할 수 없다는 느낌을 얼마나 경험하였는지, 신경이 예민해지고 스트레스를 받고 있다는 느낌을 얼마나 경험하였는지, 당신의 개인적 문제들을 다루는 데 있어서 얼마나 자주 자신감을 느꼈는지, 일상의 일들이 당신의 생각대로 진행되고 있다는 느낌을 얼마나 경험하였는지, 당신이 꼭 해야 하는 일을 처리할 수 없다고 생각한 적이 얼마나 있었는지, 일상생활의 짜증을 얼마나 자주 잘 다스릴 수 있었는지, 최상의 컨디션이라고 얼마나 자주 느꼈는지, 통제할 수 없는 일 때문에 화가 난 경험이 얼마나 있었는지, 어려운 일들이 너무 많이 쌓여서 극복하지 못할 것 같은 느낌을 얼마나 자주 경험하였는지로 이루어진다. 대상자는 각 문항에 대하여 5점 척도(0=전혀 없었다, 1=거의 없었다, 2=때때로 있었다, 3=자주 있었다, 4=매우 자주 있었다)에 응답, 표기한다. 총점의 범위는 0~40점이며 총점이 높을수록 인지된 스트레스의 정도가 심한 것을 의미한다. 단 4개의 반대 방향의 질문 항목에 대해서는 역 채점한다.[241]

스트레스에 대한 오해, 스트레스는 좋은 점이 있다.

인간의 모든 활동은 스트레스를 일으킨다. 살아 있는 이상 스트레스를 피할 수 없으며 스트레스 없는 삶은 살 가치가 없다고도 할 수 있다.[242] 스트레스에 대한 흔한 오해는 모든 스트레스는 나쁘다는 것이다. 인간은 적당한 스트레스가 있어야 가치 있는 일을 하고 보람을 느낄 수 있다. 개인이 스트레스에 어떻게 반응하느냐에 따라 어려운 상황에서도 배우고 성장할 수 있는지 여부가 달라진다.[243]

스트레스는 우리의 근본적 생존 시스템의 일부이다. 투쟁-도피 반응 같은 급성 단기 스트레스는 우리의 생존 수단이다. 단기 스트레스를 반복적으로 경험할 수도 있다. 건강한 사람은 휴식을 통하여 스트레스 수준이 매우 낮은 시간을 충분히 길게 유지함으로써 이러한 스트레스에 대처할 수 있다. 문제는 스트레스 반응이 수개월에서 수년에 걸쳐 활성화되는 만성 또는 장기 스트레스이다. 이는 하나의 장기적인 스트레스 인자(예: 만성질환자 돌봄) 때문일 수도 있고, 휴식 상태로 돌아갈 시간이 부족한 수많은 단기 스트레스 때문일 수도 있다.[244]

걱정, 스트레스, 불안, 비슷하지만 다르다.

많은 사람이 흔히 걱정, 스트레스 또는 불안을 경험한다. 걱정은 부정적인 생각, 불확실한 결과, 잘못될 수 있는 일에 마음이 쓰일 때 일어난다. 걱정은 반복적이고 강박적인 경향이 있다. 걱정은 몸이 아니라 마음에서만 일어나는 것이다. 걱정은 우리 삶에서 중요한 기능이 있다. 예를 들어 집세를 내지 못하거나 시험 성적이 좋지 않은 등 불확실하거나 불쾌한 상황에 대해 생각할 때 우리의 뇌는 자극을 받는다. 이때 걱정은 두뇌를 진정시킨다. 걱정하다가 문제 해결 방법을 찾아내거나 실제 행동으로 이어질 수 있다.[239] 문제는 불확실한 미래의 일에 대한 지나친 걱정이다. 연구에 따르면 걱정하는 일의 90%는 실제 일어나지 않는다.[245] 스트레스는 외부에서 발생하는 사건이나 상황에 대한 정상적인 신체의 반응이다. 걱정과 스트레스가 증상이라면 그 정점에는 불안이 있다. 우리는 마음과 몸 모두에서 불안을 경험하는데, 인지적 부분이 걱정이고 생리적 반응이 스트레스이다. 불안(일상생활의 정상적인 부분일 수 있음)을 느끼는 것과 불안장애는 다르다. 불안장애는 스트레스나 걱정을 포함할 수 있는 심각한 의학적 상태이다. 걱정은 마음에서 일어나고, 스트레스는 몸에서 일어나고, 불안은 마음과 몸에서 일어난다. 소량의 걱정, 스트레스, 불안은 우리 삶에 긍정적인 힘이 될 수 있다. 문제는 너무 걱정하고, 스트레스를 받고, 불안해하는 것이다.[239]

스트레스에 약한 사람이 있다.

자신의 스트레스를 다른 사람의 스트레스와 비교할 필요는 없다. 사람마다 스트레스 상황에 다르게 반응하기 때문이다.[239] 스트레스 인자는 주로 외부에 존재하지만, 스트레스 반응을 쉽게 일으키는 내부적인 요인도 있다. 예를 들면 A형 성격인 사람은 다른 사람보다 스트레스 자극에 더 쉽게 반응한다. 과도한 경쟁, 공격성, 조급함, 적개심과 성공 지향성 등이 특징인 A형 성격 소유자는 관상동맥병에 걸릴 위험이 크다. 부정적인 성격이나 의존적인 성격인 사람도 스트레스에 취약하다.[236] 스트레스는 질병과 관련이 있지만, 충격적인 사건이나 만성적인 심각한 문제에 직면한다고 다 질병에 걸리는 것은 아니다. 스트레스의 잠재적인 병원성에 대한 취약성의 개인차는 심리적 요인뿐 아니라 유전적인 요인도 관계한다.[246]

3. 건강과의 연관성, 스트레스는 만병의 근원?

스트레스 수준은 사람에서 객관적으로 측정하는 것이 쉽지 않아서 동물실험 연구를 많이 한다. 동물 연구 결과는 바로 사람에게 적용하지 못한다. 스트레스가 질병을 부른다는 대중의 믿음이 널리 퍼져 있음에도 불구하고 생물의학계는 이 결론에 대해 여전히 신중하다. 스트레스 중에서는 상황이 단시일 내에 해결되지 않는 만성 스트레스 노출이 질병을 일으킬 가능성이 가장 크다. 이유는 질병에 대한 감수성 및 질병 경과에 영향을 미치는 정서적, 생리적 그리고 행태적 반응에 장기적 또는 영구적인 변화를 초래할 가능성이 가장 높기 때문이다.[246]

스트레스는 우울증으로 이어진다. 스트레스가 많은 생활 사건은 주요 우울증 장애 및 우울증 증상과 관련이 있다. 주요 스트레스 사건을 경험한 사람의 약 20~25%가 우울증에 걸린다. 스트레스 증가는 우울증의 지속 기간, 증상 악화 및 재발 등의 예측 요인이다.[246] 반대로 우울증이 스트레스로 이어질 수 있다. 우울증은 개인의 삶을 방해하므로 사회적인 고립을 초래한다. 고립은 인지된 스트레스 수준을 높인다.[247]

우리나라 연구에 따르면 실명을 일으킬 수 있는 안과 질병(녹내장, 황반변성, 당뇨망막병증)을 진단받으면 자살 위험이 커진다. 이러한 질병의 진단은 점차 시력을 잃을지도 모른다는 실명의 공포로 스트레스가 심한 생활 사건이다. 평생 안약 점안, 안구 주사, 레이저 치료, 또는 수술 등 치료와 함께 주기적 검사를 받는 것은 신체적, 심리적 및 재정적 큰 부담이다. 시력 저하에 따른 활동 제한은 삶의 질을 떨어뜨린다.[248] 신체적 질병이 스트레스가 되고 더 큰 마음의 병을 일으켜서 생명까지 위협하는 예라 하겠다.

만성 스트레스는 고혈압과 그에 따른 심혈관질환 발생 및 사망위험을 높인다.[249] 건강한 성인과 심장병 환자를 대상으로 한 실험 연구에서 스트레스가 심근 허혈과 같은 병원성 과정을 촉진하고 염증 및 응고 메커니즘을 활성화할 수 있다. 건강한 인구집단을 대상으로 수행된 추적 연구에서 스트레스는 심혈관질환 발생 및 사망의 위험을 높인다. 여러 연구를 통합 분석한 결과 업무 스트레스(작업장에서 낮은 통제력과 함께 낮은 보상, 높은 업무 요구, 또는 조직 불공정성의 존재로 정의)는 심혈관질환 위험을 높인다. 어린이 사망과 같은 충격적인 사건의 경험, 어린 시절 정서적, 성적, 신체적 학대에 노출, 또는 자연재해와 전쟁을 경험한 사람도 마찬가지다.[246]

만성 스트레스가 심혈관질환의 발생 및 진행에 역할을 하는 이유는 교감신경계를 활성화하기 때문이다. 이는 체내 만성염증, 시상하부-뇌하수체-부신 축의 조절 장애, 혈액 응고 및 혈소판 기능의 변화를 초래한다.[250] 스트레스 인자에 대한 잘못된 대처로 인해 흡연 증가, 폭식, 과음, 운동 및 수면 감소 그리고 치료 지시에 덜 따르는 것은 스트레스가 질병 위험을 높이는 다른 경로이다.[246]

스트레스는 감염 취약성을 높인다. 단기 스트레스는 면역체계를 강화하지만,[251] 만성 스트레스는 면역체계를 약하게 만들어 감기 및 다른 감염에 대한 취약성을 증가시킬 수 있다.[252] 인간면역결핍바이러스(human immunodeficiency virus, 이하 HIV) 감염자의 일부는 오랜 기간 증상이 없으며 의학적 치료에 잘 반응한다. 어떤 사람은 후천성면역결핍증(acquired immune deficiency syndrome, 이하 AIDS) 발병으로 빠르게 진행되어 수많은 합병증과 기회감염이 발생한다. 스트레스는 HIV 진행의 이러한 차이를 일부 설명할 수 있다. 수년간의 추적 조사에서 부정적인 생활 사건이 누적되면 AIDS 관련 합병증이 잘 생긴다.[246]

스트레스는 암의 진행과 재발에 중요하지만, 사람 연구에서 인과관계는 명확하지 않다. 동물을 대상으로 한 실험 연구에 따르면 스트레스는 특정 종양의 시작, 성장 및 전이에 역할이 있다. 생물학적 과정을 이해하기 위한 인간 대상 실험에서도 스트레스는 주요 암의 병원성 과정에 영향을 미친다. 하지만 스트레스가 암을 일으키는지 규명하는 장기 추적 연구 결과는 확실하지 않다. 일반적으로 스트레스는 초기 발병보다 암의 진행과 재발에 더 큰 영향을 미치는 것으로 믿어지지만, 장기 관찰 연구는 이를 뒷받침하지 않는다. 이는 스트레스 연구의 설계 및 수행에서의 어려움 때문으로 보인다.[246]

스트레스는 정서적 또는 심리적 문제의 원인이 될 수 있다. 예로서 두려움, 분노, 슬픔, 걱정, 무감각 또는 좌절감, 식욕, 에너지, 욕망, 관심의 변화 등이 있다. 집중하고 결정을 내리는 인지적 문제나 악몽 같은 수면 장애도 초래할 수 있다. 신체적 반응으로는 두통, 신체 통증, 위장 장애 또는 피부 발진, 만성질환 및 정신 건강 상태 악화가 있다.[253] 스트레스가 원인이 될 수 있는 그 외의 질환에는 천식, 소화 장애, 대상 포진 등이 있다. 새로운 연구에 따르면 높은 수준 스트레스가 노화 과정을 빠르게 한다.[252]

스트레스는 사망 위험도 높인다. 덴마크 성인 대규모 장기 추적 연구는 스트레스 자각 수준이 높을수록 사망률이 높아지는 것을 보여준다. 중간 정도 스트레스도 사망위험을 높인다.[254] 많은 연구를 통합 분석한 결과에 따르면 스트레스 수준을 정량화한 알로스테틱 부하 지수가 높으면 모든 사망 및 심혈관질환 사망위험이 크다.[255] 스트레스 반응의 개인 간 변동성과 생리적 복잡성으로 인해 스트레스 반응을 만성질환 위험 요인으로 정량화하기가 어렵다. 알로스테틱 부하 지수는 신경내분비계, 대사계, 심혈관계, 면역계에서의 스트레스 생체표지자(바이오마커) 수준을 점수화한 것[255]으로 만성 스트레스가 정신적, 육체적 건강에 미치는 누적 효과를 의미한다. 간단히 말하면 생활 사건과 환경적 스트레스 인자가 만드는 신체의 '마모'이다.[256]

직장 스트레스 연구에서도 업무 통제력이 낮은 근로자는 높은 근로자에 비해 모든 원인 및 심장병 사망위험이 크다.[257]

4. 관리가 가능한 스트레스

누구나 어느 정도 스트레스를 경험한다. 우리가 스트레스에 반응하는 방식은 전반적인 건강과 행복에 큰 차이를 가져온다.[237] 스트레스가 질병의 원인이라고 해서 스트레스를 잘 해소하면 질병 또는 사망이 예방된다는 것은 아니다. 이를 규명하기 위해서는 스트레스 감소 기법을 배운 군과 대조군을 장기간 비교하는 무작위 시험 연구가 필요하지만, 대규모로 이루어지기는 쉽지 않다. 이제까지 연구를 종합할 때 스트레스 감소 중재는 자각된 스트레스 수준을 낮추고 잠재적으로 심혈관질환 위험을 줄일 수 있지만 근거가 충분한 것은 아니다.[258]

어느 기사에 따르면 스트레스를 받았을 때 흔한 대처 방법으로 긴 시간 동안 잠만 자는 유형, 웃기거나 슬픈 영상만 찾아보는 유형, 아무것도 하지 않는 유형, 더 바쁘게 일하는 유형, 노래방에서 소리를 내지르는 유형, 폭식으로 해결하는 유형, 또는 하루 종일 밀린 집안일 하는 유형이 있다.[259] 폭식, 폭음, 또는 흡연으로 스트레스를 대처한다면 명백하게 건강에 나쁘다. 술은 긴장을 푸는 데 도움이 되므로 스트레스에 대처하는 편리하고 효과적인 방법처럼 보일 수 있다. 단기적으로는 기분을 좋게 하지만, 장기적으로는 건강에 해로운 결과를 초래한다. 그러면서 실제로 스트레스의 원인을 줄이거나 해결하지는 않는다.[226]

**운동, 건강한 식생활, 충분한 잠, 심호흡 등은
스트레스 해소에 도움이 된다.**

규칙적인 운동과 건강한 식생활은 일상적 스트레스 처리에 도움이 된다. 신체적으로 활동적인 사람은 앉아서 생활하는 사람보다 스트레스에 더 효과적으로 대처한다.[235] 세계보건기구는 다음과 같이 스트레스 관리를 할 수 있다고 제시한다. 균형 잡힌 식단으로 규칙적으로 식사하고 가능하면 신선한 과일과 채소를 많이 먹는다. 충분하게 잠을 자는 것은 몸과 마음 모두에 중요하다. 수면은 우리 몸을 회복하고 이완시키며 활력을 되찾아 스트레스의 영향을 역전시키는 데 도움이 될 수 있다. 스트레스 상황에도 불구하고 규칙적인 식사, 가족과의 시간, 운동, 일상적인 집안일 및 기타 여가 활동을 위한 시간 등 일상생활을 유지한다. 텔레비전과 소셜 미디어의 뉴스가 스트레스를 키우는 경우 뉴스 보는 시간을 제한한다. 가족 및 친구와 연락을 유지하고 신뢰하는 사람들과 자신의 걱정과 감정을 나눈다. 다른 사람들과 접촉하면 기분이 좋아지고 스트레스를 덜 받는 데 도움이 된다.[237] 세계보건기구는 개인이 스트레스 관리 방법을 배울 수 있도록 '스트레스 상황에서 대처하기' 제목의 그림이 있는 가이드북을 제공하고 있다. 사람들이 하루 몇 분 투자로 스트레스에 대처할 수 있는 실용적인 기술을 갖추는 것이 목표다. 우리말 가이드북은 세계보건기구 웹사이트에서 내려받을 수 있다.[237]

마음을 털어놓으면 유익하고 도움말도 받을 수 있다. 일을 미루지 않으면 직무 스트레스를 예방할 수 있다. 미루다가 마감일을 맞추기 위해 분주하게 서두르는 것에 비해 프로젝트를 일찍 완료하면 스트레스를 피할 수 있다. 심호흡은 긴장을 푸는 간단한 방법이다. 각 호흡의 깊이를 증가시키면서 의식적으로 호흡 속도를 늦추는 과정은 스트레스를 경험할 때 흔히 발생하는 빠르고 얕은 호흡에 대응하는 데 도움이 된다.[235] 내가 통제할 수 있는 것과 통제할 수 없는 것을 구분한다. 그런 다음 할 수 있는 일에 집중하고 할 수 없는 일은 받아들이는 것도 한 가지 방법이다.[239]

명상은 훈련이 필요한 스트레스 해소기법이다.

명상은 스트레스를 줄이는 간단하고 빠른 방법이지만 훈련이 필요하다. 명상은 수천 년 동안 다양한 종교에서 영적, 종교적인 각성과 깨달음을 위해서 사용된 수행법으로 1960년대 이후 미국을 중심으로 서구에 널리 알려지게 된다.[236] 초기 명상은 생명의 신성하고 신비로운 힘에 대한 깊은 이해를 돕기 위한 것이었다. 요즘 명상은 긴장을 풀고 스트레스를 줄이기 위해 주로 사용된다. 명상은 하루의 스트레스를 씻어내고 내면의 평화를 가져올 수 있다. 누구나 명상을 수련할 수 있다.

간단하고 비용도 많이 들지 않는다. 특별한 장비도 필요 없다. 어디에서나 명상을 수행할 수 있다. 산책할 때, 버스를 탈 때, 진료실에서 기다릴 때, 회의 중에도 명상을 할 수 있다. 명상하는 동안 한 가지에 집중한다. 마음을 복잡하게 하고 스트레스를 유발할 수 있는 생각의 흐름을 제거한다. 명상의 공통적인 특징은 주의력의 집중(특정 대상, 이미지, 만트라 또는 호흡에 집중함), 편안한 호흡, 조용한 환경, 편안한 자세(앉거나 누워서, 또는 걸으면서 수행), 개방적인 태도(판단하지 말고 생각이 마음속으로 지나가도록 함) 등이다.[260]

기도는 가장 잘 알려져 있고 가장 널리 사용되는 명상의 하나이다. 자신의 언어로 기도할 수도 있고, 다른 사람이 쓴 기도문을 읽을 수도 있다. 시나 경전을 읽고 잠시 시간을 내어 그 의미에 대해 깊이 생각하는 묵상도 명상이라고 할 수 있다. 자비 및 자애 명상도 있다. 사랑, 연민, 친절의 감정을 가지고 다른 사람을 생각하면 다른 사람과의 유대감을 높이는 데 도움이 된다.[260]

명상법 중에서 마음 챙김 명상은 구조화와 표준화가 비교적 잘 되어 있다. 핵심은 지금, 여기에서 일어나고 있는 현상들을 판단 없이 직접적으로 알아차리기이다. 마음 챙김에 기반한 스트레스 완화 프로그램은 일주일에 한 번, 2시간 30분씩 8주간의 세션과 하루의 종일 프로그램으로 이루어져 있다. 참여자는 최소한 주 5회 이상, 매일 45분씩 명상하도록 요청받는다.[236]

미국 통계를 보면 명상을 하는 사람의 비율은 최근에 부쩍 늘어서 2022년 17%에 달한다.[261] 우리나라에서는 해당 통계를 찾아볼 수 없다. 불교도는 종교적인 명상을 수행하고 일반인은 명상 수련 센터, 병원에서 운영하는 프로그램 등에서 명상을 배운다.

명상 프로그램은 혈압을 낮추고 스트레스를 감소한다는 연구가 많다. 한 연구에서 혈압 조절을 위한 스트레스 감소 명상 프로그램이 노인 고혈압 환자의 모든 원인 및 심혈관질환 사망도 낮춘다.[249] 특히 마음 챙김 명상은 정신적, 육체적 장애가 있는 사람에서 일관된 효과가 있는 임상적으로 표준화된 명상이다. 건강한 사람 대상 무작위 임상시험 연구의 통합 분석한 결과에서 이 명상은 스트레스를 감소하고, 반복적인 부질없는 생각을 줄이고 공감 능력을 향상할 수 있다.[262] 다른 통합 분석에서 마음 챙김에 기반한 스트레스 완화 프로그램은 불안, 우울, 통증을 개선하고 삶의 질을 향상한다. 명상 프로그램이 다른 치료(예: 약물, 운동 및 행동치료)보다 더 낫다는 근거는 아직 없다.[263] 관상동맥병 환자에서 스트레스 관리를 포함한 생활양식 변경은 심장동맥경화증의 호전을 가져온다.[264] 마음 챙김 명상은 불면증을 줄이고 수면의 질을 높이는 데 도움이 된다. 명상은 단순히 교육만 하는 것보다 효과가 있지만 기존의 치료법인 인지행동치료나 운동보다 더 나은 것은 아니다.[265]

훈련이 필요한 다른 스트레스 해소기법에는 기공, 태극권, 요가가 있다. 기공은 균형을 회복하고 유지하기 위해 명상, 이완, 움직임 및 호흡 운동을 결합한 수련이다. 태극권은 부드러운 중국 무술의 한 형태로 느리고 우아한 방식으로 일련의 자세나 동작을 취한다. 움직이면서 깊은 호흡을 한다. 요가는 호흡을 조절하면서 일련의 자세를 취한다. 이는 몸을 더 유연하게 하고 마음을 차분하게 만드는 데 도움이 된다. 동작을 위해서는 균형과 집중이 필요하다. 이들 기법은 바쁜 하루 일을 떠나서 지금 여기에 더 집중하게 한다.[260]

개인이 기본적인 기술로는 관리할 수 없는 스트레스에 직면한 경우, 심리상담사나 다른 자격을 갖춘 정신 건강 전문가의 도움을 받는다.[235]

요약 및 마무리

스트레스가 많은 시대이다. 스트레스는 삶의 도전과 위협을 해결하도록 유도하는 자연스러운 반응이다. 누구나 어느 정도 스트레스를 경험한다. 스트레스 인자로 인해 축적된 만성 스트레스는 심각한 신체적, 정신적 질병으로 이어질 수 있다. 스트레스는 스트레스 인자와 반응의 두 가지로 나누어서 이해할 수 있다. 스트레스는 우리의 근본적인 생존 시스템의 일부이다. 투쟁-도피 반응 같은 급성 단기 스트레스는 우리의 생존 수단이다. 문제는 스트레스 반응이 수개월에서 수년에 걸쳐 활성화되는 만성 또는 장기 스트레스이다.

스트레스는 만병의 근원인가? 스트레스는 우울증, 심혈관질환으로 이어질 수 있고 감염 취약성을 높인다. 스트레스는 암의 진행과 재발에 중요하지만, 사람 연구에서 인과관계는 명확하지 않다. 스트레스는 장기간의 사망위험을 높일 수 있다.

다행하게도 스트레스는 관리할 수 있다. 폭식, 과음, 흡연은 좋은 방법이 아니다. 규칙적인 운동과 건강한 식생활, 충분한 잠, 심호흡은 일상적인 스트레스 처리에 도움이 된다. 내가 통제할 수 있는 일에 집중하고 할 수 없는 일은 받아들이는 것도 중요하다. 명상은 스트레스를 줄이는 간단하고 빠른 방법이다. 널리 알려진 마음 챙김 명상의 핵심은 지금 여기에서 일어나고 있는 현상들을 판단 없이 알아차리기이다. 스트레스를 해소하고 내면의 평화를 찾기 위해서 명상을 배워보자.

마지막으로 명상에 대한 부처님의 게송을 소개한다. "과거를 회상하지 말라. 미래에 자신을 내던지지 말라. 과거는 이미 흘러갔으며 미래는 아직 오지 않은 것. 있는 그대로 지금을 들여다보라. 바로 지금 여기 수행자는 머문다. 평정과 자유 속에 바로 지금, 이 순간을 열렬히 느끼며 살아가라."[266]

Ⅶ. 충분한 수면

들어가는 말

 이 세상에 잠이 없다면 사람은 어떻게 될까? 잠자는 시간 동안의 긴 휴식은 하루를 새롭게 시작하는 원동력이다. 잠이 보약이다. 과거 전기가 발명되기 전 우리 선조들은 해가 뜨면 일어나고 해가 져서 깜깜해지면 잠을 자지 않았을까? 달리 할 일이 없었을 테니까. 몸이 자연의 리듬에 맞게 적응되어 밤이 되면 자연스럽게 잠을 잤을 것이다.
 현대인은 다르다. 외국인들이 '불이 꺼지지 않는 나라'라고 감탄하는 우리나라 사람은 잠을 적게 잔다. 환한 불빛 아래 택배 물건을 배송하고 소비자는 밤늦도록 쇼핑한다. 학생들은 졸음을 쫓아가며 공부하고 어떤 이는 유흥가에서 밤을 지새운다. '잠을 잊은 그대에게'라는 심야 라디오 음악 프로그램도 있다. 밤에도 빛 공해로 잠이 들기도 쉽지 않다. 본의 아니게 잠을 쉽게 들지 못하거나 일찍 깨는 바람에 밤이 괴로운 사람도 있다. 해마다 3월 15일은 세계수면학회가 제정한 '세계 수면의 날'로 2024년 표어는 '모두가 잘 자는 건강한 사회'이다.[267] 잠

못 자는 사람에 대해 우리 사회가 관심과 대책을 마련할 것을 촉구하는 날이다.

밤잠을 충분히 자지 않는 것은 일상생활에도 문제를 일으키고 건강에도 좋지 않다. 수면을 포함한 생활양식과 건강 연관성 연구는 7~8시간 충분히 잠을 자는 사람이 오래 사는 것을 보여준다. 이 절에서는 수면이 건강에 왜 필요한지 좋은 잠을 위해서 무엇을 할 수 있는지 알아보자.

1. 늦게 자고 적게 자는 우리나라 사람

국민건강영양조사 2019~2020 원시자료를 활용한 분석에 따르면 우리나라 성인의 수면시간 분포는 6~8시간 31%, 8시간 이상 25% 그리고 6시간 이하 44%이다.[268] 상업 목적의 국제 설문조사에서 2024년 우리나라 사람의 평균 수면시간은 6.8시간이며 매일 숙면을 자는 사람은 7%에 불과하다. 우리나라 사람에서 수면의 양과 질 만족도는 참가국 전체 평균에 비하여 낮다.[269] 설문조사가 아닌 웨어러블 기기 사용자의 수면 측정값으로 세계 35개국 20여만 명의 취침 시간 및 수면시간을 분석한 연구도 있다. 우리나라 사람의 수면시간은 평균 6.3시간으로 거의 꼴찌인 34위이다. 대륙별로는 아시아인이 가장 늦게 잠을 자고, 수면시간도 짧다.[270]

2. 수면과 건강의 연관성, 좋은 잠의 중요성

수면의 생리와 역할을 알아보자. 잠자는 동안 신체는 수면 주기라는 규칙적인 양상을 반복한다. 이때도 뇌가 '정지'되는 것은 아니다.[271] 일반적으로 3~5 수면 주기를 반복하며, 각 주기는 4단계로 구성된다.[272] 처음 세 단계는 비렘수면, 네 번째이자 마지막 수면 단계는 렘수면이다.[271] 렘(REM, rapid eye movement)수면 중 안구는 빠르게 움직이며 비렘(non-REM)수면 동안은 그렇지 않다.[273]

수면 주기의 1단계는 가장 가벼운 수면 단계로 일반적으로 약 7분간 지속된다. 잠자는 사람은 어느 정도 기민하며 쉽게 깨울 수 있다. 심장 박동과 호흡이 느려지고 근육이 이완되기 시작한다. 2단계는 여전히 가벼운 수면 단계이지만, 잠자는 사람이 깨어날 가능성은 적다. 심박수와 호흡이 더욱 느려지고 체온이 떨어진다. 이 단계는 약 25분간 지속된다. 3단계에서는 신체가 깊은 잠에 빠지며 잠자는 사람의 눈 움직임이나 근육 활동은 없다. 몸의 회복에 중요한 수면 단계로 잠자는 사람은 깨어나기 어렵다. 이 깊은 수면 단계는 아침에 기분이 상쾌해지는 데 도움이 된다. 잠들고 약 90분 후 4단계 렘수면으로 들어간다. 이 단계는 뇌가 활동적으로 꿈을 꾸는 것이 특징이다. 호흡은 빠르고 불규칙해지며 심장 박동과 혈압도 증가한다. 팔과 다리 근육이 일시적으로 마비되기 때문에 꿈의 내용을 실현할 수는 없다. 이 수면 단계는 학습, 기억력, 주간 집중력 및 기분에 매우 중요하다.[271]

　좋은 잠은 몸과 마음의 건강에 꼭 필요하다.[237] 좋은 잠은 무엇인가? 수면의 양뿐만 아니라, 수면의 질도 중요하다. 뒤척이면서 침대에서 12시간 동안 누워 있어 봐야, 깨지 않고 계속 7시간 동안 잠을 자는 것보다 건강에 좋은 것이 아니다. 이상적으로는 수면 단계 모두의 여러 주기를 거치는 것이 좋다.[274]

　얼마나 자면 충분할까? 잠자는 동안 뇌는 하루 중 받아들인 모든 정보를 처리한다. 매일 새로운 경험을 많이 하는 아기와 어린이는 성인보다 더 많이 자야 한다. 일반적으로 성인은 7~9시간, 65세 이상 노인은 7~8시간이 권장된다. 아프거나 임신, 자녀가 어릴 때, 또는 폐경기 등으로 잠자는 동안 자주 깨는 경우 더 많이 자야 한다.[274] 필요한 수면시간은 사람마다 다르며, 아침에 일어나서 피곤하지 않고 낮 동안 졸리지 않게 생활할 수 있는 정도로 자면 된다.[273]

　조금 자고도 푹 자는 사람이 있다. 어떤 사람은 오래 자고도 피곤한 사람이 있다. 이는 같은 시간을 자더라고 수면의 질이 중요하다는 것이다. 양질의 수면은 방해받지 않는 상쾌한 수면이다. 이는 단지 몇 시간을 자는가가 아니라 얼마나 잘 자는가에 달려 있다. 쉽게 잠들지 못한다, 밤에 자주 잠에서 깬다, 또는 충분한 잠을 잔 뒤에도 졸리거나 피곤함을 느낀다든지 하는 것은 수면의 질이 나쁘다는 것을 뜻한다.[275]

수면의 양과 질은 건강에 영향을 미친다. 잠이 건강에 좋은 점을 요약하면 다음과 같다. 덜 자주 아프다. 건강한 체중을 유지한다. 식욕을 억제하는 호르몬인 렙틴은 증가하고, 식욕을 자극하는 그렐린은 감소한다. 심장 건강과 신진대사가 좋아진다. 고혈압, 당뇨병, 심장병, 뇌졸중에 걸릴 위험이 준다. 면역기능이 촉진된다. 깊은 수면 중에 성장 호르몬이 방출되면서 세포와 조직이 회복된다. 스트레스가 줄고 기분이 좋아진다. 자동차 사고로 인한 손상 및 사망위험이 준다. 주의력과 기억력이 향상되어 일상 활동을 더 잘 수행한다.[235, 275]

반면 잠을 충분히 자지 못하거나 밤에 자주 깨는 사람은 심장병, 고혈압, 뇌졸중에 걸릴 위험이 크다.[276] 수면이 부족하면 렙틴은 감소하고 그렐린은 증가한다. 이에 따라 배고픔이 증가하고 포만감이 감소하여 식사량이 늘어난다.[268] 특히 지방이 많고 달고 짠 음식 섭취가 증가한다. 신체활동까지 감소하면서 과체중과 비만, 나아가 당뇨병의 원인이 된다. 면역기능이 취약하여 감기나 기타 감염에 걸릴 가능성이 높다. 업무에 집중하고 명확하게 생각하는 데 문제가 발생할 수 있다.[276]

수면시간은 사망위험과 관계가 있다. 많은 장기 추적 연구에서 수면시간과 사망률 사이에 U자형 연관성이 나타난다. 너무 짧은 수면시간(6시간 이하) 또는 너무 긴 수면시간(8시간보다 더 많은 시간)은 모든 사망 및 심혈관질환 사망위험을 높인다. 긴 수면시간은 암 사망 위험도 높인다는 연구도 있다.[277] 우리나라 연구에서도 수면시간과 사망 사이에 유사한 연관성이 나타난다. 수면시간이 극단적으로 짧거나(5시간 이하) 긴(10시간 이상) 경우 7~8시간의 수면시간에 비하여 모든 사망 및 심혈관질환 위험이 크다.[278] 여러 연구 간의 불일치가 크기 때문에 확실한 결론을 내리기는 쉽지 않다.

3. 수면 부족, 박탈 및 수면 장애

　성인 5명 중 1명은 여러 가지 이유로 수면 부족을 경험한다. 수면 부족은 신체가 건강을 유지하는 데 필요한 시간보다 잠을 적게 자거나 수면 방해로 인해 수면의 질이 낮은 것을 말한다. 밤새도록 잠을 자지 않거나 하루나 이틀 동안 거의 잠을 자지 못하면 수면 박탈이라고 한다.[279] 수면 부족의 흔한 원인은 걱정거리나 스트레스, 또는 카페인 섭취 등이다. 수면 부족은 의무(예: 만성질환자를 돌보는 가족) 수행, 공부나 일 때문에 일어나기도 한다. 주중에 수면이 부족하고 주말에는 길게 자는 사람은 수면부족증후군일 수 있다. 이들은 적절한 수면시간을 취하지 못해 주간 졸림, 피로, 집중력 저하, 짜증 등이 생긴다.[280] 연구에 따르면 인구의 10% 정도가 수면 부족을 호소한다고 한다.[281]

　수면 부족의 주요 영향은 과도한 주간 졸음이다. 수면이 부족한 사람은 회의나 수업 등 조용하거나 단조로운 상황에서 잠이 들 가능성이 높다. 이 정도가 되면 졸음운전이나 작업 중 손상을 초래할 수 있다.[282] 잠을 24시간 이상 안 자면 혈중알코올농도 0.1%의 상태와 같아진다. 체르노빌 폭발 사건과 우주선 챌린저호의 폭발과 같은 대형 참사가 근무자의 수면 부족으로 인한 실수로 비롯된 사고라는 것은 잘 알려져 있다.[267]

　수면 부족과 불면증은 권장량보다 적게 잠을 잔다는 점에서 같다. 수면 부족은 어떤 이유로 잠잘 시간이 없는 것이고, 불면증은 잠잘 기회는 많지만 잠을 잘 자지 못하는 것이다.[279] 누구나 가끔 잠 못 이루는 밤을 겪지만, 장기간 잠을 이루지 못하는 경우 불면증 같은 수면 장애와 관련이 있다.[283] 불면증은 가장 흔한 수면 장애로 잠들기 어렵거나, 너무 일찍 깨거나, 밤에 주기적으로 깨는 경우이다. 불면증의 유형은 나이에 따라 다르다. 젊은 성인은 잠에 드는 데 어려움을 더 겪고, 중년과 노인은 수면 유지 문제가 더 흔하다. 다른 수면 장애에는 폐쇄성수면무호흡증, 기면증, 하지불안증후군 등이 있다. 성인의 약 1/3이 불면증 증상을 경험하고 이 중 일부는 불면증 진단 기준을 충족한다.[272] 불면증은 3개월 이상 일주일에 최소 3일 이상 지속되면 만성으로 분류된다.[283] 불면증은 자주 신체적 이상이나 우울증, 불안 또는 인지 장애와 같은 정신 건강 상태와 함께 발생한다. 수면 장애는 우울증이나 불안을 악화시킬 수 있고, 우울증이나 불안은 수면 문제로 이어질 수 있다.[272] 많은 장기 추적 연구를 통합 분석한 결과 불면증은 사망위험을 높인다. 연구 간 일관성은 부족하다.[284]

4. 좋은 잠을 위하여

좋은 잠을 자기 위해서는 의식적인 노력이 필요하다.[235] 수면 문제를 해결하기 위한 좋은 수면 습관을 수면 위생이라고 하며 보통 다음과 같은 내용을 포함한다. 수면시간을 일정하게 유지한다. 주말에도 같은 시간에 자고 같은 시간에 일어난다. 오후에 낮잠을 자지 않는다. 매일 운동한다. 침실 환경은 조용하고 시원하며 어두운 것이 좋다. 매트리스와 베개(편안하고 지지력이 있어야 함)를 잘 선택한다. 저녁에는 술, 카페인, 과식을 피한다.[272] 운동은 잠에 좋다. 취침 시간 근처의 운동은 해롭다고도 하나, 최근 연구를 반영한 새로운 권장 사항은 다르다. 건강한 성인이 시간제한 없이 중강도 운동을 해도 좋은 잠을 자는 데 문제가 없다.[235] 운동은 매일 규칙적으로 하고, 생체시계와 맞추어 낮에,

밝은 태양 아래 하는 것이 수면에 더 좋다.[285] 잠자기 전에는 밝은 빛과 전자 기기를 피함으로써 긴장을 푼다. 텔레비전, 스마트폰이나 컴퓨터 화면에서 나오는 인공조명은 졸음을 느끼는 데 도움이 되는 호르몬인 멜라토닌을 억제한다.[286]

수면 문제를 해결하기 위해 대체의학적인 방법을 사용하기도 한다. 취침 전에 사용하는 이완 기법은 불면증에 도움이 될 수 있다. 멜라토닌 보충제는 일부 유형의 불면증이 있는 사람에게 효과가 있을 수 있지만, 장기적인 안전성은 확실하지 않다. 마음 챙김 명상, 요가, 마사지 요법, 침술과 같은 심신 접근 방식은 유용성을 입증할 근거는 부족하지만, 안전하다.[272]

최선의 노력에도 불구하고 수면 문제가 지속되는 사람들은 전문가의 도움이 필요하다.[274] 만성 불면증에 대해서는 일반적으로 인지 행동 치료 등의 행동 기법과 약물치료를 병행한다. 쉽게 잠들게 하거나, 깨지 않고 수면을 유지하게 해서 불면증을 치료하는 여러 유형의 약물이 있다. 대부분 약물은 습관성이 될 수 있으므로 의사의 지시에 따라 사용해야 한다.[272] 원인이나 의심되는 동반 질환이 있으면 찾아낸다. 수면 습관이 문제라면 습관을 교정하면서, 수면제는 가급적 짧게, 필요한 기간, 최소 용량만을 사용하는 것이 원칙이다.[287]

요약 및 마무리

잠이 보약이라는 말이 있듯이 잘 자는 것은 몸과 마음의 건강에 중요하다. 세계적으로 노동 시간이 긴 우리나라 사람은 늦게 자고 적게 잔다. 얼마나 자면 충분할까? 성인은 7~9시간, 65세 이상 노인은 7~8시간이 권장된다. 같은 시간을 자더라도 수면의 질이 중요하다. 잠을 잘 자야 덜 아프다. 건강한 체중을 유지하고, 고혈압, 당뇨병, 심장병, 뇌졸중에 걸릴 위험이 낮다. 면역기능이 촉진되고, 스트레스가 줄고 기분이 좋아진다. 사고로 인한 손상 및 사망위험이 줄고, 일상 활동을 더 잘 수행한다. 잠을 충분히 자지 못하거나 밤에 자주 깨는 사람은 이와 반대이다. 너무 짧은 수면시간 또는 너무 긴 수면시간을 자는 사람은 사망위험이 크다.

성인 5명 중 1명은 여러 가지 이유로 수면 부족을 경험한다. 수면 부족은 흔히 의무 수행, 공부 또는 일 때문에 일어난다. 수면 부족의 주요 영향은 과도한 주간 졸음으로 졸음운전이나 작업 중 손상을 초래하는 것이다. 불면증은 가장 흔한 수면 장애이다. 성인의 약 1/3이 불면증 증상을 경험하고 이 중 일부는 불면증으로 진단된다. 수면 장애는 우울증이나 불안을 악화시킬 수 있고, 우울증이나 불안은 수면 문제로 이어질 수 있다. 좋은 잠을 자기 위해서는 노력이 필요하다. 운동은 잠에 좋다. 만성 불면증에는 약물치료도 병행한다. 수면제는 가급적 짧게, 필요한 기간, 최소 용량만을 사용하는 것이 원칙이다. 열심히 일한 당신 이제 잠자리에 들 때다. 필요하면 전문가의 도움도 받아야 한다.

Ⅷ. 건강검진 받기 및 그 외 건강행태

들어가는 말

 이번 절의 주제인 건강검진은 생활양식 또는 습관이라기보다 증상이 없을 때 질병을 찾아내기 위한 건강행태의 하나이다. 건강검진도 보건의료서비스의 하나이지만, 아프거나 손상으로 인한 의료 필요 때문에 이용하는 것이 아니어서 개인의 선택이 중요하다. 우리나라는 국민건강보험공단이 대부분 비용을 부담하는 국가건강검진을 포함하여 많은 검진 서비스가 행해지고 있어 건강검진의 천국이라 불린다. 많은 병원에서 경쟁적으로 운영하는 종합검진센터의 검진은 좋은 시설에서 고가 진단 장비를 사용하여 제공되며 이용자는 비싼 비용을 기꺼이 낸다. 수백만 원짜리 종합건강검진은 회사가 자랑하는 복지 혜택이기도 하고 부모님 회갑 선물이 되기도 한다.
 일반인도 전문가도 건강을 위해서 건강검진은 정기적으로 받는 것이 좋다고 믿는다. 어떤 사람은 큰 병이 있을까 두려워 검진을 못 받겠다고 한다. 사실 검진은 큰 병을 발견하는 것이 목적인데 말이다. 큰 병이 아직 작은 병일 때인 조기에 발견하기 때문에 예후가 좋다.

건강검진으로 질병을 조기에 발견하면 좋기만 할까? "건강검진, 종합검진 함부로 받지 마라."라는 도발적인 제목의 책은 건강검진의 좋지 않은 점을 강조한다. 신문 보도에서도 우리나라의 과다한 건강검진의 문제점을 지적하기도 한다. 아프지도 않은데 건강검진을 받아야 하나? 이왕이면 값비싼 종합검진을 받는 것이 좋을까? 과연 건강검진 어디까지 받아야 할까? 의문은 계속된다.

1. 소득수준에 비례하는 건강검진율

국민건강영양조사는 '최근 2년 동안 건강을 위해 건강검진을 받은 분율'인 건강검진수진율과 '최근 2년 동안 암 검진을 받은 분율'인 암검진수진율을 산출하고 있다. 성인 건강검진수진율은 최근 들어 증가하는 추세로 2022년 73%, 남자 73%, 여자 72%이며, 연령대별로는 40~50대에서 80%가 넘는다. 소득수준별로는 5분위 소득수준이 높아질수록 높아지는 경향이다. 성인 암검진수진율은 최근 들어 증가하는 추세로 2022년 59%, 남자 51%, 여자 66%이며, 연령대별로 40~60대에서 70%가 넘는다. 소득수준별로는 5분위 소득수준이 높아질수록 높아지는 경향이다.[288]

비교적 낮지 않은 검진 수진율을 보이는 것은 정부에서 실시하는 국가건강검진 때문이다. 여기에는 영유아 건강검진, 생애전환기 건강검진 그리고 만 20세 이상 성인 대상의 일반 건강검진과 암 검진이 있다. 이 제도는 국민 삶의 질 향상에 크게 이바지한 것으로 평가된다. 문제는 우편으로 건강검진 결과를 통보하고 그 의미를 직접 설명해 주지 않는다는 것이다. 이 때문에 이차 정밀 검진이 필요한 경우에도 이를 소홀히 하여 건강검진의 의의가 반감되는 경우가 많다. 건강검진이 질병의 조기 발견 및 조기 치료를 통하여 나쁜 결과를 막는다는 본래의 목적을 달성하기 위해서는 검진 후 상담과 사후관리 강화가 필요하다.[289]

2. 일차예방과 이차예방

건강에 바람직한 생활양식을 많이 가질수록 질병을 예방할 수 있다.

이처럼 질병 발생 자체를 방지하는 것을 일차예방이라고 한다. 하지만 생활양식 요인이 질병의 모든 발생을 설명하는 것이 아니기 때문에 건강에 완벽한 생활양식을 가지고 있다고 해도 질병은 발생하기 마련이다. 이미 질병 발생 과정이 시작되었더라도 질병을 증상이 나타나기 전인 조기에 발견하여 치료하면 큰 병으로 진행 또는 조기사망을 예방할 수 있다. 질병의 이차예방이다.[3] 증상이 없는 사람들을 대상으로 이차예방의 목적으로 질병이 있을 것으로 의심되는 사람을 찾아내기 위한 검사가 선별검사이다. 우리나라 일반 건강검진은 고혈압, 당뇨병, 폐결핵 등 그리고 암 검진은 위암, 대장암, 유방암, 자궁경부암 등을 대상 질병으로 하는 선별검사로 이루어져 있다. 선별검사는 질병의 진단이 목적이 아니고, 질병이 있을 가능성이 높은 사람을 찾아내는 것이다. 선별검사 양성자는 질병의 진단을 위해서 정밀검사를 받아야 한다. 질병이 없는데도 양성이 나오는 '위양성자'가 있기 때문이다. 어떤 암 검진 항목(예: 위암에 대한 위내시경)의 경우 선별검사만으로 진단이 가능할 때도 있다. 선별검사가 음성이라고 해도 질병이 있을 가능성은 적지만 질병이 없다는 것을 확증할 수는 없다. 질병이 있는데도 음성이 나오는 '위음성자'가 있기 때문이다.[3]

3. 건강검진의 두 얼굴, 이득과 해

건강검진은 병의원에 갈 필요성을 못 느끼는 증상이 없는 사람이 대상이므로 기본적으로 해로운 측면이 있다. 누구나 건강검진을 받으려면 시간이 걸리고, 돈이 든다. 검진 결과에 대한 걱정이 생기며 검진 준비로 식사를 굶어야 하는 불편함과 검사 과정에서 통증, 수치심 또는 불쾌함을 감수해야 한다. 미량이지만 방사선에 노출되는 검사는 건강에 직접 해로울 수도 있다. 양성판정이 나오기라도 하면 정밀검사를 받는 과정에서 온갖 마음고생을 하기도 한다. 건강검진으로 인한 궁극적인 이득은 무엇인가? 검진 대상 질병으로 인한 사망위험이 감소하는 이차예방 효과이다. 질병 증상이 나타나서야 진단받는 통상의 경우에 비하여 검진으로 조기에 진단되면 더 오래 산다는 것이다. 그렇다면 검진의 해로움을 감수할 수 있다. 일반인은 물론 의료전문가도 질병은 조기에 진단하면 조기에 치료하니 당연히 예후가 좋을 것이라는 막연한 믿음이 있다. 문제는 검진으로 인해 사망위험이 실제로 감소하는지 (더 오래 사는지) 평가할 때 '바이어스'(역학적 연구에서 체계적 오류를 이르는 용어)에 따른 착시 효과가 있다는 것이다.

대표적으로 '조기발견바이어스'는 선별검사가 무증상 시기에 시행되므로 증상이 나타나야 진단받는 통상의 시점보다 항상 더 이른 시기에 질병을 진단하기 때문에 발생한다. 조기 진단과 통상 진단 시점 사이의 기간을 '조기발견기간'이라고 하며 며칠, 몇 달, 혹은 몇 년이 될 수 있다. 이 기간으로 인해 검진으로 질병을 조기 발견하게 되면, 실제 검진이 효과가 없어도 즉 같은 날에 사망한다고 해도 조기발견기간만큼 더 오래 생존한 것으로 보인다.[3] 선별검사로 인해 단지 질병에 걸린 사실을 미리 안 것에 불과하다. 선별검사를 받지 않았으면, 그 기간 동안 자신이 질병(예: 암)에 걸린 줄 모르고 마음 편하게 지냈을 것이다. 이럴 때는 모르는 게 약이다. 환자를 진료하는 임상 의사는 조기에 진단된 환자들의 생존 기간이 길다는 임상적 경험에 비추어 실제 효과에 대한 판단 없이 무조건적으로 선별검사를 선호하는 경향이 있다.

선별검사의 효과에 대한 평가는 진단에서 사망 시점까지 생존 기간에 좌우되는 '5년생존율'로 해서는 안 된다. 대신 많은 연구참여자를 무작위로 '적극적 선별검사' 군과 '대조군'으로 나눈 후 오랫동안 추적 관찰하여 양군의 대상 질병 사망률을 비교하는 임상시험 연구를 수행해야 한다. 검진이 효과적이라면 선별검사 군에서 대상 질병 사망위험이 낮아질 것이기 때문이다. 이처럼 엄격한 평가 연구를 거쳐야 검진의 효과를 판정할 수 있다.

검사의 해가 꽤 큼에도 불구하고 권장되는 선별검사의 예로 유방촬영술이 있다. 국가암검진사업은 유방암 조기 발견을 위해 40세 이상 여성에게 2년마다 유방촬영술을 받을 것을 권고한다. 국가암검진사업 2011년 자료를 분석한 결과 유방촬영술을 받은 사람 중 유방암이 의심된다는 판정을 받은 비율은 14%(양성판정률)로 높았는데, 실제 유방암이 조직 검사로 확진된 비율은 이 중 0.8%(양성예측도) 수준이다. 양성판정자의 대부분인 99%는 위양성자로 암이 아니라는 최종 판정을 받을 때까지 정밀검사를 받으면서 혹시 암일까봐 불안감에 가슴 졸인다. 반면 음성판정자 중 0.06%는 1년 내 유방암이 발생하였다. 적은 수이지만 위음성이 있다. 유방촬영술은 위양성 비율이 높고 검사 시에 노출되는 방사선 조사로 인해 오히려 유방암의 위험이 증가할 가능성이 있지만, 무작위임상시험 연구에서 조기 진단으로 인한 사망률 감소라는 효과가 검증되었기 때문에 권장된다.[290]

득보다 해가 많은 건강검진도 있다. 선별검사의 효과가 없거나 효과에 대한 근거가 부족한 경우로 권장되지 않는다. 우리나라에서는 대표적으로 '착한 암'으로 알려진 갑상샘암의 선별검사가 그렇다. 우리나라 여성에서 갑상샘암은 2012년까지 발생률이 급격하게 높아지는 '유행' 양상을 보였다. 이에 2014년 예방의학자 등 8인 의사연대의 문제 제기로 '갑상샘암 과다 진단' 논란이 시작되었고 2015년 국가암검진 권고는 "증상이 없는 일반인에게 갑상샘암 초음파검사를 권고하지 않는다."로 개정되었다.[291] 물론 갑상샘암을 의심할 수 있는 증상(예: 목 중앙에 만져지는 혹, 드물게는 목소리 변화, 음식을 삼킬 때 불편감, 호흡곤란 등)이 있다면, 건강검진과는 별도로 진단을 위해 의료를 이용해야 한다. 권고가 개정된 이후 갑상샘암의 발생은 급격하게 감소하였으며 최근 다시 증가하는 추세에 있다. 갑상샘암의 이러한 발생 양상은 실제 현상이라기보다 암 검진 수검 양상이 반영된 것이다. 건강검진에 포함되는 검사는 질병과 대상 집단에 대해 해보다 이득이 더 크다고 검증된 경우에만 전문 기관이 권고한다.

병원 종합검진센터에서 시행하는 값비싼 건강검진은 더 좋을까? 일반적으로 종합검진은 고혈압, 당뇨병, 이상지질혈증, 관절염, 각종 암 등 성인에서 발생하는 온갖 질병을 발견하기 위해 많은 검사를 일시에 시행하는 검진 프로그램이다. 성별 및 연령대에 맞는 검진 항목으로 구성한다. 값비싼 검진은 관상동맥 전산화단층(CT)촬영, 자기공명영상장치(MRI)나 양전자방출단층촬영(PET-CT) 등 고가의 진단 장비를 이용한 검사를 포함한다.[292] 비용이 들지 않는 국가건강검진 제도가 있음에도 불구하고 굳이 적지 않은 비용을 부담하고 종합검진을 받는 것은 비싼 게 정확하다는 믿음 때문일 것이다. 비싼 장비가 예민하게 초기의 이상 질환을 찾을 수 있겠지만, 중요한 것은 질병의 조기 발견 자체가 아니다. 문제는 조기 진단에 이은 치료를 했을 때 통상의 시점에서 진단된 경우보다 예후가 좋아야 하는데, 그 근거가 없다는 것이다. 이에 대해 의학한림원이 "과잉 건강검진 이대로 좋은가?" 심포지엄을 개최한 바 있다. 이 자리에서 권고하지 않는 건강검진에 따른 과잉 진단 및 과잉 치료로 이어지는 여러 문제가 지적되었다.[293] 요약하면 질환의 진단에 유용한 진단 장비를 증상이 없는 저위험군 성인에게 선별검사로 활용하는 것은 바람직하지 않다. 미국 내과전문의위원회 주도의 '현명한 선택' 캠페인은 의사들에게 무증상 성인에 대해 종합건강검진을 정기적으로 수행하지 말 것을 권장한다.[294]

4. 건강검진에 대한 전문 기관의 권고

우리나라 국가건강검진 중 만 20세 이상 성인 대상 일반 건강검진의 공통 검사 대상 질병은 비만, 시각 이상, 청각 이상, 고혈압, 신장질환, 빈혈, 당뇨병, 간장질환, 폐결핵 및 기타 흉부질환, 구강질환이다. 성별, 연령대별로 다르게 적용되는 대상 질병에는 이상지질혈증, B형 간염, 치면세균막, 골다공증, 우울증, 인지 기능장애가 있다. 대상질병마다 선별검사 항목 및 검사 주기가 정해져 있다.[295] 이러한 건강검진의 선별검사 항목에 대해서는 오래전부터 전문가의 비판적 의견이 제기되고 있다. 예를 들면 영국 국가건강검진 위원회는 이상지질혈증, 신장질환, 빈혈, 골다공증, 인지 기능장애(주로 치매)에 대한 선별검사는 효과에 대한 근거 부족과 검사의 부작용 등을 우려하여 권고하지 않는다.[289] 우리나라는 국가건강검진뿐 아니라 보건소에서도 60세 이상 노인에게는 무료로 치매 검사를 제공하고 있다. 무증상 노인에 대한 치매 선별검사의 이득과 해에 대해서는 근거가 부족하다. 오히려 증상이 있는 사람을 빨리 발견하여 진단, 치료, 돌봄 그리고 지원하는 것이 바람직하다는 견해도 있다.[293]

국가건강검진 중 암 검진의 대상 암, 대상자, 검진 주기는 표1과 같다. 여기서 간암 고위험군은 간경변증, B형 간염항원 양성, C형 간염항체 양성, B형 또는 C형 간염바이러스에 의한 만성 간질환자이다. 폐암 위험군은 30갑년(예: 하루 평균 1갑을 30년 흡연) 이상 흡연한 현재 흡연자와 폐암 검진의 필요성이 높은 사람을 말한다.[296] 나이가 80세가 넘은 노인이라도 죽기 전까지는 정기적 암 검진이 필요할까? 기대여명이 10년이 안 되는 사람 대상의 암 검진 필요성에 대해서는 재검토해야 한다.[293] 국가암정보센터의 7대 암 검진 권고안(표2)은 대상 암별로 나이 상한 규정을 명시하고 있으며 검진 주기 및 대상 연령도 국가암검진과 약간 다르다.[296] 근거에 바탕하였지만 국가암검진 항목(표1)은 현실적이고 국가암정보센터 권고(표2)는 더 이론에 충실하다고 할 수 있다.

표1. 국가암검진 대상 암, 대상자, 검진 주기 및 검사 방법[296]

암 종류	대상자	검진 주기	검사 방법
위암	만 40세 이상	2년	위내시경
대장암	만 50세 이상	1년	분변잠혈검사(이상 판정 시 대장내시경 검사)
간암	만 40세 이상 중 고위험군	6개월	간초음파검사와 혈청 알파태아단백 검사
유방암	만 40세 이상 여성	2년	유방촬영술
폐암	만 54~74세 고위험군	2년	저선량 흉부 CT
자궁경부암	만 20세 이상 여성	2년	자궁경부세포검사

표2. 국가암정보센터 7대 암 권고안[296]

암 종류	대상자	검진 주기	검사 방법
위암	만 40~74세	2년	위내시경
대장암	만 45~80세	1~2년	분변잠혈검사 또는 대장내시경 검사
간암	만 40세 이상 중 고위험군 또는 간경화증 진단자	6개월	간초음파검사 및 혈청 알파태아단백 검사
유방암	만 40~69세 여성	2년	유방촬영술
폐암	만 55~74세 고위험군(금연 후 15년이 경과한 흡연자 제외)	1년	저선량 흉부 CT
자궁경부암	만 20세 이상 여성*	3년	자궁경부세포검사
갑상샘암	초음파를 이용한 갑상샘암 검진은 권고하지 않음		

* 최근 10년 이내 자궁경부암 검진에서 연속 3번 이상 음성이면 75세 이상에서 권고하지 않음

5. 기타 건강행태

  건강에 영향을 미치는 개인의 생활양식 요인에는 지금까지 언급한 여덟 가지 외에도 많이 있다. 여기서는 대표적으로 예방적 건강행태인 칫솔질과 손 씻기, 방어적 건강행태인 콘돔 사용과 전 좌석 안전띠 착용을 간략히 언급한다. 구강건강이 좋아야 전반적인 건강도 좋으며, 반대의 경우도 성립한다. 치아우식, 치주질환, 치아 상실 그리고 구강암 등 구강병은 가장 흔한 만성병이다.[297] 치아 표면과 잇몸 주위에 형성된 치면세균막을 적절하게 관리함으로써 치아우식과 치주질환을 예방할 수 있다. 이를 위해서 하루 두 번 이상, 불소치약으로 칫솔질을 하고 정기적으로 치실을 사용한다.[298] 올바른 손 씻기는 감기 등 호흡기질환, 수인성 및 식품 매개 감염병을 상당 부분 예방할 수 있고 다른 사람에게 감염병을 전파할 위험도 크게 낮출 수 있다.[299] 매독, 임질, 에이즈 등 성매개감염병은 젊은 층을 중심으로 꾸준하게 발생하고 있다. 이웃 나라 일본은 최근 매독 환자 발생이 급증하고 있어 방역 당국이 긴장하고 있다. 성매개감염병을 예방하기 위해서는 성관계 시 콘돔을 사용해야 한다. 콘돔은 원치 않는 임신도 예방하는 일거양득의 효과가 있다. 우리나라는 오랫동안 세계적으로 교통사고 사망률이 높은 나라로 어느 좌석에서도 안전띠를 착용하는 습관이 중요하다.

요약 및 마무리

건강에 바람직한 생활양식을 가짐으로써 질병 발생 자체를 방지(일차예방)할 수 있다. 질병은 발생하기 마련이다. 증상이 나타나기 전에 발견하여 치료하면 큰 병으로 진행하거나 조기사망하는 것을 예방(이차예방)할 수 있다. 선별검사는 증상이 없는 사람을 대상으로 이차예방 목적으로 질병이 있을 것으로 의심되는 사람을 찾아내기 위한 검사이다. 중요한 대상 질병에 대한 여러 선별검사를 동시에 제공하는 프로그램이 건강검진이다.

건강검진은 병의원에 갈 필요성을 못 느끼는 증상 없는 사람이 대상이기 때문에 기본적으로 해롭다. 시간, 돈, 불편, 고통, 불쾌감, 검사 자체의 해 그리고 위양성, 위음성으로 인한 부작용도 있다. 조기 진단 및 치료를 하면, 증상이 나타나서 진단 되는 통상의 경우에 비하여 더 오래 살 수 있다는 이차예방 효과를 기대하여 해로움을 감수한다. 문제는 검진으로 인해 사망위험이 실제로 감소하는지 평가할 때 '조기발견바이어스' 같은 착시 효과가 있다는 것이다. 선별검사를 권고하기 위해서는 엄격한 높은 수준의 근거가 필요하다. 우리나라가 자랑하는 국가건강검진 중 일반 건강검진의 검사 항목의 근거에 대해서는 오래전부터 전문가의 비판적 의견이 있어 왔다. 국가건강검진 중 암 검진의 대상 암, 대상자, 검진 주기에 대해서도 국가암정보센터는 대상 암별로 나이 상한 규정을 두는 등 근거에 기반한 권고안을 마련하고 있다.

국가건강검진의 검사 항목에 불필요하거나 근거가 부족한 것도 있지만, 질병의 이차예방을 위하여 일반건강검진과 암 검진 안내에 따라 검진을 받자. 값비싼 종합건강검진은 굳이 필요하지 않다.

칫솔질, 손 씻기, 콘돔 사용 그리고 전 좌석 안전띠 착용 등도 중요한 건강행태이다.

개인 차원의 생활양식 요인을 마무리하며

누가 건강하게 오래 살기 위해 무엇을 해야 하는지 묻는다면? 우리는 답을 알고 있다. 금연 및 절주, 걷기와 운동, 적정 체중 유지, 스트레스 덜 받기, 잘 먹고 잘 자기 등등. 오늘날 첨단 의학 기술의 시대에도 건강으로 가는 지름길은 없다. 건강을 돈으로 살 수도 없다. 건강에 바람직한 생활양식을 가져야 하는 것은 공평하게도 누구에게나 마찬가지다. 하지만 사회경제적으로 지위가 높으면 이미 더 건강하고 건강행태도 더 많이 실천한다. 그래서 더 건강하다.

건강에 바람직한 생활양식을 가진다면 오늘날 주 건강 문제인 비감염성질환 발생과 조기사망의 상당 부분을 예방할 수 있다. 고혈압, 당뇨병, 이상지질혈증 그리고 비만 등 만성병이 있는 사람도 생활양식을 건강에 좋게 개선하면 조기사망 등의 심각한 결과를 줄이고 전반적인 삶의 질도 향상된다.

물질과 편리함이 넘치는 시대, 건강에 바람직한 생활양식은 한 마디로 절제라고 할 수 있다. 싼값으로 잠깐의 쾌락과 스트레스 해소 느낌을 주는 담배는 근처에도 가지 말고, 좋아하는 단맛, 짠맛, 기름진 음식이 넘쳐도 마음껏 먹어서는 안 되고, 편한 자동차를 두고 걷거나 대중교통을 이용하고, 귀찮아 죽겠는데 운동해야 하고, 술 마시는 즐거움도 적당히 해야 하고, 재밌는 일도 많고, 할 일도 많은데 빨리 자야 한다. 즐거움을 모두 포기해야 하는 것은 아니다. 단 탐욕 대신 절제! 오래전 노자는 도덕경에서 자신의 생을 너무 귀하게 여기면, 즉 '귀생'이면 생이 위태롭고 자신의 생을 억누르면, 즉 '섭생'이면 죽음의 땅에 들어가지 않는다고 하였다. 사전적 의미로 섭생이란 건강을 지키기 위하여 음식을 가려 먹거나 올바른 생활을 영위하는 것이다. 건강에 바람직한 생활양식을 가지는 것이 오늘날의 섭생이다.

 절제의 실천이란 어렵다. 세상 사람들이 모두 욕망에 따라 무절제한 생활을 할지라도 의지와 노력이 있다면 나 홀로 건강에 바람직한 생활양식을 가질 수 있다. 만약 함께라면 더 쉽게 건강행태를 습득하고 유지할 수 있다. 사회와 국가가 나서서 건강에 바람직한 행태에 대해 올바른 건강 지식과 기술을 제공할 뿐 아니라 실천을 쉽게 할 수 있는 환경을 조성해야 한다. 이것이 건강증진이다.

제3장
연령, 성별 그리고 유전적 요인

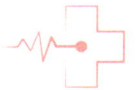

들어가는 말

달그렌-화이트헤드 건강 결정요인 모형의 중심에는 연령, 성별 그리고 유전적 요인을 가진 개인이 있다. 개인의 생물학적 특성이라고 할 수 있는 이들 요인도 건강에 매우 중요하지만, 앞서 기술한 다른 층 요인과는 다르게 정치나 정책의 영향을 거의 받지 않는다.[1] 누구나 나이가 들면 병이 생기고 죽는다. 여자는 남자보다 오래 사는 경향이 있고, 성별에 따라 잘 걸리는 질병도 다르다. 같은 환경에 노출되어도 병에 걸리는 것이 사람마다 다르고, 같은 증상에 대해 처방된 약물 효과도 사람마다 다르게 나타난다. 이러한 현상을 우리는 체질이라고 부른다. 조선 말기 한의사인 이제마는 사람을 체질에 따라 태양인, 소양인, 태음인, 소음인의 네 가지로 분류한 바 있다.

현대 의학이 눈부시게 발전한 분야가 바로 체질이라는 모호한 영역을 구체화한 유전적 요인이다. 비교적 최근까지 유전적 요인의 실체와 기능이 알려지지 않았다. 인간 유전 정보를 담고 있는 세포핵 염색체의 화학 물질인 디옥시리보핵산(deoxyribo nucleic acid, 이하 DNA)의 구조는 1950년대에 비로소 규명되었다. 인간 게놈(유전체) 프로젝트가 완료된 21세기 초반 이후 기술 발전에 힘입어 유전적 요인이 인간의 삶과 질병에 미치는 영향에 대한 지식이 엄청나게 늘어났다.[2]

    건강은 타고나는가? 만들어지는가? 필자의 초등학교 동창 중에 30대 초반에 급사한 담배를 좋아하던 친구가 있었다. 친구여, 자네는 정말 운 나쁘게 태어났구나! 질병의 원인에 대해 유전이 중요한지, 환경이 중요한지에 대한 논쟁이 오랫동안 있어 왔다. 만약 유전이 중요하다면 사람이 개입할 여지가 별로 없을 것이다. 질병 발생에서 유전과 환경은 서로 독립적인가? 서로 영향을 주고받을까? 이번 장에서는 건강의 결정요인으로서 연령, 성별 그리고 유전적 요인에 대하여 살펴볼 것이다.

1. 건강과 질병의 주 결정요인, 연령과 성

  앞서 제1부 제1장에서 기술하였던 우리나라 성별, 연령대별 사망률 및 기대수명 통계를 다시 보자. 돌이 지나면 나이가 들수록 사망 수준(사망률)이 증가하며 70대가 넘으면 급격하게 높아진다. 같은 연령이라면 남자가 여자보다 사망 수준이 높다.[3] 2018년 남자의 기대수명은 80세, 여자는 86세인 데 반하여, 건강수명은 각각 69세, 여자는 73세로 산출된다. 다시 말하면 기대수명 중 남자는 11년, 여자는 13년을 질병이나 손상으로 인한 장애 때문에 상실한다. 평균적으로 남자는 여자보다 6년 먼저 죽고, 여자는 오래 살지만, 남자보다 2년을 더 앓는다.[4]

  생물학적 수준에서 나이 듦 또는 노화는 시간이 지남에 따라 다양한 분자 및 세포 손상이 축적되어 발생한다. 이는 신체적, 정신적 능력의 점진적인 감소, 질병의 위험 증가, 궁극적으로는 사망으로 이어진다. 노년기의 일반적인 질환으로는 청력 상실, 백내장 및 굴절 이상, 허리 및 목 통증 및 골관절염, 만성 호흡기질환, 당뇨병, 우울증 및 치매 등이 있다. 사람은 나이가 들수록 동시에 여러 가지 질병을 경험할 가능성이 더 높다.[5] 암, 치매, 심혈관질환, 당뇨병, 만성 호흡기질환, 골관절염 등 대부분 비감염성질환을 세포 노화라는 동일 과정의 다른 표현으로 보기도 한다.[6]

  일반적으로 여아 100명이 출생할 때 남아는 105~106명(자연 출생 성비) 정도로 더 많이 태어난다. 이는 태아 자연 유산이 여아에서 더 높기 때문이다.[7] 한때 우리나라 출생 성비가 120에 육박하였는데 이는 선택적인 여아 인공유산 때문이었다. 우리나라 전체 인구의 성비는 2020년 99로 여자가 약간 많다.[8] 이는 출생 이후에는 남자가 여자보다 더 잘 죽는다는 의미이다. 즉 여자는 남자보다 오래 산다. 세계적인 현상이고 다른 포유류 종에서도 볼 수 있다. 이유에 대한 몇 가지 설명이 있다. 여자는 건강에 관심이 더 많고, 의사를 더 일찍, 더 자주 방문한다. 술을 덜 마시고, 담배를 덜 피우며, 식단이 더 건강하다. 여자는 각종 사고나 자살로 죽는 경우도 남자보다 훨씬 적다. 여자의 수명을 연장하는 유전적 요소도 있다. 여자는 두 개의 X 염색체를 갖지만, 남자는 하나의 X 염색체와 하나의 Y 염색체를 가지고 있다. X 염색체에 있는 중요한 유전 정보는 여자의 경우 복사본이 있어 다른 X 염색체에 있을 수 있는 유전자 돌연변이와 결함을 보완할 수 있다. 성별에 따른 호르몬이 노화 과정에 미치는 영향도 있다. 테스토스테론은 위험을 감수하는 행동 및 남성의 심혈관질환 발병률 증가와 연관이 있다.[9] 약한 자여 그대 이름은 남자!

사망이 아닌 전반적인 건강 상태에 대해서는 양상이 달라진다. 최근 2주 동안 만성, 급성질환 및 사고 중독 등으로 몸이 아프거나 불편을 느꼈던 분율(%)에 대한 국민건강조사 결과를 보면 2021년 여자는 20%로 남자는 12%에 비하여 훨씬 더 높다. 이는 전 연령대에서 나타나는 현상으로 그 차이는 60대 이상 노인에서 더욱 크게 벌어진다.[10]

이러한 주관적 이환율의 성별 차이의 이유를 일부 연구자들은 여자는 자신의 건강 문제를 과장해서 보고하고, 남자는 적게 보고하는 경향 때문이라고 한다. 최근 연구에서 개개 사람이 가지고 있는 만성질환의 수를 자신의 건강 평가와 일치시켜서 성별로 비교하면, 이러한 차이가 사라진다.[11] 이환율의 차이는 건강 문제의 보고 경향의 차이라기보다 실제로 여자가 남자보다 더 많이 아프다는 의미로 해석된다. 남자는 조기사망을 초래하는 질환에 과도하게 영향을 받고, 여자는 오래 사는 대신 질병과 장애를 더 많이 안고 있다.[12] 요약하면 남자는 죽고, 여자는 아프다. 구체적으로 남자는 심혈관, 호흡기, 간질환, 코로나-19 감염 그리고 교통사고 등 조기사망을 초래하는 질환이 더 많다. 여자는 허리 통증, 우울 증상, 두통, 불안, 기타 근골격계 증상, 치매 등 질병과 장애를 유발하지만 치명적이지 않은 상태가 많다.[13]

2. 건강 결정요인으로서 유전적 요인

건강에 좋은 유전자를 타고나는 것은 로또에 당첨된 것이다. 유전자는 유전의 구성 요소로 부모에서 자식으로 전달된다. 유전자는 단백질을 만드는 지시인 DNA를 보유하고 있다. 단백질은 세포 내에서 분자를 한 곳에서 다른 곳으로 이동시키고, 구조물을 만들고, 독소를 분해하고, 기타 많은 유지 작업을 수행한다. 때로 돌연변이라고 하는 유전자의 변화가 생기면 단백질을 만드는 유전자의 지시 사항이 변경되므로 단백질이 제대로 작동하지 않거나 아예 만들어지지 않는다. 이는 유전질환이라는 의학적 상태를 유발할 수 있다. 부모 중 한 명 또는 두 명 모두로부터 유전자 돌연변이를 물려받거나 살아가는 동안 돌연변이가 생길 수도 있다. 유전질환에는 세 가지 유형이 있다.[14]

단일 유전자 질환은 돌연변이가 하나의 유전자에 영향을 미치는 경우로 겸상 적혈구 빈혈, 낭포성 섬유증, 색맹, 혈우병 등이 예이다. 전통적인 멘델의 유전 원리에 따라 가족 내에서 발생한다.[15] 인간의 유전체에는 약 3만 개 유전자가 있으며, 단일 유전자 질환은 8천 종 정도나 되지만, 각각은 드물며 전체로 볼 때 대략 1%의 사람에게 생긴다.[16] 두 번째 유형은 유전자를 담고 있는 구조물인 염색체(또는 염색체의 일부)가 없거나 변경된 염색체 장애로 다운증후군이 대표적인 예이다.[14] 세 번째 유형은 인간 질병의 대부분에 해당하는 복합 또는 다

인성 질환으로 원인이 훨씬 복잡하다.[15] 심혈관질환, 암, 당뇨병, 비만과 같은 흔한 건강 문제와 다양한 선천적 결함(예: 구개열) 및 정신질환은 단일한 유전적 원인이 없다. 이들 질병은 수많은 유전자가 운동, 식이 또는 오염 물질 노출과 같은 생활양식 및 환경요인과 결합한 상호작용의 결과로 발생한다. 이를 유전자-환경 상호작용이라고 한다.[17] 이는 흔히 장전된 소총(유전적 감수성이 있는 사람)의 방아쇠(후천적 요인)를 당기면 총알이 발사(질병이 발생)되는 것에 비유된다. 유전적 영향이 없는 질병을 찾기 힘들다. 유전과는 연관이 적어 보이는 감염병 또는 외부요인으로 인한 손상의 발생도 유전적 경향이 있다.[18, 19] 이같이 태어나면서 가지고 태어나는 유전자는 질병 발생의 유일한 또는 중요한 원인으로서 성인 건강 수준에도 영향을 미친다. 유전자는 유성생식을 할 때 무작위로 전달되기 때문에 건강에 좋은 유전자를 타고 난 사람은 유전자 로또에 당첨된 것으로 비유된다.[20]

유전적 요인이 건강 또는 질병 발생에 기여하는 정도 또는 유전가능성은 얼마일까? 질병에 따라서 기여도가 크게 다르다. 장기간에 걸친 북유럽 대규모 쌍둥이 추적 연구 결과 모든 암의 유전가능성은 33%이다. 암종별로는 피부 흑색종 58%, 전립샘암 57%, 피부암 43%, 난소암 39%, 신장암 38%, 유방암 31% 등으로 높다.[21] 심혈관질환 중 관상동맥병에 대해서는 여러 연구를 종합할 때 유전가능성이 40~60%로 높게 추정된다.[22] 수명에 대한 유전적 기여도 추정치는 15~40%이다. 인생의 첫 80년 동안은 생활양식을 포함한 환경요인이 유전적 요인보다 더 강력하다. 젊은 연령층에서는 사고로 인한 손상이 수명에 영향을 미치므로 환경요인이 중요하다. 중년에 흔한 사망원인은 암, 심혈관질환 등 비감염성질환이며 환경과 유전이 함께 영향을 미친다. 만성병으로 인한 사망위험을 이겨낸 90살 이후에는 유전적 요인이 더 중요하다.[23]

건강의 결정요인으로 유전적 요인과 생활양식 중 어느 쪽이 더 중요할까? 수명과의 연관성에 대하여 유전적 요인과 생활양식(금연, 절주, 규칙적 신체활동, 적정 체형, 충분한 수면시간 그리고 건강한 식습관) 둘 다 분석한 연구가 있다. 유럽 성인 30여만 명을 장기 추적한 이 연구는 수명의 유전적 소인으로 다유전자 위험 점수를 사용한다. 수명에 영향을 미치는 단일 유전자 변이는 수명을 아주 조금밖에 설명하지 못하는 문제가 있다. 다유전자 점수는 수명과 연관된 수많은 개별 유전자 변이의 수명과의 연관 정도를 모두 반영하여 점수화한 것이다. 이 연구에 따르면 유전적 요인과 생활양식 요인은 각각 독립적으로 수명과 연관되어 있다. 단명 유전자를 타고 나면 장수 유전자를 가진 사람보다 사망위험이 1.2배, 나쁜 생활양식을 가진 사람은 좋은 생활양식을 가진 사람보다 사망위험이 1.8배이다. 건강한 생활양식을 유지하면 짧은 수명 유전을 타고 나더라도 그로 인한 위험을 크게 줄일 수 있다. 조기사망(75세 이전 사망) 위험을 낮추는 최적의 건강한 생활양식 조합은 비흡연, 규칙적인 신체활동, 충분한 수면시간, 건강한 식습관이다.[24] 건강의 결정요인으로서 유전적 요인보다 생활양식이 더 중요하다고 할 수 있다.

유전자-환경 상호작용은 후성유전학으로 설명된다. 타고나는 것이 전부가 아니다. 후천적인 것이 더해진다. 후성유전학에 따르면 유전자가 단독으로 생명체의 속성을 결정하는 것이 아니라 유전자 이후에 형성된 후천적 경험이 함께 작용한다. 후성유전학은 세포가 DNA 서열을 바꾸지 않고 유전자 활동을 어떻게 제어하는지에 대한 연구이다. 후성유전학적 변화는 유전자가 켜지거나 꺼지는지 조절하는 DNA의 변경이다. 이러한 변경은 DNA에 부착되나 DNA 구성 요소의 서열을 바꾸지는 않는다.[25]

사람의 식단과 오염 물질 노출과 같은 환경적 영향은 후성유전체에 영향을 미칠 수 있다. 후성유전학적 변화의 흔한 한 가지 형태는 DNA 메틸화이다. 유전자에 메틸기가 존재하면 해당 유전자는 꺼지거나 침묵하며 해당 유전자에서 단백질이 생성되지 않는다.[25] 앞서 제1부 제3장에서 2차 세계대전 막바지 임신 초기 태내에서 네덜란드 대기근에 노출된 사람들은 나중에 성인이 되어서 관상동맥병의 유병률이 높음을 기술한 바 있다. 이 사람들을 장기 추적한 결과 태내에서 기근에 노출된 지 거의 60년이 지난 후 일부 유전자의 메틸화와 같은 후성유전학적 변화가 관찰되었다.[26] 후성유전학적 변화는 세포가 분열될 때 세포에서 세포로 전달될 수 있으며, 어떤 경우에는 세대를 거쳐 유전될 수 있다.[25]

생물학적 요인도 건강정책에 반영할 수 있다. 노화 과정은 건강의 가장 중요한 결정요인이지만, 이는 지극히 자연스러운 현상으로 건강의 사회적 불평등으로 이어지는 것은 아니다.[27] 성별도 건강 측면에서 중요하다. 남자는 더 빨리 죽고, 여자는 더 많이 아픈 경향이 있다. 연령과 성별은 둘 다 주어지는 것이기 때문에 건강정책으로 영향받지 않는다.[27] 하지만 건강 문제의 건강 정책적 개입에서 성별 질병 특성은 고려되어야 한다.[28] 유전적 요인도 약간의 예외가 있지만 주어진 것으로 볼 수 있다. 유전적 차이가 건강 격차를 설명한다는 근거는 없다. 유전적 요인을 고려하는 건강정책을 세울 수는 있다. 예를 들면 특정 질환의 유전적 위험이 큰 집단을 초기에 찾아내어 질병 발생을 촉발하는 나쁜 생활양식 노출을 피하게 할 수 있다.[27]

3. 유전자 연구와 의학의 미래

현대 의학의 미래는 정밀의료이다.

지금까지 우리는 건강의 결정요인을 전반적으로 살펴보았다. 질병 발생의 결정요인에 대해서는 유전 요인을 제외하면 대부분 알고 있다. 알려진 건강 결정요인을 고려하여 개인이 질병 위험 요인에 노출된 정도를 파악하면 질병 발생과 사망을 예측할 수 있지 않을까? 개인이 가지는 질병 위험을 예측함으로써 건강관리를 하려는 시도가 있다.

우리나라 국민건강보험은 건강관리를 위하여 개인별 맞춤형 건강 예측 프로그램을 운영한다. 건강검진 결과(허리둘레, 혈압, 공복 혈당, 고밀도지단백(HDL) 콜레스테롤, 중성지방)를 토대로 건강 나이를 산출하고, 뇌졸중, 당뇨병, 만성신장질환, 심근경색, 심뇌혈관질환 5가지 비감염성질환의 발생 위험을 확률로 보여준다.[29] 미국의 경우 장기간의 대규모 연구에 기반한 '프래밍험 위험 점수'(Framingham Risk Score, FRS)가 있다. 이 점수는 개인의 연령, 성별, 총콜레스테롤, HDL-콜레스테롤, 수축기 혈압, 고혈압 치료 여부, 흡연 여부에 따라 산출된다. 이에 따른 10년 심혈관질환 발생 위험을 추정하여 '낮음'(10% 미만), '중간'(10~20%), '높음'(20% 이상)으로 나눈다.[30] 미국 심장협회가 새로 정의하는 '인생 필수 8'(Life's Essential 8, LE8) 점수는 전반적인 심혈관질환 건강을 예측한다. 이는 4개의 생활양식(식습관, 신체활동, 흡연, 수면시간)과 4개의 주요 대사 및 생리적 변화(혈압, 공복 혈당, 혈중 콜레스테롤, 체질량지수)를 반영한다.[31]

개인의 질병 발생 위험 예측을 위해 필요한 정보의 마지막 퍼즐 조각은 유전 요인이다. 질병 대부분을 차지하는 다인성 질환과 연관된 수많은 유전자를 규명하고 그 역할과 질병 발생 기전을 더 알게 되면, 개인의 질병 발생 위험을 정확하게 예측할 수 있을 것이다. 이러한 비전이 구현된 미래 의학을 정밀의료라고 한다. 정밀의료는 개인의 유전적, 생물학적, 환경적 요인 그리고 생활양식을 고려하여 개인별로 맞춤 예방, 진단, 치료, 예측을 제공하는 의료이다. 유전자 정보가 더 많이 추가되어도 질병의 예측 능력은 별로 증가하지 않는다는 반론도 있다.[32]

정밀의료에 대한 관심이 현저히 증가한 것은 미국 오바마 대통령이 2015년 연두교서에서 대규모 투자를 발표한 이후이다. (33) 정밀의료 계획을 핵심적으로 추진하고 있는 미국의 보건복지부 산하 국립보건원은 최소 100만 명 이상이 자발적으로 참여하는 '우리 모두'(All of Us)라는 연구를 수행하고 있다. 이 연구는 설문조사, 전자 건강기록, 생체시료(혈액 또는 침), 신체 측정 및 웨어러블 기기를 포함한 다양한 출처에서 자료를 수집한다.[34] 정부와 생명과학 관련 기업뿐만 아니라 세계적 정보통신 기업도 정밀의료 분야에 속속 들어오고 있다. 예를 들면 애플은 자사의 아이폰에 '헬스키트'라는 개인 건강 정보 플랫폼을 기본적으로 탑재하고 있으며, 의료기관, 전자 건강기록 시스템과 연계 및 의료 서비스 접목을 시도하고 있다.[33]

정밀의료의 특성은 4개 P로 요약된다. 즉 개별화(personalized), 예측(predictive), 예방(preventive) 그리고 참여(participatory)이다.[35] 흔히 의료는 "같은 크기 신발이 누구에게나 맞다." 접근으로 비유되지만, 정밀의료는 개인의 유전적, 생물학적, 환경적 요인 그리고 생활양식에 기반한 개별화된 맞춤 의료이다. 개인의 질병 발생 위험을 예측하면 예방 조치를 취할 수 있다. 이때 환자는 의사 지시에 맹목적으로 따르기보다는 자신의 모든 질병 정보를 알고 의료의 의사결정에도 적극 참여한다. 정밀의료의 실제를 유명 배우가 극명하게 보여준 바 있다. 십여 년 전 안젤리나 졸리(Angelina Jolie)는 자신이 예방 목적의 양쪽 유방절제술을 받았다고 공개함으로써 논란에 휩싸였다. 미국 일반 인구의 경우 여성 12%가 일생 중 유방암에 걸린다. 유방암이나 난소암에 걸린 가까운 친척(어머니, 자매, 딸)이 있으면 암 발생 위험이 훨씬 크다.[36] 일부 유방암 환자에서 암 억제 유전자 BRCA1 또는 BRCA2의 돌연변이가 있다. 전체 유방암의 5~10%, 가족성 유방암의 20~25%에서 발견된다.[37] BRCA1 또는 BRCA2 돌연변이가 있으면 60%가 유방암에 걸린다. 그녀도 어머니를 유방암과 난소암으로, 할머니와 이모는 유방암으로 잃었기 때문에 유방암 유전자 검사 대상이다. 검사 결과 유방암이나 난소암 발병 확률을 크게 높이는 BRCA1 유전자의 돌연변이가 발견되어 예방적으로 유방을 절제한 것이다. 미국에서 유방암 유전자 검사가 널리 사용됨에 따라 예방적 유방절제술이 증가하고 있다.[36]

윤리적 문제, 유전자 정보는 가장 민감한 개인정보이다.

유전자 데이터는 개인의 유전자에 관한 정보이다. 유전 정보는 유전질환 연구, 진단 또는 범죄 수사에서 용의자를 찾아내거나 무죄를 밝히는 데 사용된다. 유전 정보를 담고 있는 기본 구조인 DNA는 모든 개인의 특징을 잘 나타낸다. 일란성 쌍둥이만이 같은 유전적 서열을 갖기 때문에 DNA 검체를 완전히 익명화하는 것은 불가능하다. 검체에서 이름이 삭제되더라도 다른 검체와 비교하면 검사 대상자나 친척을 구분해 낼 수 있다. 유전 정보는 인종, 특정 건강 상태에 대한 경향, 검사자의 성별과 일치하지 않는 유전자 등 차별을 초래할 수 있는 민감하고 사적인 세부 사항을 드러낼 수 있다. 유전 정보 보유 기관은 인증되고 신뢰할 수 있는 연구자에게만 데이터베이스 접근을 허용해야 한다. 강력한 개인 정보 보호 정책이나 규제 통제가 없으면 소비자 DNA 검사 회사는 고객의 유전자 데이터를 동의 없이 제3자에게 제공할 수 있다. 기증자의 동의 없이 유전자 데이터를 분석하기도 한다. 개인은 민감한 개인 데이터를 제공하라는 요청을 받으면 주의해야 한다.[38]

한 미국 여성이 회사로부터 해고 통지를 받았다. 회사가 진행한 유전자 검사 결과 유방암에 걸릴 확률이 높다고 나왔기 때문이다. 이제 미국에서 이런 일은 불법이다. 고용주가 직원의 유전자 정보를 요구하거나, 유전자 정보를 고용, 해고, 승진, 의료보험 가입 등의 판단에 사용하는 것을 금지하는 '유전자 정보 차별 금지법'이 2009년 이후 미국 사업장에 적용되기 때문이다.[39] 우리나라는 '생명윤리 및 안전에 관한 법률'에서 유전 정보에 의한 차별 금지 등을 규정하고 있다. 유전 정보를 이유로 차별하는 것과 다른 사람에게 유전자 검사를 받게 하거나 검사 결과를 제출하도록 강요하는 것을 금지한다. 법 일부 조항의 규정만으로 유전자 정보 차별의 문제를 다루는 것에는 한계가 있다.[40] 유발 하라리는 저서 '21세기를 위한 21가지 제언'에서 건강과 개인 정보 보호 사이의 큰 싸움에서 건강이 압도적으로 승리할 것으로 전망한다.[41]

요약 및 마무리

 누구나 나이가 들면 병들고 죽는다. 대부분의 비감염성질환은 노화과정에 따른 현상이다. 우리나라 사람은 평균적으로 남자가 여자보다 6년 먼저 죽는다. 여자는 오래 살지만, 남자보다 2년을 더 앓는다. 남자는 조기사망을 초래하는 질환에 더 잘 걸리고 여자의 질병은 덜 치명적인 경우가 많다.
 유전자는 유전 구성 요소로 부모에서 자식으로 전달된다. 유전자 돌연변이는 질병을 일으킬 수 있다. 부모로부터 질병이 유전되는 것이 명백한 단일 유전자 질환도 있지만, 대부분 질병은 수많은 유전자가 생활양식 및 환경요인과 결합한 상호작용의 결과로 발생한다. 유전자는 부모로부터 무작위로 전달되기 때문에 건강에 좋은 유전자를 물려받는 것은 로또에 당첨되는 것이다. 유전 요인과 생활양식 요인은 각각 독립적으로 수명과 연관되어 있다. 건강한 생활양식은 짧은 수명 유전을 극복한다. 생활양식이 유전보다 중요하니 로또 번호를 확인할 필요는 없다.
 개인의 질병 발생 예측에 필요한 정보의 마지막 퍼즐 조각은 유전 요인이다. 현대 유전학의 발전에 따라 가까운 미래에 정밀의료가 가능하다. 이는 개인별로 생물학적, 환경적 요인, 생활양식 그리고 유전적 요인을 고려하여 맞춤 예방, 진단, 치료, 예측을 제공하는 의료이다.
 유전자 정보는 매우 민감하고 사적인 정보이다. 유전자 정보 보유 기관은 물론 특정 목적으로 유전자 검체를 제공하는 개인도 정보의 기밀성에 주의해야 한다. 우리나라도 유전자 정보 차별 금지법 제정 필요성이 있다.

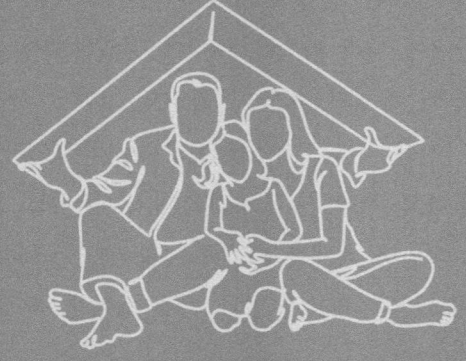

제3부.

건강증진, 건강하고 행복한 사회

건강, 행복 그리고 건강증진

건강과 행복은 서로 얽혀 있다.

사람은 오래 살기를 원한다. 그것도 건강하게 오래 살기를 원한다. 왜 우리는 건강을 소망하는가? 건강하지 않으면 행복하지 못하다. 큰 병에 진단되면 금방 밥맛이 떨어지고 불행한 느낌이 든다. 건강하지 않으면 원하는 일도 구할 수 없고, 잘하기도 어렵다. 세계보건기구(WHO)는 건강을 삶의 목적이라기보다 일상생활의 자원으로 본다.[1]

오래 사는 것이 삶의 양이라고 하면, 건강하게 사는 것은 삶의 질이라고 할 수 있다. 건강이 바로 삶의 질은 아니고, 삶의 질을 높일 수 있는 자원이다. 삶의 질은 삶에서 가장 중요하게 여기는 가치의 하나로 개인이나 집단에 따라 주관적으로 정의된다. 예를 들면 직장인은 승진, 학생은 좋은 성적, 사업자는 성공, 고용주는 생산성, 어떤 이는 공공선을 추구한다. 건강한 사람이 모두 생산적이거나 의미 있는 일을 해야 하는 것은 아니다. 건강하기에 남아도는 시간을 주체하지 못해서 무료하게 낭비한다면 바람직하지 않지만, 그저 재밌게, 즐겁게 시간을 보내기만 해도 좋다. 나로 인해 다른 사람이 불행하지만 않다면. 대다수 사람에게는 행복이 삶의 질이다.[2] 건강이 행복을 결정하는 것이다. 물론 건강해야만 행복한 것은 아니다. 중증 장애가 있어도, 치매 환자에게도, 말기 암 호스피스 병동에도 행복은 있다. 건강하다고 다 행복한 것도 아니다. 하지만 건강이 행복의 결정요인임은 틀림없다.

반대로 행복이 건강을 결정하기도 한다. 행복하면 혈압이 떨어지고, 면역체계가 강해진다. 긍정적인 감정은 젊은 성인에게는 부상 위험 감소, 노인에게는 허약(frailty) 위험 감소와 연관이 있다.[3] 자신을 행복하다고 생각하는 사람은 건강 문제가 적고, 우울증에 걸릴 위험이 낮다.[4] 무엇보다 행복한 사람은 더 오래 산다. 많은 연구에서 스스로 행복하다고 느끼는 사람이 더 오래 산다는 사실을 보여준다.[5] 건강과 행복은 좋은 삶을 구성하는 두 개의 기둥이다. 둘은 생각보다 더 얽혀 있다.[3]

많은 사람에게 행복은 유일하지는 않지만, 중요하고 궁극적인 삶의 목표다.[6] 우리는 건강하고 오래 살되, 행복하게 살아야 한다.

건강 외에 행복을 결정하는 요인은 무엇일까? 개인의 행복 성향은 상당 부분 정도 타고 난다. 연구에 따르면 평균적으로 일반적 행복 수준의 절반은 유전이 결정한다.[4] 나머지 절반은 사람이 통제할 수 있고, 그 일부는 상황에 따라 다르다.[4] 행복과 건강 결정요인은 상당 부분 겹친다. 행복의 결정요인으로는 건강뿐 아니라 소득수준, 인간관계, 생활 및 근로 조건 그리고 정치 참여 같은 제도적 요인이 있다.[6] 소득수준은 행복에 두드러진 영향을 미친다. 소득수준이 높을수록 행복한 비율이 높다.[6] 가난한 사람은 더 불행하지만, 소득이 높다고 다 행복한 것은 아니다. 돈으로 행복을 살 수 없다. 사람은 개인적 성취감이나 삶의 의미 등 비물질적 목표를 추구하는데, 물질은 이를 충족시켜 주지 못한다.[6] 부유한 나라의 가난한 사람은 가난한 나라의 부유한 사람보다 잘 살아도 행복하지 않다. 왜냐하면 사람은 다른 사람과 자신을 비교하기 때문이다.[6] 사촌이 논을 사면 배가 아프다는 속담은 이를 두고 하는 말이다. 배우자, 친척과 친구, 직장동료와의 인간관계도 행복의 결정요인이다. 관계를 맺고 있는 사람들의 행복도 중요하다. 가까운 사람이 불행한데 혼자 행복할 수 없다. 전반적으로 불행한 사회에서 홀로 행복하기도 쉽지 않다. 우리는 함께 건강하고 오래 행복하게 살아야 한다.

건강은 행복의 결정요인이고, 건강과 행복의 결정요인은 상당 부분 중복된다. 건강정책은 행복 정책이다. 예를 들면 가난한 사람에게 의료 접근성을 보장하는 정부의 건강정책은 그들의 행복 수준을 높인다. 건강정책은 행복한 사회를 만드는 데 필요하다.[7]

건강은 사회와 개인이 책임을 공유한다.

건강 향상의 책임이 누구에게 있는가? 개인을 강조하는 측과 사회적 책임을 중시하는 접근 방식 사이에 지속적인 논쟁이 20세기 말까지 있었다.[8] '건강의 장 개념'에 따라 추정하면 미국의 경우 개인 생활양식 요인의 건강 수준 기여도가 거의 절반으로 가장 중요하다. 생활양식은 어느 정도 개인의 선택과 통제의 영역에 있으므로 건강은 개인의 책임이라고 할 수 있다. 이 시각은 건강 결정요인으로서 여러 환경적 요인을 간과하는 측면이 있다.

앞에서 우리는 사회적 및 물리적 환경, 생활 및 근로 조건인 안전한 물과 식품 공급, 주택, 고용 여부 및 작업 환경, 교육 수준 그리고 보건의료서비스에의 접근성 그리고 사회적 관계가 어떻게 건강에 영향을 미치는지 살펴본 바 있다. 환경요인은 혼자의 힘으로 바꾸거나 개선하기가 힘들다. 건강 향상을 위한 환경적 접근인 공중보건은 개인이 아닌 사회, 특히 국가의 책임하에서 가능한 일이다.[9] 환경 관리가 질병 예방과 건강 향상에 더 효과적이고 효율적이다. 비만 환자를 치료하는 것보다 비만을 예방하는 것이 경제적으로, 의학적으로, 윤리적으로 훨씬 낫다. 다른 예를 보자. 개발도상국 어느 마을이 자원의 제한으로 식수를 공급하는 상수원 개발과 환자 진료소 건설 중 하나를 선택해야 한다면? 안전한 물에 대한 접근성을 보장하는 것이 더 많은 생명을 구할 수 있다. 오염된 물을 그대로 두고서는 설사병 환자를 치료하고 또 해도 끝이 보이지 않지만, 위생적인 상수를 공급하면 설사병 발생을 근본적으로 차단할 수 있다. 환경적 대책은 근원적 원인을 해결하는 것이다.[9] 건강에 대한 사회적 책임이 중요한 근본적인 이유는 최고 수준의 건강을 누리는 것은 모두의 권리이기 때문이다. 세계인권선언과 우리나라 법률은 건강권을 명시하고 있고 국가는 이를 보장할 책임이 있다.

건강의 사회적 책임 강조가 개인이 자신의 건강에 대해 책임이 없다는 것을 의미하는 것은 아니다. 오히려 개인이 건강에 바람직한 건강행태 또는 생활양식을 선택할 여지가 증가한다. 예를 들어 안전한 성 관계에 대한 교육은 개인이 성 매개 질환을 피하는 행태를 취할 수 있게 해준다. 신체활동 친화적인 도시계획은 생활 속에서 개인이 걷기 또는 다른 형태의 활동적인 생활양식 선택 가능성을 높인다.[9]

건강에 대한 책임은 개인과 그들이 살고 있는 사회가 공유한다.[8] 사회는 환경 관리 정책과 재원 조달을 통하여 불건강의 근본적인 원인 대책을 마련한다. 사회는 개인이 건강에 바람직한 행태를 쉽게 선택할 수 있는 환경을 조성한다. 건강에 바람직한 건강행태 또는 생활양식을 선택하는 것은 개인의 몫이다.

건강증진, 함께 건강하고 행복한 사회를 위하여

함께 건강한 사회는 모든 개인이 건강한 사회이다. 우리는 불공평한 건강 격차를 줄여야 한다. 즉 건강 형평성을 높여야 한다. 건강의 결정요인을 되돌아보면 우리는 모두가 건강한 사회를 만들기 위해 무엇을 해야 할지 알 수 있다. 모두가 나이 들면 병들고 죽는다. 어떤 사람은 건강을 타고난다. 건강에 좋은 유전자를 물려받는 것이다. 여기에 대해서는 사회가 개입할 여지가 거의 없다.

개인의 생물학적 요인을 제외하면 대부분의 건강 결정요인에 대해서는 건강에 바람직한 방향으로 관리함으로써 사회의 건강 수준을 높일 수 있다. 건강 수준을 향상하려는 모든 노력을 건강증진이라고 한다. 세계보건기구(WHO)는 건강증진을 '사람들이 건강 및 건강 결정요인을 통제하여 건강 수준을 향상할 수 있도록 하는 과정'으로 정의한다. 그림1은 건강증진, 환경, 행태 그리고 건강과의 관계를 보여준다.[10] 환경은 일반 환경, 생활 및 근로 조건 그리고 사회적 관계를 포함한다. 건강행태 또는 생활양식은 개인 수준에서 건강에 영향을 주는 주요 요인이다. 환경과 건강행태는 서로 영향을 주고받는 상호작용을 한다. 예를 들면 기후변화로 인한 지구 온난화와 신체활동은 건강의 주요 결정요인이다. 지구 온난화에 따른 더운 날씨는 신체활동을 부족하게 하는 요인이고, 화석연료를 사용하는 승용차 대신 걷기를 통해 이동하면 기후변화에 긍정적으로 작용한다.

우리를 둘러싸고 있는 환경 중에서도 가장 바깥에 위치하면서 삶과 건강에 근원적인 영향을 미치는 것은 일반 환경 요인으로 사회적 환경과 물리적 환경(자연환경과 건조 환경)으로 구분된다. 자연환경은 인간의 삶과 건강의 원천이다. 산업화는 인간의 삶을 풍요롭고 안락하게 만들었다. 이 과정에서 온실가스 성분이 증가한 대기와 산업화의 부산물로 오염된 자연은 이제 생존과 건강을 위협하는 요인이 되었다. 기후변화로 인한 지구 온난화와 환경오염이다. 인간의 생존을 위협하는 기후 위기에 대한 시급한 대응은 이제 건강의 전제 조건이 되었다. 가장 먼저 제1장에서 다룰 주제이다.

건강을 위해 노력하기 위해서는 생활 속의 여유, 여건, 지식 등이 필요하다. 이를 위해서는 생활 및 근로 조건인 의식주(물과 위생, 농업 및 식량 생산, 주택), 고용 및 작업 환경, 교육 그리고 보건의료서비스가 충족되어야 한다. 생활 및 근로 조건은 계층 간 차이가 크기 때문에 대부분 국가에서 건강 불평등의 주요 이유이다. 생활 및 근로 조건과 사회적 환경 요인을 건강의 사회적 결정요인이라고 한다. 이에 대한 사회 또는 국가의 정책적 개입이 우리 사회의 건강 형평성 제고에 매우 중요하다. 제2장에서 구체적으로 기술한다.

건강하고 오래 살기 위해 개인이 실천해야 하는 것이 있다. 금연 및 절주, 걷기와 운동, 적정 체중 유지, 스트레스 관리, 잘 먹고 잘 자기, 건강검진 받기 등등. 건강에 바람직한 생활양식 또는 건강행태의 채택과 유지는 질병 예방과 수명 연장에 매우 중요하다. 모든 개인이 건강하면 사회도 건강하겠지만, 사회는 단순히 개인의 집합 이상이다. 나는 나로만 그치지 않는다. 나는 다른 사람의 환경이다. 사람은 서로 영향을 주고받는다. 개인의 생활양식은 개인이 선택하는 측면이 있지만, 사회경제적 또는 문화적 환경의 영향을 지대하게 받는다. 개인의 생활양식에 대해서는 사회나 국가가 건강에 바람직한 행태를 선택하고 실천하기 쉽도록 환경 조성을 할 수 있다. 건강에 바람직한 생활양식을 지지하는 전략으로서 건강증진은 제3장에서 다룬다.

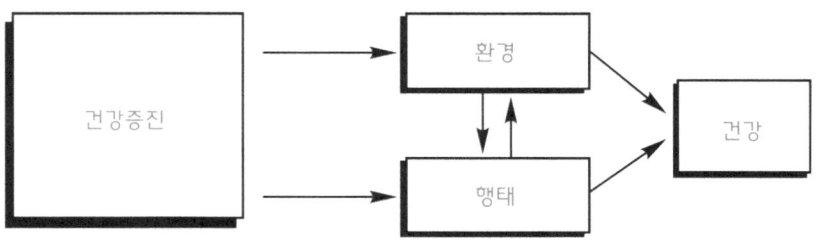

그림1. 건강증진, 환경, 행태 그리고 건강의 관계
출처: 예방의학과 공중보건학(제4판)[10]

제1장.
기후 변화 대응

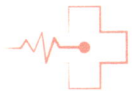

들어가는 말

건강의 결정요인으로서 깨끗한 물, 맑은 공기와 푸른 숲, 훼손되지 않은 자연환경은 사람의 스트레스를 완화하고 신체와 정신을 건강하게 한다. 현대인은 도시 건설 과정에서 자연을 파괴하는 한편으론 인공 녹지를 만들어 자연을 모방한다. 문제는 급격한 산업화를 동반한 현대 문명이 대기, 토양, 수질에 변화와 오염을 일으킨 것이다. 기후변화와 환경오염에 따른 새로운 건강 문제가 대두되었다. 우리를 보호하고 자원을 공급하는 자연환경이 훼손되면서 우리의 건강을 위협하는 조건이 되었다.

기후변화는 인간의 산업 활동으로 산업화 이전에 비해 대기 중 이산화탄소 농도가 불과 0.015% 포인트 증가한 데 따른 것이다. 이는 지구 표면 온도 평균 1.1°C 상승이라는 지구 온난화를 초래하고 건강과 건강 결정요인에 큰 영향을 미친다. 기후변화는 여러 경로로 건강에 나쁜 결과를 가져온다. 삶과 건강 유지에 꼭 필요한 물과 식량의 안정적 공급과 주택의 안전을 위협한다. 기후변화로 가뭄이 자주, 크게 발생하면 물 부족 현상이 심각해질 것이다. 쌀의 생산성이 감소하면 우리 후손은 아프리카의 주식인 카사바로 밥을 지어 먹어야 할지도 모른다. 가장 흔한 과일인 사과를 북한에서 수입할 날도 올 것이다. 국민 생선이라는 명태는 이제 국산을 볼 수 없다. 건강에 좋은 식단 유지가 어려울 수도 있고 그나마 먹거리가 부족할 수도 있다. 폭우와 태풍의 위력이 커지면서 해안과 산사태 위험 지역의 주택은 이전이 필요하다. 더운 날씨로 신체활동과 운동량이 부족해지는 것도 건강 위해 요소이다. 지구 온난화에 따른 잦은 폭염으로 열사병에 더 걸리고 죽는다. 기존 질환은 악화하고 사망률이 높아진다. 태풍과 홍수 같은 극단적인 날씨와 산불은 직접 인명 피해를 낳고 정신 건강에도 좋지 않다. 폐암과 피부암, 감염병도 증가한다. 기후변화로 인한 건강 위험은 어린이, 노인, 육체노동자, 저소득 지역사회에 더 크게 영향을 미치기 때문에 건강 불평등을 심화한다. 개발도상국에 기후난민이 대량 발생하면 국제사회의 위기를 초래할 것이다.

폭우 기록은 매년 바뀌고, 해마다 여름은 길어지며 열대야 일수는 증가한다. 기후변화는 미래의 일이 아니라 현재 체감하는 문제이다. 기후변화로 인한 재난은 이제 건강을 넘어 인류의 생존 문제이다. 기후위기 대응은 건강하고 행복한 사회로 가는 전제 조건이다.

1. 시간이 부족한 기후변화 대응

기후변화는 예상보다 빠르게 진행하고 있다.

이산화탄소, 메탄 그리고 아산화질소 등 온실가스는 적외선을 흡수해서 대기와 지구 표면으로 재방출함으로써 지구 온난화를 일으킨다. 산업화 이전 약 280ppm이던 이산화탄소 농도는 화석연료의 엄청난 연소로 인해 급격하게 증가하여 이제 427ppm이 되었다. 이에 따라 지구 표면 온도는 1850~1900년 대비 2011~2020년 평균 1.1°C 상승하였다.[1] 온실가스별 온난화 기여 정도는 이산화탄소가 0.8°C로 가장 크다. 메탄은 0.5°C, 질소산화물은 0.1°C, 불화가스는 0.1°C 정도로 추정되며, 에어로졸과 자연적 요인으로 인한 일부 냉각 효과가 있다.[2]

유엔 기후변화에 관한 정부 간 협의체(Intergovernmental Panel on Climate Change, 이하 IPCC) 전망에 따르면 2100년까지 지구 온도는 평균 1.4°C~4.4°C 상승한다. 온난화의 속도는 예상보다 빨라서 가까운 미래(2021~2040년)에 상승 폭이 1.5°C에 도달한다.[3] 화석연료 연소는 온실가스 중 온난화에 가장 영향이 큰 이산화탄소 배출의 주원인이며, 미세먼지도 공기 중에 배출한다.[4] 석탄, 석유 그리고 천연가스 등 화석연료의 연소는 기후변화와 미세먼지의 공통 원인이다.

지구 온난화는 2°C 이하로 억제해야 한다.

과학자들은 지금보다 지구 온난화가 더 진행하면 그 결과가 상상을 초월할 수 있다고 우려한다. 기후 임계점은 작은 변화가 기후 시스템에 갑작스럽거나 돌이킬 수 없는 큰 질적 변화를 일으키는 한계점이다. 임계점을 초과하면 약간의 온실가스 추가만으로 돌이킬 수 없는 파국을 초래한다. 현재 온난화 수준인 1℃ 이상이 임계점일 수도 있지만, 2℃를 넘으면 임계점일 가능성이 높다. 임계점을 초과하면 기후 시스템이 빠르게 붕괴하여 수억 명의 사람이 의존하는 식량 생산이 황폐화한다.[5]

지구 평균 기온이 2℃ 이상 상승하면 지구 시스템은 안정된 경로를 벗어나 '찜통 지구'라는 비가역적인 경로를 따른다. 기후 임계점을 지나면 찜통 지구 계곡에 빠지는 것이다. 임계점에 도달하면 양의 되먹임(positive feedback) 때문에 지구는 스스로 뜨거워지고 복원력을 상실한다.[6] 지구 온난화로 빙하가 감소하면 열을 덜 반사하는 알베도 효과, 바다 수온 증가에 따른 이산화탄소 함유량 감소, 북극해의 염분 농도 감소로 인한 대서양 해류 순환 변화, 산불과 삼림 벌채로 인한 이산화탄소 방출, 영구 동토층이 녹을 때 생기는 이산화탄소와 메탄 등이 온난화를 더욱 가중하는 것이다. 찜통 지구가 되면 더 이상 이산화탄소 감축 노력이 소용없다. 지구 평균 기온은 4~5℃ 상승하고 해수면이 10~60미터까지 높아지며 많은 지역에 사람이 살 수 없게 된다.[7] 찜통 지구가 정확히 어떤 모습일지는 알 수 없지만, 인류가 한 번도 경험하지 못한 세상이 될 것이다. 지구가 지금과 같은 안정적인 기후로 돌아오기까지는 수천 년이 걸릴 것이다.[6] 온실가스를 줄이자는 전 지구적 합의인 파리협정(2016년 시행)의 목표는 기후 임계점 통과 위험을 최소화하기 위해 기온상승을 산업화 이전 대비 2℃ 훨씬 아래로 막고, 1.5℃로 제한하도록 노력하는 것이다.[8]

온난화를 처음 경고한 학자인 제임스 핸슨(James Hansen)에 따르면 지구 기후가 인간 활동에 예상보다 훨씬 예민하게 반응하고 있다.

그는 온난화가 2020년대에 1.5°C, 2050년 이전에는 2°C를 초과할 것으로 암울하게 전망한다.[9] IPCC 2023년 보고서는 세계 각국에서 이행된 현재까지의 정책으로는 2,100년까지 3.2°C 상승할 것으로 예상한다.[1] 찜통 지구로 빠질 가능성이 크다. 앞으로 10년 동안 이행하는 우리의 선택과 행동은 향후 수천 년 동안 영향을 미친다. 현세대와 미래 세대는 현재와 가까운 미래의 우리 선택에 따라 더 뜨겁고 다른 세상을 경험하게 될 것이다. 모두에게 살기 좋고 지속 가능한 미래를 보장하는 기회의 창이 빠르게 닫히고 있다.[1] 바로 지금 행동할 때다. 우물쭈물 할 시간이 없다.

기후변화의 원인은 현대인의 삶 자체이다.

현대인은 아침에 일어나서 밤에 취침할 때까지 일상생활의 거의 모든 측면에서 화석연료에 크게 의존한다. 집에서나 직장에서 냉난방으로 실내 온도를 맞추고 전등, 텔레비전, 컴퓨터, 휴대폰을 사용한다. 바로 전기나 가스에서 나오는 에너지가 필요한 일이다. 우리가 입는 옷, 쓰는 가전제품이나 가구는 대부분 공장에서 석유로부터 만들어지는 석유화학제품이다. 플라스틱의 생산에서 폐기까지 이산화탄소가 발생한다. 출퇴근 시 이용하는 승용차나 교통수단도 화석연료를 엄청나게 소비한다. 먹거리도 마찬가지다. 식량을 생산하고 음식을 요리할 때도 에너지를 소비한다. 육류의 경우 사료 재배, 가축 사육, 가공, 냉장 및 운송 등의 단계에서 더욱 많은 에너지가 들어간다. 현대인은 온실가스를 배출하지 않고서는 단 하루도 살 수 없다. 온실가스는 탄소를 기반으로 하는 화석연료 연소에서 주로 발생하므로 현대를 '탄소 사회'라고 한다. 현대 사회에서 온실가스의 의존도를 줄이려는 노력은 탈탄소화이다. 우리나라 온실가스 종합정보센터에 따르면 2022년 부문별 온실가스 배출 비중은 산업 38%. 발전(전기) 33%, 교통 15%, 건물 7%, 농축수산 4% 그리고 폐기물 2% 등이다.[10] 이 중에서 에너지 연소로 인한 배출을 전부 합하면 대부분인 87%를 차지하고 이외 산업 공정, 농업, 폐기물 등에서 나온다.[11]

2. 기후변화 대응, 완화와 적응

모두가 살기 좋고 지속 가능한 탈탄소 사회로 가기 위해서는 산업과 에너지 등 전 부문에 걸친 시스템의 신속한 전환이 필수이다. 기후변화 대응에는 크게 원인을 감소하는 완화 전략과 이미 발생하였거나 발생할 것으로 예상되는 변화에 적응하는 전략이 있다. 시스템 전환은 광범위한 완화 및 적응 방안의 확대를 포함한다.[1]

완화를 위해 재생에너지 비중의 확대가 시급하다.

완화는 기후변화의 원인인 온실가스 배출을 감축하거나 흡수하는 전략이다. 무엇보다 산업과 가정에서 사용하는 전기 생산을 화석연료인 석탄, 석유, 천연가스가 아닌 태양광 및 풍력의 재생 에너지원으로 대체하는 것이 중요하다. 에너지 효율 개선 및 소비 감소도 필요하며, 이산화탄소를 발전소나 공장의 배출 단계에서 포집하거나 산림을 통해 흡수하는 것도 방법이다.

IPCC에 따르면 이산화탄소의 배출량과 제거량이 같아지는 넷제로(또는 탄소중립) 달성 시기가 2050년대 초이면 온난화를 1.5°C로 제한, 2070년대 초이면 2°C로 제한할 수 있다. 중간 목표는 2030년까지 온실가스를 2019년 대비 43% 감소하는 것이다. 각국이 제출한 자발적인 온실가스 감축 목표(국가결정기여, nationally determined contribution, 이하 NDC) 대로 이행한다고 해도 달성하기 어려운 목표이다.[1] 우리나라가 유엔 기후변화 협약 사무국에 제출한 NDC는 2030년까지 2018년 대비 40% 감축하는 것이다.[12] 우리나라 온실가스 배출량은 경제위기와 코로나-19 대유행 시기를 제외하고는 계속 증가하고 있다. 가장 큰 변화는 1998년 아이엠에프(IMF) 경제위기로 산업 기반이 무너졌을 때로 14% 감소한 것이다.[10] 온실가스 감축이 평시 경제 상황에서는 얼마나 어려울지 짐작할 수 있다. 우리나라 탄소중립기본법에서는 국가 온실가스 배출량을 2030년까지 2018년 대비 35% 이상 감축하는 것을 목표로 정하고 있다.[13] 헌법재판소는 기후활동가가 청구한 헌법 소원에서 이 법이 2050년 탄소중립 목표 시점에 이르기까지 점진적이고 지속적인 감축을 실효적으로 담보할 수 있는 장치가 없다, 미래에 과중한 부담을 전가한다 등의 이유로 헌법 불합치 결정을 내린 바 있다.[14]

완화는 온실가스 감축과 제거로 가능하다.

발전 부문에서 화석연료에 의존하는 현재의 에너지 구조를 전환하기 위해서는 태양광, 풍력, 소수력 등 재생에너지 발전 비중을 높여야 한다.[2] 하지만 우리나라는 총발전량 대비 태양, 바람, 물 등 재생에너지 비율(2022년)이 8%로 다른 선진국에 비해 현저히 낮다.[15] 제11차

전력수급기본계획은 신재생에너지 발전 비중을 2030년 22%, 2038년 33%로 높이는 것이다. 이 정도 재생에너지만으로는 국가 NDC를 달성하기에 매우 미흡하다. 대신 원전 발전 비중을 2030년 32%, 2038년 36%까지 상향하여 무탄소 에너지 비중을 높인다. 이를 위해서는 신규로 대형원전 3기와 소형모듈원전(SMR) 1기를 건설해야 한다. 대형원전의 경우 부지확보 등 건설 기간이 14년 정도이기 때문에 빨라도 2037년이 되어야 발전이 가능할 것이다.[16] 문제는 노후 원전 수명 연장 및 원전 신설에 대해서는 반대가 만만치 않다는 것이다. 탄소 없는 전기, 작은 토지 면적, 높은 출력 그리고 신뢰할 수 있는 에너지원이라는 장점에도 불구하고 높은 건설 비용, 사고 위험과 재생할 수 없는 핵폐기물을 남기는 큰 결함이 있다.[17] 우리나라에서 사용 후 핵연료는 몇 년 내 포화 단계에 다다르는 원전 내 습식 시설에 임시 저장돼 있다. 그 전에 원전 내부에 임시 건식 저장 시설을 확보하려 하지만 지역 주민들이 이에 대해 거세게 반발하고 있다. 고준위 방폐장을 건설하지 못한다면 현 장소에 핵폐기물이 영구 저장될 우려가 있기 때문이다.[18] 다양한 방사능물질이 혼합되어 있어 반감기를 고려하면 최장 10만 년까지 저장이 필요하다.[19] 영구 고준위 방폐장을 확보하지 못하면, 심화하는 지구 온난화에 따라 산불 위험, 폭염이나 태풍 증가 그리고 해수면 상승으로 원전 부지 내 핵폐기물을 안전하게 보관하기가 점점 힘들어진다. 금세기에 온난화가 2℃로 제한되어도 해수면이 수천 년 내에 6미터까지,[1] 찜통 지구 경로로 빠지면 수십 미터까지 높아질 수 있다.[7] 원자력 에너지 없이도 탈탄소 사회로 갈 수 있음을 탈원전 국가로 들어선 독일이 보여주고 있다. 독일은 2030년까지 전체 발전량의 80%를 재생 에너지원에서 조달한다는 목표에 가까워지고 있다.[20]

발전 부문에서 재생에너지 비중을 높이는 외에도 여러 경제 분야에서 사용되는 석탄, 석유, 천연가스 등 화석연료 에너지를 전기로 대체하는 것도 중요하다. 이를 전기화라고 하며 재생에너지로 생산된 전기를 사용하면 탄소 배출을 줄일 수 있다.[21] 예를 들면 공장에서 화석연료로 작동하던 기계를 전기 기반으로 전환하기, 내연 기관 차량을 전기차로 대체하기, 건물 냉난방에 가스나 석유 보일러 대신 전기 히트 펌프 도입하기, 가정에서는 가스레인지를 전기 레인지로 교체하거나 전기보일러 사용하기 등이다. 산업 공정에서 탄소 배출 감축은 제철산업에서 중요하다. 수소 환원 제철 기술은 환원제로 사용하는 석탄 대신 수소를 일부 활용하는 기술이다. 석탄 대신 수소를 사용하므로 이산화탄소 대신 물을 배출한다.[22] 도시 차원에서도 탄소중립 정책을 강력하게 시행할 수 있다. 덴마크의 코펜하겐은 대표적으로 온실가스 배출이 적은 친환경 도시이다. 이 도시는 세계에서 가장 효율적인 지역주택 냉난방 시스템을 가지고 있다. 폐기물 소각 및 발전 시설에서 환경으로 배출되는 열을 도시 주택으로 배분하고, 중앙 집중식 냉방에도 항구의 냉수를 활용한다. 대중 교통망은 정기적으로 개선되고 있으며 자전거 도로와 자전거 고속도로가 있다. 자전거의 교통 분담률은 40%에 달한다. 도시 쓰레기의 90%는 재활용되고 있다.[23] 유럽 연합은 기후 정책에서 앞서가고 있지만, 이는 탄소 배출이 많은 제조업을 규제가 덜한 개발도상국에 이전한 결과라는 비판이 있다. 한 지역의 성공적인 탄소 배출 감축이 탄소의 외주화(또는 탄소 누출)로 뒷받침되는 것이라면, 세계적 기후변화 대응 차원에서 보면 실질적으로 도움이 되지 않는다.[24]

농업, 항공 및 일부 산업 공정처럼 이산화탄소의 배출 감소가 어려운 경우 대기 중 배출된 이산화탄소를 제거해야 한다. 생물학적 방법의 가장 흔한 예는 숲을 조성하거나 나무를 심는 것이다. 나무는 성장하면서 대기 중의 이산화탄소를 흡수해서 저장한다. 바다에서는 해조류를 대규모로 기르는 방식이 도움이 된다.[1] 이산화탄소 저장고로서 가치가 매우 큰 갯벌 보존도 필요하다.[25] 이산화탄소를 제거하는 기술도 있다. 산업 활동에서 나오는 이산화탄소를 포집하여 직접적으로 또는 연료와 같은 제품으로 재사용하는 기술을 탄소 포집 및 활용이라고 한다. 산업 배기가스로부터 이산화탄소를 분리하여 토지, 땅속 또는 바다 저장소에 저장하는 기술은 탄소 포집 및 저장이다.[26] 하지만 이산화탄소 제거 기술은 아직 비싸고 에너지 소모가 많아서 한계가 있다.

완화 전략을 수행하기 위해서 규제 및 경제적 정책 수단이 중요하다. 자본주의 사회에서 효과적 정책 수단은 세금이다. 대표적으로 화석연료의 가격을 규제하는 탄소세와 온실가스의 배출량을 규제하는 배출권 거래제가 있다. 우리나라는 배출권 거래제를 시행하고 있으며, 나라에 따라 둘 중 하나 또는 혼합하여 시행한다. 유럽 연합은 국가 간 무역 거래에서 제품 생산에 들어간 탄소 비용의 차이를 사실상의 관세로 상쇄하는 '탄소국경조정제도'를 구체화하고 있다. 자본도 기후변화에 대응하여 움직이고 있다. 세계적인 기업들이 참여를 선언한 'RE100' (renewable electricity 100, 재생에너지 전기)은 국제 시민단체의 글로벌 캠페인이다. 재생에너지 전기는 바이오, 지열, 태양광, 물, 풍력을 이용하여 생산한 전기를 말하며 원자력은 포함되지 않는다. 참여하는 기업은 늦어도 2050년에는 기업의 생산 활동에 필요한 모든 전기를 재생에너지로만 100% 공급받아야 한다. 재생에너지 전기로 만들지 않으면 물건을 팔지 못한다. 세계 자본 시장은 이제 환경보전과 사회적 책임에 관심을 둔다. 석탄 산업을 시작하는 등 탄소 배출을 줄이지 않는 기업에 더 이상 투자하지 않는다.[27]

완화를 위한 개인의 노력

온실가스 감축을 위해서 개인이 할 수 있는 일도 있다. 다음은 여러 학문에 걸친 연구를 종합 검토하여 개인이 선택할 수 있는 기후 행동을 여섯 영역별로 정리한 것이다.[28]

음식 영역에서는 채식 또는 육식 덜 하기, 음식 쓰레기 감소, 지역에서 생산된 신선한 제철 노지 식품 선택 등이다. 가정 에너지 사용 영역에서는 난방할 때 낮은 온도 설정, 에너지 소비가 적은 비수요 시간에 전기 사용, 단열의 개선, 효율적인 냉난방 설비, 태양광 패널 설치 등이다. 교통 영역에서는 재택근무, 비행기 여행 덜 하기, 걷기와 자전거 타기, 대중교통 이용, 전기 자동차 사용 등이다. 쇼핑 영역에서는 중고 제품 사용, 임대와 공유 경제, 재활용 및 재사용, 에너지 절약 가전제품, 환경친화적 제품, 지역 생산품 구입 등이다. 이 네 영역에서의 선택으로 개인은 자신이 배출하는 탄소량을 크게 줄일 수 있다. 기후변화에 영향을 미치는 중요하고 간접적인 선택 영역으로는 영향력과 기후 시민 영역이 있다. 기후변화에 대한 사람들과 대화, 지역사회 참여와 자원봉사 또는 기후변화 관련 직업을 선택함으로써 영향력을 미칠 수 있다. 친환경적인 투자, 시위와 같은 직접 행동 또는 투표를 통해서 기후 시민으로서 역할을 할 수 있다. 개인이 선택하는 기후 행동을 권장하고 지지하기 위해서는 여러 수준에서 정책적 개입이 필요하다. 개인의 의사결정에 도움이 되는 정보를 제공하는 것뿐 아니라 정부는 구조적 변화를 이끌 수 있는 정책, 기업과 지방 자치 단체는 기후 행동 선택을 더 쉽고 매력적으로 만드는 정책으로 뒷받침할 수 있다.[28] 미약한 한 사람의 행동이라도 다른 사람, 사회나 기업 활동(친환경 제품을 생산)에 영향을 미치고 나아가 국가나 지방 자치 단체가 정책을 수립하게 만든다. 이처럼 환경과 개인의 행동은 상호작용을 한다.

개인 수준의 많은 기후변화 완화 행동은 대기오염 저하, 활동적인 이동성(예: 걷기, 자전거 타기) 및 지속 가능한 건강 식단으로의 전환을 통해 자신의 건강에 도움이 된다.[1] 지구의 건강에도 좋고 개인의 건강에도 좋다.

피할 수 없다면 적응할 수밖에 없다.

지구 온난화를 피할 수 없다면 사람이 적응할 수밖에 없다. 인체는 단기간의 외부 환경 변화에 신체적으로 적응할 수 있다. 만약 기후변화가 오랜 기간에 걸쳐 서서히 진행된다면, 인간은 고온 환경에 적응하는 유전적 변화까지 초래하여 진화할 것이다.[29] 기후변화 대응으로서 적응은 신체 적응보다는 정책적, 물리적 또는 사회적인 측면에 초점이 있다. 여기에는 폭염, 태풍, 홍수, 가뭄 등 극한 기후로 인한 재난 피해의 최소화, 물과 식량의 안정적 공급 그리고 증가하는 신종 및 재출현 감염병 예방 대책을 포함한다. 문제는 적응은 근본적인 대책이 아니어서 모든 손실과 피해를 예방하지는 않는다는 것이다. 온난화가 심해지면 손실과 피해는 더욱 증가하고 더 많은 인간과 자연 시스템이 적응 한계에 도달한다. 온실가스 감축이 안 될수록 우리의 적응도 어려우며 기후변화로 인한 고통은 증가한다. 온난화로 인한 피해가 가장 클 것으로 우려되는 저소득층에서 오히려 적응 대책이 부족한 것은 또 다른 문제이다.[1]

국제사회와 주류 환경 운동에서 온실가스 감축은 주 대책이고 적응은 보완책이다. 최근 들어 "어차피 기온상승을 막기에는 늦었으니" 차라리 적응에 집중하자는 견해도 나오고 있다.[30]

적응 전략의 대표적 예는 해수면 상승과 강력해진 태풍 피해를 막기 위한 대책이다. 해안 인근 거주지에 제방과 같은 물리적 장벽을 설치하거나 거주지를 아예 높은 지대로 이전한다.[1] 국토의 1/4이 해수면 아래 위치하여 폭우나 홍수에 취약한 네덜란드는 높은 해수로부터 국토를 보호하기 위하여 댐과 제방으로 이루어진 방어 시스템을 구축하고 있다.[31] 바닷가 뉴욕에서는 현재와 미래의 기후변화 위험에 대응하여 해안 홍수 방지 프로젝트를 진행한다. 폭풍이나 조수로 인한 해안 범람에 대비하여 해안 위험 구역을 지정하고 유연한 형태의 댐과 홍수 장벽을 배치한다.[32] 부산시와 유엔 해비타트는 해수면 상승에 대비하여 지속 가능한 '부유식 해상 도시'를 건설할 계획이다.[33] 미래에는 상당수 사람이 물 위에서 살아야 할지 모른다. 재난 조기경보체계는 홍수, 폭염, 가뭄 등의 재난 발생 시에 생명을 구하고 경제적 손실을 줄이는 가장 효율적인 도구이다.[34]

삶과 건강 유지에 꼭 필요한 식량과 물의 안정적 공급을 위한 적응 대책도 중요하다. 지구 온난화로 쌀의 생산성이 감소하고 밀, 콩, 옥수수와 같은 곡물의 수입이 감소한다. 연근해의 어획량도 계속 감소할 것이다. 큰 가뭄의 잦은 발생으로 가까운 미래에 물 부족 현상은 심화할 것이다.[35] 이에 대해 기후변화에 적응하는 품종 및 재배 기술 개발, 기상재해 조기경보 시스템 고도화, 병해충 예방 및 대응 기술 개발, 가뭄 대응 기술 고도화, 식량 공공 비축 확대와 해외 식량 공급망 확보, 재해보험 개선, 스마트 농업 및 용수 관리 등의 대책이 있다.[36] 먹는 물 부족에 대한 대책으로 물 소비 절약, 상수도 누수 방지, 물의 재사용 및 재활용, 빗물 저장, 지하수 관리와 습지 보호, 강 및 하천의 생태계 복원 등이 있다.[37]

공중보건 분야의 적응 대책도 중요하다. 폭염 증가에 따른 온열질환 감시 및 폭염 조기 경보 체계가 강화되어야 한다. 잦은 극단적 날씨로 인한 불안과 외상후 스트레스 장애 등에 대비하여 정신 건강 관리에 대한 접근성 개선이 필요하다. 기온상승으로 발생이 증가하는 감염병에 대해서는 적시에 백신 개발을 할 수 있어야 한다.[1] 기후변화 시대 대부분 신종 및 재출현 감염병이 인수공통감염병(zoonosis)으로 원인 병원체가 동물에서 유래한다.[38] 인간만을 대상으로 하는 공중보건 감시보다 인간, 동물 및 환경을 동시에 보호하는 통합 접근 방식인 원 헬스(One Health) 접근법이 필요하다. 신종 질병이 인간을 감염하기 전, 진드기 등 매개동물, 가축 또는 야생 동물 단계에서 발견될 수 있다면 비용을 크게 절약할 수 있다.[39] 조류독감은 주로 가금류에서 발생하는 바이러스 질환이지만, 사람에게도 드물게 치명적인 감염을 일으킬 수 있다. 조류독감 인체 감염 예방을 위해서 원 헬스 접근이 중요한 역할을 한다. 가금류와 야생 조류에서의 조류독감 발생을 감시하고 관리하는 동물 보호, 가금류 농장 노동자와 취급자 등에 대한 사람 보호 그리고 감염된 또는 의심되는 조류의 서식지와 배설물 등 환경 관리가 요구된다. 인간, 동물, 환경 전문가들이 정보와 데이터를 긴밀하게 공유하고 협력해야 조기 대응할 수 있다.

3. 기후변화 대응 방안의 실현 탈탄소 사회로 가는 길

기후변화의 파국적 영향을 막기 위해 우리가 무엇을 해야 할지 답은 알고 있다. 탄소 의존 사회에서 벗어나 산업과 에너지 등 전 부문에 걸친 시스템을 신속하게 전환해야 한다. 문제는 말은 쉽지만, 실천은 너무 힘들다는 것이다. IPCC는 세계 각국에서 현재까지의 이행된 정책으로는 2,100년까지 기후 임계점 이하인 2℃ 이내 상승으로 막을 가능성이 거의 없다고 본다. 이산화탄소 배출량은 인구가 많을수록, 1인당 국내총생산(GDP)이 높을수록 증가한다. 자원의 효율성을 높이거나 재생에너지 도입 같은 기술은 배출량을 줄이지만, 화석연료 사용을 증가시키는 기술은 반대이다. 즉 영향(I)=인구(P)×풍요(A)×기술(T)의 식으로 표현된다.[40] 이는 탈탄소 사회로 가는 길을 찾는 데 통찰을 준다.

인구가 적을수록 화석연료의 소비량은 적어진다.

인구 증가는 당연하게도 식량, 물, 토지 및 기타 물질에 대한 수요 증가로 인해 환경 악화를 유발한다. 1927년 20억 명이던 인구가 현재 80억 명으로 증가함에 따라 화석연료에 의존하는 에너지 수요가 증가한다. 이는 기후변화에 부정적인 요인이다.[40] 고소득 국가에서 아이를 갖지 않는 것은 이론적으로 탄소 배출을 줄이기 위해 개인이 취할 수 있는 가장 효과적인 조치이다. 식물성 식단을 먹거나 재활용하거나 건조기를 사용하지 않는 것보다 50배 이상 효과적이다. 인구감소는 자원에 대한 수요 감소로 이어지며 궁극적으로 생태계에 대한 압력을 완화한다.[41] 세계 인구 증가 추세가 예상보다 빠르게 저하되는 것은 온실가스 배출 측면에서 긍정적이다. 유엔은 2024년 인구추계에서 2084년에 세계 인구는 103억 명에 약간 못 미쳐 정점에 도달할 것으로 예상한다.[42]

일부 기후활동가는 기후변화에 대처하는 방법으로 자녀를 덜 낳거나 전혀 낳지 않는 아이디어를 제시한다. 온라인에는 '자발적 인간 멸종' 운동이 있다. 종으로서 인간이 없어진다면 지구의 생물권이 건강한 상태로 돌아갈 수 있으니, 오래 살되 자발적으로 번식을 중단하자고 한다.[43] 기후위기 대응 측면에서 인구감소가 바람직하다. 그러나 인구가 전부는 아니다. 배출량은 본질적으로 소득수준과 연결되어 있어 인구보다 영향이 더 크다. 부유한 국가의 개인은 가장 가난한 국가에 사는 사람보다 50배 더 많은 탄소를 배출하며, 전 세계 인구의 10%가 거의 절반을 배출한다. 국가별 배출량 기여도를 평가하려면 총 수치가 아닌 1인당 배출량에 초점을 맞춰야 한다.[41]

삶의 풍요, 녹색성장이냐 탈성장이냐?

삶의 풍요 수준이 높아지면 자원의 사용과 에너지 소비가 늘어나게 되고, 이는 이산화탄소 배출과 오염으로 환경에 부담을 준다. 더 이상의 성장을 지양하고 소비를 절제해야 우리의 삶이 지속 가능하다. 지구 온난화를 제한하기 위해서는 경제성장에서 탈피(탈성장)해야 한다.

주류 경제계나 대부분 국가는 그래도 성장을 포기하지 못한다. 녹색성장은 경제성장을 추구하면서도 지구 환경을 보호할 수 있다고 믿는다. 기후변화 시대에도 모두가 풍요를 누리기 위해 경제 파이를 키워야 한다. 이 과정에서 온실가스 배출량이 높은 사업은 사양화하지만, 그 자리는 녹색산업, 녹색일자리가 대체할 것이다. 에너지와 산업 전환 과정에서 다양한 직업이 생겨난다. 예를 들면 우리나라 2050년 탄소중립을 달성하기 위해서 태양광, 풍력 등 재생에너지 분야 필요한 일자리는 50여만 개로 추정된다. 기후위기는 경제성장의 새로운 기회가 될 수 있다.[27] 물론 화석연료의 배출량을 규제하는 탄소세와 같은 강력한 경제 정책의 시행과 함께 재생에너지 확대와 이산화탄소 제거 관련 기술혁신이 뒤따라야 한다.[44] 경제는 계속 성장하지만, 더 이상의 지구 온난화는 제한할 수 있다는 녹색성장은 탈동조화(디커플링, decoupling)가 관건이다. 국내총생산은 증가하지만, 탄소 배출량과 자원 소비는 늘지 않는 분리 현상이 일어나야 한다. 세계 자료를 분석해 본 바에 따르면 생산이 증가함에 따라 물질 소비도 함께 늘어나고 있다. 탄소 배출량의 증가 속도는 최근 들어 둔화하고 있지만, 탈동조화가 조만간 일어날 가능성은 매우 낮다. 영원한 경제성장이란 동화 속의 이야기이다.[45]

녹색성장이 잘못된 목표일 가능성이 높으므로 정책 입안자는 대안적 전략이 필요하다.[46] 무한한 경제성장은 생태적 한계를 넘어서며, 자원 고갈, 기후변화, 사회적 불평등을 초래한다. 따라서 성장에서 탈피해서 탈성장의 길로 가야 한다. 탈성장론자는 성장을 멈추거나 줄이고, 경제 규모를 축소해 인간의 삶의 질과 생태적 균형을 유지해야 한다고 주장한다. 탈성장은 물질 및 에너지 소비의 급격한 감축을 목표로 하면서도 모든 사람의 좋은 삶을 추구한다.[47] 풍요를 포기하고 가난하게 살자는 것은 아니다. 인간다운 삶을 영위하기 위해 최소한의 생활 조건을 충족하는 '적정생활수준(decent living standard, 이하 DLS)'은 유지해야 한다. DLS는 적정 수준의 의식주, 보건의료서비스, 9년 이상의 교육, 깨끗한 공기, 정보와 통신, 이동권 그리고 집회와 반대 의견의 자유를 포함한다.[48] 연구에 따르면 지구 온난화가 1.5°C 미만으로 제한되는 시나리오에서 연간 에너지 요구량은 세계 인구의 DLS 달성에 필요한 총량보다 훨씬 낮다. 모두의 DLS 충족이 기후변화 완화와 양립할 수 있다.[40]

성장을 하지 않는 탈성장이 모두의 DLS를 충족하기 위해서 훨씬 더 많이 가진 사람들로부터 훨씬 덜 가진 사람들에게로 재분배가 중요하다. 부유한 나라의 부를 가난한 나라로 이전해야 한다.[44] 대부분 탈성장론자도 선진국은 탈성장이지만, 저소득 또는 개발도상국은 녹색성장이 필요하다는 데 동의한다. 에너지와 자원 소비를 계획적으로 축소하는 것은 불가피하기도 하지만, 좋은 삶과 사회정의를 추구한다는 점에서 바람직한 측면도 있다.[49] 탈성장은 아무도 가보지 않은 길이다. 아직 어느 나라도 국가 정책으로 탈성장을 온전히 채택하지는 않고 일부 요소를 반영할 뿐이다. 탈성장은 일상적인 사회 관행의 근본적 변화뿐 아니라 자본주의적 생산 양식을 극복하는 문화적, 사회적, 경제적 변혁을 요구한다.[47] 정치적 실현 가능성과 관련해서는 상당한 과제가 있다. 그럼에도 불구하고 탈성장 경로는 철저하게 고려되어야 한다.[50]

기술이 우리를 구원할 것인가?

기후변화 완화 전략에는 기술의 개발과 혁신도 필수적이다. 기술적 해결책의 도움 없이 2050년까지 탄소중립을 달성하기는 어렵다. 문제는 시간이 촉박하고 기술적 혁신이 도래할 때까지 기다릴 시간이 없다는 것이다. 검증된 기술이 먼저 확장되어야 한다.[51] 이미 사용되고 있으며 현재 빠르게 발전하는 완화 기술에는 재생에너지, 에너지 저장, 탄소 포집 및 저장, 에너지 효율화, 전기차 및 친환경 교통, 자원 재활용 및 순환 등이 있다. 재생에너지 중 태양광과 풍력 발전은 비용이 급속도로 감소하고 있으며 많은 나라에서 대규모로 채택되고 있다. 재생에너지는 대체로 간헐적(태양광은 낮 동안만 생산, 풍력은 바람이 불 때만 생산)이기 때문에 대규모로 에너지를 저장하는 기술이 필요하다. 리튬이온 배터리와 수소 저장은 이 문제를 해결하는 핵심 기술이다. 배터리 저장 기술은 재생에너지의 불안정한 공급 문제를 해결할 수 있지만 몇 시간 동안만 에너지를 저장할 수 있는 제한점이 있다. 수소 저장 기술은 남는 재생에너지 전기를 사용하여 물을 분해하여 수소를 생산하고 저장한다. 이를 통해 에너지를 저장하고 산업 분야와 교통 부문에 활용할 수 있지만, 아직 초기 단계에 있다.[21]

탄소 포집, 저장 및 활용은 산업 공정에서 발생하는 이산화탄소를 포집해 저장하거나 재활용함으로써 대기 중으로 방출되지 않도록 하는 기술이다. 전통적인 화석연료 기반 산업에서 중요한 역할을 할 수 있으며, 기존 설비를 유지하면서도 탄소 배출을 줄일 수 있다. 산업 부문에서 광범위하게 채택될 가능성이 크다.[2]

에너지 효율화 기술인 스마트 그리드는 기존의 전력망에 정보통신기술을 접목하여 전력의 생산, 송배전, 소비를 효율적으로 관리하는 차세대 전력망이다. 전력회사와 소비자가 상호 소통하는 양방향 통신이 가능하다.[52] 건물을 지을 때 고성능 단열재, 고효율 조명 및 가전제품을 설치하거나 냉난방 비용이 별로 들지 않는 패시브 하우스 건축으로 에너지 소비를 줄일 수 있다.[3] 전기차는 화석연료를 사용하는 내연 기관을 대체할 교통수단이다.[1] 전기차 배터리의 성능 개선과 충전 설비 확장이 더 요구된다. 자율주행과 공유 교통 기술의 발전도 에너지 소비를 줄이고, 교통 체계의 효율성을 높일 수 있다. 자원의 재활용 및 순환 기술을 통해 재료를 생산하는 데 필요한 이산화탄소 배출을 크게 줄일 수 있다.[51]

기후변화 대응을 위한 마지막 수단은 지구공학적 기술이다. 대기 중 온실가스를 직접적으로 줄이거나 지구의 열을 반사하는 방식으로 기후를 조정하려는 시도이다. 대표적으로 공기 중 이산화탄소 제거 기술과 태양 빛을 차단 또는 반사하는 방법이 있다. 이미 배출되어 공기 중에 있는 온실가스를 포집해 땅속이나 심해에 저장하면 기후변화의 원인을 제거할 수 있다. 공기 분자 100만 개 중에 섞여 있는 420여 개의 이산화탄소를 골라내는 일은 에너지가 투입되어 비용이 많이 드는 문제가 있다. 성층권에 에어로졸을 주입해 태양을 반사하는 층을 만드는 기술은 대기 중 이산화탄소 증가 효과를 상쇄하는 것이다. 이 방법은 대기 중 탄소량을 억제하는 효과는 전혀 없으므로 해양 산성화의 문제는 여전하다.[7] 지구공학적 기술은 기후변화 완화에 대한 잠재력이 있지만, 기술적, 윤리적, 생태적 위험성이 있다. 영화 '설국열차'는 꽁꽁 얼어붙은 지구에서 살아남은 사람들이 무한궤도를 질주하는 기차에서 벌이는 이야기다. 가까운 미래 지구 온난화를 해결하려고 냉각제를 살포하는 기술적 시도가 예상치 못한 부작용으로 지구에 빙하기를 초래한 것이다. 일부 기술은 예상치 못한 기후변화나 지역적 기상 변화 등을 초래할 수 있으므로 신중한 검토가 필요하다.

4. 환경보건 관리의 원칙

이 장의 주제는 우리를 둘러싸고 있는 자연환경의 변화와 오염에 따른 건강 대책이다. 앞에서는 전 지구적 규모의 가장 심각한 생존 및 건강 문제인 기후변화의 대응에 대해서 주로 기술하였다. 기후변화 외에도 국지적으로 발생하는 대기 및 수질 오염과 생활환경의 오염(유해 금속, 생활 화학물질, 농약, 방사선 등)으로 초래되는 건강 문제의 관리도 필요하다. 사람의 건강 및 생존에 영향을 미치거나 미칠 가능성이 있는 모든 환경 요소를 통제하는 것을 환경보건 관리라고 한다.[29]

환경보건 의사소통은 양방향이 되어야 한다.

사람들의 환경요인에 대한 위험 인식이 '항상' 객관적이거나 자료에 근거하는 것은 아니다. 환경요인에 따른 잠재적 위험의 크기가 엄청나거나 비자발적으로 노출될 경우, 또는 자신이 통제할 수 없는 경우 높은 공포심과 함께 위험성을 높게 인식한다.[53] 대중은 환경 문제의 위험성을 과장하는 경향이 있다. 자신이 통제할 수 있다고 생각하는 흡연이나 과음보다 미세먼지나 환경호르몬의 건강 위험을 더 크다고 본다. 이것을 한갓 기우로 치부하고 무시할 수는 없다. 절대 안전하다고 하는 원자력 발전소가 폭발하는 대형 사고가 터지기도 하였다. 생활 화학물질에 대한 느슨한 안전성 규제로 우리나라에서 발생한 가습기 살균제 참사도 있다. 건강을 넘어 생존의 문제로까지 인식하는 경우 대중은 격렬하게 저항한다. 우리나라는 원자력 발전 운영에 꼭 필요한 사용후핵연료 고준위방사성폐기물 영구처분장 입지 선정을 1990년대부터 시도하였으나 실패로 돌아가고 말아, 핵폐기물은 원전 부지 내에 임시로 보관하고 있다. 핀란드를 제외하고 아직 영구처분장을 마련한 나라는 없다. 밀양 할머니들의 765kV 고압 송전탑 건설 저지 투쟁은 "전기는 눈물을 타고 흐른다."라는 말을 남길 정도로 격렬하였다.

환경요인 위험에 대한 대중과의 의사소통은 적극적인 청취와 대화를 기반으로 일방적이 아닌 상호 양방향이 되어야 한다. 협상 과정에서 참여자들은 자신의 처한 위치보다 근본적인 동기가 되는 이익에 중점을 두고 문제를 해결하는 접근 방식이 바람직하다.[53]

환경정책을 수립할 때 지켜야 할 원칙이 있다.

환경정책 원칙은 자연환경을 보호하기 위한 정부 및 공공 기관의 환경 분야 의사결정 지침이다.[54] 사전주의원칙(또는 사전예방원칙)에 따르면 위험하다는 근거가 부족하거나 없다는 것이 위험하지 않다는 증거는 아니다.[55] 현재의 지식으로 '완전히 증명'되지는 않았지만, 건강 또는 환경에 심각하고 비가역적인 위해를 줄 가능성이 있으면 예방적 차원에서 조치가 필요하다.[56] 근로자가 아닌 일반인도 저농도로 장기간 노출되는 환경요인과 건강 영향 간의 인과성을 규명하는 연구는 많은 시간과 비용이 필요하다.[55] 연구 간에 결과가 다르기도 하고 자료 부족으로 확실한 결론을 내지 못하기도 해서 전문가 사이에서도 의견이 일치하지 않는 경우가 있다. 심지어 정치적 입장에 따라 판단이 달라지기도 한다. 일본이 후쿠시마 원전 오염수 방류 결정을 하였을 때, 우리나라 정부와 여당의 적극적 옹호에도 불구하고 환경단체와 어민들은 일본 정부를 규탄하는 시위를 한동안 계속하였다. 미세플라스틱, 환경호르몬, 원자력 발전소 건설, 전자파 등 잠재적인 환경 위험 요인의 건강 영향이 과학적으로 규명되지 못하였다고 문제가 없다는 것은 아니다. 우리나라 환경정책기본법에도 이 원칙이 명시되어 있다.[57]

오염자 부담 원칙은 오염을 일으킨 주체가 발생한 피해와 필요한 모든 구제책에 대한 비용을 부담해야 한다는 것이다. 환경오염으로 인한 피해를 억제하고 피해에 대한 책임 소재를 명확하게 한다[54] 이 원칙에 따라 많은 나라가 기후변화 완화 정책으로 화석연료 가격을 규제하는 탄소세 또는 온실가스 배출량을 규제하는 배출권 거래제를 시행한다. 보도에 따르면 자원봉사자들의 도움을 받아 전 세계 플라스틱 쓰레기 180만 개 이상을 분류한 결과 50% 이상이 56개 회사 제품이다. 코카콜라가 최대 배출 기업으로 11%를 차지한다.[58] 오염자 부담 원칙대로 하면 제조사들이 플라스틱 생산을 줄이든지 쓰레기를 회수해야 한다. 우리나라 원자력 발전 비용은 선진국 중 가장 저렴하지만, 사용후핵연료 처분장과 고압송전선로의 입지, 중대 사고 발생 시의 처리 및 보상 등 외부 비용의 반영이 미흡하다.[59] 이는 오염자 부담 원칙을 위배한다.

형평성 원칙은 세대 간, 지역 간 그리고 소득수준 간 환경 자원의 사용에서 이득과 부담을 공평하게 분배하는 것이다. 지구 온난화의 책임을 전 세계 이산화탄소 배출량으로 추정하면 가장 잘사는 1%는 15%, 못사는 50%는 불과 8%이다.[60] 하지만 폭염, 폭우, 홍수 등 극단 기후로 인한 피해는 주로 못사는 나라나 집단에 집중된다. 화석연료 배출 비중이 매우 낮은 파키스탄에서 발생한 2022년 대홍수로 전 국토의 1/3이 물에 잠긴 바 있다. 원자력 발전소 건설도 형평성의 원칙에 맞지 않는다. 발전소는 대체로 인구가 적은 해안가에 건설되지만, 생산된 전기는 멀리 있는 대도시나 산업단지에서 사용된다. 전기라는 이득은 현세대가 온전히 누리지만, 핵폐기물 처리 및 위험 부담은 고스란히 미래 세대에게 전가된다. 현실은 원칙과는 다르게 기후변화와 환경오염에 가장 죄가 없는 사람과 집단이 가장 피해를 본다. 기후변화 대응을 위한 사회 전반의 시스템 전환은 형평성의 원칙에 맞게 추진되어야 한다. 이를 정의로운 전환이라고 한다.

요약 및 마무리

　기후변화와 환경오염에 따른 새로운 건강 문제가 대두되었다. 인간의 산업 활동으로 초래된 기후변화의 결과는 지구 표면 온도 평균 1.1°C 상승이라는 지구 온난화이다. 이는 건강과 건강 결정요인에 나쁜 영향을 미친다. 삶과 건강 유지에 꼭 필요한 물과 식량의 안정적 생산과 쾌적한 주택 환경 유지도 어렵다. 더운 날씨로 기존 질환은 악화하고 사망률이 높아진다. 새로운 감염병도 잘 생긴다. 폭염, 태풍, 홍수와 가뭄, 산불 등 극단적인 날씨로 많은 사람의 생존이 위협받는다. 생존해야 건강도 있다. 따라서 지금 가장 중요한 건강증진은 기후변화 대응이다.

　기후변화는 예상보다 빠르게 진행하고 있다. 온난화의 속도는 예상보다 빨라서 가까운 미래에 상승 폭이 1.5°C에 도달한다. 석탄, 석유 그리고 천연가스 등 화석연료의 연소는 기후변화와 미세먼지의 공통 원인이다. 지구 평균 기온이 2°C 이상 상승하면 지구 시스템은 안정된 경로를 벗어나 '찜통 지구'라는 되돌릴 수 없는 파국을 맞는다. 현재처럼 대응한다면 2,100년까지 3.2°C 상승할 것으로 예상된다.

　기후변화의 원인은 현대인의 삶 자체이다. 모두가 살기 좋고 지속 가능한 탈탄소 사회로 가기 위해서는 산업과 에너지 등 전 부문에 걸친 시스템의 신속한 전환이 필수이다. 기후변화의 원인인 온실가스 배출을 감축하거나 흡수하는 전략인 완화를 위해서는 태양광과 풍력 등 재생에너지의 획기적 확대와 산업 분야에서의 에너지를 전기로 대체하는 전기화 등이 필요하다. 완화를 위해 개인이 노력할 것도 있다. 피할 수 없다면 사람이 적응할 수밖에 없다. 해안 인근 거주지에는 물리적 장벽을 설치하거나 거주지를 이전한다. 식량과 물의 안정적 공급을 위한 적응 대책도 중요하다. 공중보건 분야에서는 온열질환 감시 및 폭염 조기 경보 체계가 강화되어야 한다. 신종 감염병 대책으로는 인간만을 대상으로 하는 공중보건 감시보다 인간, 동물 및 환경을 동시에 보호하는 통합 접근 방식인 원 헬스 접근법이 필요하다.

기후위기 대응을 위해서는 인구감소가 바람직하다. 인구보다 더 중요한 것은 1인당 탄소 배출량이다. 온실가스를 덜 배출하기 위해서 삶의 풍요를 어느 정도는 포기해야 한다. 녹색성장론자는 기술혁신으로 성장을 지속하면서도 탄소 배출량과 자원 소비는 늘지 않는 분리 현상(디커플링)이 가능하다고 믿는다. 탈성장론자는 성장을 멈추거나 줄이고, 경제 규모를 축소해야 한다고 주장한다. 물질 및 에너지 소비의 급격한 감축을 목표로 하지만 모든 사람의 좋은 삶을 추구한다. 대부분 탈성장론자도 선진국은 탈성장이지만, 저소득 또는 개발도상국은 녹색성장이 필요하다는 데 동의한다.

기후변화와 환경오염은 부유한 사람과 집단의 책임이 크지만, 이로 인한 피해는 가장 죄 없는 가난한 쪽이 주로 받는다. 기후변화 대응을 위한 사회 전반의 시스템 전환은 형평성의 원칙에 맞게 추진되어야 한다. 이를 정의로운 전환이라고 한다.

우리는 기후변화 대응을 위한 답을 알고 있다. 지금은 그것을 실천할 때이다. 불확실한 미래의 큰 기술을 기다리며 시간을 낭비할 때가 아니다. 구테흐스 유엔 사무총장의 말대로 "우리는 지구의 안전을 걸고 도박할 수 없다. 하루라도 빨리 '기후 지옥행 고속도로'에서 출구로 빠져나가야 한다."

제2장
건강의 사회적 결정요인 대책

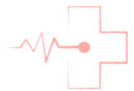

들어가는 말

우리는 지금 그 어느 때보다 오래 산다. 우리나라 사람은 세계적으로 오래 사는 편이다. 그 이유는 우리가 잘살게 되었기 때문이다. 건강을 위해서는 어느 정도 물질이 필요하다. 부자가 건강하게 오래 산다. 돈이 있어야 영양가 있는 식품을 섭취하고 안전하고 쾌적한 집에서 살 수 있다. 아프면 병의원에 갈 돈이 있어야 한다. 생활에 여유가 있으면 건강에 신경을 더 쓰고 운동도 하게 된다. 어느 정도 생활에 필요한 돈을 벌기 위해서는 괜찮은 일자리가 있어야 한다. 교육 수준이 높아야 좋은 일자리를 구할 수 있다.

같은 동네에서 한날한시에 태어났지만, 사회경제적 배경이 다른 두 아이가 겪을 삶과 건강에 대해 챗지피티(chatGPT)가 지어낸 짧은 이야기를 보자. "민수는 어려운 경제적 상황 속에서 자랐습니다. 그의 부모님은 비정규직으로 일하며 생계를 꾸렸고, 늘 생활비를 걱정해야 했습니다. 민수는 영양가 높은 음식을 충분히 섭취할 수 없었고, 의료 서비스에 접근하기도 어려웠습니다. 어린 시절에 겪었던 스트레스와 빈곤은 민수의 성장 과정에 큰 영향을 미쳤습니다. 학교에서도 지원이 부족했기 때문에 민수는 제대로 된 교육을 받기 어려웠습니다. 성인이 된 민수는 비정규직에 머물렀고, 경제적 불안정은 지속적인 스트레스를 유발했습니다. 스트레스는 민수의 신체적, 정신적 건강에 악영향을 미쳤습니다. 고혈압, 비만 그리고 우울증과 같은 질환이 그를 괴롭혔으며, 빈곤과 의료접근성의 부족으로 인해 악화하였습니다. 반면 진수는 부유한 가정에서 자랐습니다. 부모님은 전문직으로 일하며 진수에게 양질의 교육과 좋은 성적을 거둘 수 있도록 아낌없이 지원하였습니다. 진수는 어릴 때부터 건강한 식습관을 유지할 수 있었고, 필요한 예방접종을 제때 받았습니다. 진수는 학업 성취도가 높아 원하는 대학에 진학할 수 있었습니다. 성인이 된 진수는 안정적인 직장을 다니면서 스트레스 관리와 운동도 꾸준히 하고 있습니다. 진수는 심혈관질환이나 비만 같은 만성병이 없지만 정기적인 건강검진도 빠지지 않고 받습니다." 누가 더 건강하게 오래 살까? 물론 모두가 그렇다는 것은 아니다.

　민수와 진수의 이야기는 태어나고 자란 환경이 개인의 건강과 삶에 얼마나 중요한지 잘 보여준다. 물론 개인의 사회경제적 지위만이 중요한 것은 아니다. 민수와 진수가 경제적 여건이 서로 다른 나라에서 태어난다면 말할 것도 없고, 우리나라 안에서도 다른 동네에서 태어난다면 그 지역의 사회경제적 환경의 영향도 받는다. 이 장에서는 사회경제적 환경 등 건강의 사회적 결정요인이 어떻게 건강과 연관되는지 확인하고, 모두가 건강하고 오래 사는 사회를 만들기 위한 대책을 기술하고자 한다.

1. 우리나라에서 건강수명이 가장 높은 성남시 분당구

제2장에 인용한 한국건강형평성학회가 2018년 발표한 광역 및 기초자치단체별 건강 수준 순위에 대한 자료를 다시 보자. 시군구별 건강수명 전국 1위는 성남시 분당구로 74.8세인데 비하여 최하위인 경남 **군은 61.1세로 13.7세의 격차가 있다. 이러한 차이를 지역 간 건강 불평등이라고 한다. 같은 시기 같은 나라 사람이지만 지역 간 건강 수준이 이렇게 큰 차이가 나는 이유는 무엇일까?

첫째 분당구에는 건강한 사람이 살고, **군에는 덜 건강한 사람이 살기 때문이다. 이 연구는 건강 수준을 같은 연령대의 사망률에 기초한 건강수명으로 비교하였기 때문에, 군 지역에 노인이 많다는 식의 인구 구성비 차이는 이유가 아니다. 연령 이외의 중요한 건강 결정요인은 사회경제적 수준이다. 가난한 사람은 건강 수준이 좋지 않으므로 가난한 사람이 많은 ** 지역이 전체적 건강 수준도 나쁘다는 해석이다. 이를 구성효과(compositional effect)라고 한다. 둘째 지역 주민의 특성과는 별개로 지역 환경 자체가 독립적으로 주민의 건강에 영향을 미치기 때문이다. 예를 들면 어떤 지역은 상대적으로 대기오염이 심하든가, 주거환경이 불량하다든가, 의료기관이 부족하다든가, 또는 운동할 시설이 없을 수 있다. 이를 맥락효과(contextual effect)라고 하며 분당구와 **군 주민의 사회인구학적 특성이 유사하다고 가정해도 여전히 건강 수준의 차이가 나는 이유를 설명한다.[1] 맥락효과 연구는 어느 지역의 열악한 정도를 사회적, 경제적 환경의 박탈 수준으로 나타낸다. 한 연구는 지역박탈지수를 지역의 낮은 사회계급, 낙후된 주거환경, 낮은 교육 수준, 자동차 미소유, 이혼 또는 사별, 1인 가구, 여성 가구주, 노인 인구, 아파트 비거주(주택 거주)를 구성 요소로 정의

한다. 서울을 비롯한 광역시와 경기도는 지역 박탈 수준이 낮고, 강원도, 충청남북도, 전라남북도, 경상남북도 등 비수도권, 중소도시는 지역 박탈 수준이 높다.[2] 이처럼 지역 간 건강 수준의 차이, 즉 건강 불평등은 구성효과와 맥락효과가 상호 작용한 결과다.

분당구 안에서도 건강 수준이 상대적으로 낮은 집단이 있고, ** 군 안에서도 건강 수준이 상대적으로 높은 집단이 있다. 이를 지역 내 건강 불평등이라고 하며, 주로 개인의 사회경제적 위치인 소득수준에 따라 나타난다. 전국 17개 광역시도 모두에서 가구 소득 상위 20%와 하위 20% 간 기대수명과 건강수명 격차가 있다. 이러한 개인의 소득수준에 따른 지역 내 건강 격차는 광역시도 지역 간 차이보다 더 크다.[3]

요약하면 지역 간 및 지역 내 건강 불평등은 지역과 개인의 사회경제적 요인으로 발생한다. 물론 사회경제적 요인이 건강 결정요인의 전부는 아니다. 제1부의 제1장에서 기술하였듯이 건강 결정요인의 건강 기여도는 생물학적 요인 중 유전적 소인(순수 유전질환 및 만성병의 유전적 소인) 30%, 환경 30%(교육, 고용, 소득 불평등, 가난, 주택, 범죄 그리고 사회적 유대와 같은 사회적 요인 15%, 집과 직장의 독성물질, 미생물 그리고 도로나 작업장 등의 구조적 위험 요인을 포함하는 물리적 환경 5%, 의료 문제 10%의 합) 그리고 생활양식(식습관, 신체활동, 성행위, 담배와 술 등 남용과 중독, 안전 관련 행태, 스트레스 대처 등) 40%이다. 이렇게 보면 건강의 60%는 타고나고, 40%는 개인의 선택이나 노력으로 만들어 갈 수 있다. 대략 운이 6할, 노력이 4할이다. 유전적 소인 30%뿐 아니라 사회경제적 요인 30%도 운이다. 건강에 좋은 유전자를 타고나는 것은 물론이고, 태어나는 지역, 자신의 사회경제적 지위에 절대적 영향을 미치는 부모와 부모의 경제력은 노력이 아니라 전적으로 운이 좌우한다. 국가까지 포함하면 사회경제적 요인의 건강 기여도는 훨씬 증가한다. 건강에 관해 우리는 불공평하게 태어난다. 유전적 요인은 현재로서는 개입의 여지가 거의 없지만, 다행히 운의 반을 차지하는 환경과 개인의 사회경제적 요인에 대해서는 개입할 수 있다. 이것이 이 장의 주제이다.

건강 불평등은 건강의 사회적 결정요인 때문이다.

건강 형평성 제고를 위해 무엇을 해야 할지를 고찰하기 위하여 제2장 및 제3장에서 기술한 달그렌-화이트헤드 건강모형과 사회경제적 환경요인을 다시 요약한다. 지역의 사회경제적 환경뿐 아니라 소득의 분포는 지역의 건강 수준을 결정한다. 사회경제적 환경이란 경제체계와 사회구조의 복잡한 관계 속에서 형성되는 지역, 국가와 세계의 자원, 돈, 권력의 분포이다.[4] 개인의 사회경제적 지위와 교육 수준은 개인의 건강을 결정하는 가장 중요한 요인이다. 사회경제적 지위가 높은 사람은 생활 및 근로 조건을 건강에 바람직하게 유지할 수 있다. 적절한 의식주(물과 위생, 농업 및 식량 생산, 주택), 안전한 작업 환경 그리고 적정 보건의료서비스를 받을 수 있다. 가난은 불건강의 원인이고, 불건강은 가난의 원인이다. 가난한 사람은 의료접근성이 낮다. 가난과 불건강은 대물림된다. 가난은 개인에게 불건강, 사회에는 건강 불평등을 가져온다. 사회의 소득 불평등이 커지면 건강 불평등도 커지고, 건강 불평등은 부의 격차를 확대한다.[5] 사회적 자본은 사회성, 사회적 관계망, 신뢰, 호혜성 그리고 지역사회와 시민 참여를 포함하는 포괄적이고 다면적인 개념이다. 사회적 자본은 건강의 결정요인이다. 이와 같이 개인의 건강을 결정하는 사회적 환경이나 맥락을 건강의 사회적 결정요인이라고 한다. 세계보건기구(WHO)는 건강의 사회적 결정요인을 '사람들이 태어나고, 성장하고, 살고, 일하고, 나이를 먹는 환경'과 '이러한 환경의 근본적인 원인'으로 정의한다.[6] 달그렌-화이트헤드 건강모형에서 개인을 둘러싸는 사회적 관계망 또는 그 바깥의 요인을 상류(근원적 원인이라는 뜻)의 결정요인이라고 한다. 특히 가장 바깥쪽의 사회적, 경제적, 문화적 그리고 환경적 조건과 정책을 거시수준 결정요인이라고 한다.[5] 거시수준의 정치, 경제, 또는 사회정책은 다음 층인 개인의 생활 및 근로 조건인 물과 위생, 농업 및 식량 생산, 주택, 고용 및 작업 환경, 교육 그리고 보건의료 체계에 영향을 미친다. 건강 형평성 제고를 위한 공공 정책은 건강 부문뿐 아니라 여러 다른 정부 부문과의 협력이 필수적이다.[7] 가장 안쪽에 위치하는 개인의 건강행태 요인 및 생물학적 요인은 근접, 미시수준 또는 하류의 건강 결정요인이다.[5] 예를 들면 상수의 정수 시설이 부족한 지역에서는 감염병의 확산을 줄이기 위해 손 씻기와 물 끓여 먹기 등의 개인 건강행태를 강조한다. 만약 기술 보급으로 환경적 통제가 가능하다면, 건강 향상을 위해 더 '상류'에서 개입(예: 먹는 물 정수)하는 것이 근본 대책이다.[7]

건강의 사회적 결정요인을 구조적 및 중간 결정요인으로 구분할 수도 있다. 소득, 교육, 직업, 사회계급, 성별, 인종 그리고 이로 인한 결과적인 사회경제적 지위는 사회 속에서 개인이나 집단의 위치와 자원 접근성에 차이를 만든다. 이들을 '구조적 결정요인' 또는 '건강 불평등의 사회적 결정요인'이라고 한다.[8] 사회경제적 지위는 자신이 속한 사회 계층 내에서 건강의 '중간 결정요인'을 형성하고, 이에 따라 건강에 해로운 조건에 대한 노출과 취약성이 차이가 난다.[8] 예컨대 가난한 사람은 다양한 건강을 해치는 조건에 더 자주 노출되고, 이를 예방하거나 치료할 수 있는 자원이 부족하여 그로 인한 피해를 더 크게 받는다. 건강의 중간 결정요인 범주에는 물질적 여건, 사회심리적 여건 그리고 건강행태 및 생물학적 요인이 있다. 물질적 여건은 주택 및 정주 여건, 건강한 음식과 따뜻한 옷 등을 살 수 있는 구매력, 물리적 작업 환경을 포함한다. 사회심리적 여건은 스트레스 요인, 스트레스가 많은 생활환경 및 관계, 사회적 지지 및 스트레스 대처 기술을 말한다. 건강 행태 및 유전 등 생물학적 요인은 영양, 신체활동, 흡연 및 음주 등이 예가 된다.[8]

2. 건강 형평성 제고를 위한 사회적 결정요인 대책

세계보건기구(WHO)의 '건강의 사회적 결정요인 위원회'는 한 세대 내 건강 격차 완화를 위한 건강 형평성 제고 보고서를 2008년 발간하였다. 위원회가 제시한 해결책은 여러 연구 근거에 기반한 세 가지 포괄적 권고와 구체적 정책 대안으로 이루어져 있다. 권고사항은 일상생활 조건 개선, 불평등한 권력, 돈, 자원 분배 문제의 해결 그리고 문제의 측정 및 이해와 정책 영향 평가이다.[9]

건강과 삶을 유지하기 위해서는
어느 정도 물질적 필요가 충족되어야 한다.

건강을 위해서는 좋은 음식과 따뜻한 옷을 살 수 있어야 하며 안전한 주택, 주변 환경 그리고 스트레스가 적은 안정된 직장이 필요하다. 아프거나 다치면 적시에 적정 진료를 제공하는 병의원에 갈 수 있어야 한다. 이러한 '건강의 중간 결정요인'에의 접근성은 소득, 교육, 직업 그리고 결과적인 사회경제적 지위라는 '구조적 결정요인'에 따라 차이가 생긴다. 일상생활 조건은 사람들이 태어나고, 성장하고, 살고, 일하고, 나이를 먹는 모든 시기를 포함한다.[9] 빈곤하고 불평등한 생활 조건의 기저에는 사회의 구조적 원인이 자리 잡고 있다. 열악한 사회정책과 서비스, 불공정한 경제적 관계(착취나 직장 갑질 등) 그리고 나쁜 정치의 해로운 조합이 사회가 조직하는 방식을 형성한 결과이다.[9] 정부 여러 부서의 협력을 통하여 사회 및 경제 정책과 규제를 만듦으로써 건강하고 공평한 건강 조건을 조성할 수 있다. 보건복지부 장관보다 오히려 재정기획부가 더 큰 영향을 미칠 수 있다.[9] 건강 형평성 제고를 위해서는 책임을 정부의 최고 수준에 두는 범정부적(whole of government) 또는 '모든 정책에서 건강'(health in all policies, HiAP) 접근을 고려해야 한다.[9]

일상생활 조건의 개선은 태어날 때부터 시작되어야 한다. 어린 시절의 사회적 불평등은 소아 발달 및 교육 수준을 통해 성인의 건강 불평등을 가져온다.[9] 어린 시절 물질적 여건은 인생 후반의 건강 상태를 강력하게 예측한다. 부모의 사회적 지위는 자녀의 교육적 성취, 자녀의 성인기 근무 조건과 급여 수준에 영향을 준다. 손자도 그 영향을 받는다.[5] 이렇게 가난과 불건강은 대물림한다. 빈곤의 세대 간 원인을 줄이고 건강하고 긍정적인 어린 시절을 만들어 주는 것은 건강의 사회적 불평등 완화에 가장 중요한 과제이다.[5] 어릴 때 생활 조건이 같다고 해도 교육을 마친 후 성인기의 사회경제적 지위도 건강에 영향을 준다. 건강의 사회적 불평등을 없애기 위한 개입은 성인과 아동의 생활 조건을 모두 고려해야 한다.[10]

장소도 중요하다. 내가 태어나고 사는 나라가 중요하고, 도시와 동네가 중요하다. 같은 나라, 같은 도시에 살아도 가난한 집 아이는 안전하고 건강한 환경에 살지 못한다. 생애에 걸쳐 양질의 주택, 깨끗한 물과 위생 시설, 안전한 동네, 폭력으로부터의 보호가 필요하다. 이는 인권이며 건강한 삶을 위한 기본적인 필요이다.[9]

오늘날 점점 개천에서 용이 나기 어려운 세상이 되고 있다. '사회적 이동'은 개인의 사회경제적 여건이 부모와 비교해서 또는 일생을 살면서 상대적으로 개선되거나 감소하는 것을 말한다. 가난의 대물림은 사회적 이동성이 부족하고 기회가 불평등한 사회에서 흔히 일어난다. 기회의 부족과 사회적 이동성의 부족은 경제적, 사회적, 정치적 결과를 초래한다.[11] 이를 방지하기 위하여 모든 어린이에게 동등한 기회를 부여하는 정책 설계가 요구된다. 여러 핵심 분야에서 정책 조치를 취하고 저소득 가정의 성과를 우선시해야 한다. 양질의 조기 교육 및 보육, 의무적인 초등 및 중등 교육, 일과 가정 양립을 위한 정책적 지원을 한다. 기회를 재조정하는 방법에는 자산, 상속 및 증여에 대한 세금 회피 제한, 적절한 세율을 적용하는 누진세 시스템 그리고 면세 혜택 축소가 있다.[12] 우리나라 연구에서 상위권 대학 진학률 격차 중 75%는 부모의 경제력 효과이고 25%만이 학생의 잠재력으로 설명된다.[13] 유전적 잠재력을 타고나더라도 가난한 환경에서는 발휘되기 어렵다. 아름다운 꽃을 피우는 씨앗이 바위 위에 떨어지면 꽃이 피지 못하는 것과 같다.[14] 가난한 학생은 기회의 창이 좁다. 청년들은 과정만 공정하다면 승자 독식을 당연하게 생각하고 차별을 반대하지 않는다. 모두가 같은(최소한 비슷한) 출발선에서 시작해야 과정의 공정성도 중요한 것이 아닌가?

교육, 소득 그리고 직업으로 결정되는 한 사람의 사회경제적 지위는 사회 속에서 개인이나 집단의 위치와 자원 접근성에 구조적 차이를 만든다. 교육은 부모로부터 받은 사회경제적 지위에서 성인기 자신의 사회경제적 지위로의 전환을 의미하며, 미래의 직업과 소득을 결정하는 강력한 요인이다.[8] 교육 수준 차이는 건강 불평등의 주요인으로 좋은 교육 제도를 통해 건강 불평등을 줄일 수 있다. 교육을 통해 가난을 벗어날 수 있다. 교육을 통해 사회적 계층 이동을 할 수 있다.[5] 교육을 통해 획득한 지식과 기술은 건강 교육 메시지에 더 수용적으로 만들고,

적절한 건강 서비스와 소통하고 접근할 수 있도록 한다.[8] 소득은 물질적 자원 구성 요소를 가장 직접적으로 측정하는 사회경제적 지위의 지표이다. 교육과 같은 다른 지표와 마찬가지로 소득은 건강과 '양-반응' 관계가 있다.[8] 소득이 높아질수록 비례적으로 건강이 좋아지는 현상으로 '사회적 경사'라고도 한다. 이는 소득 분포 전반에 걸쳐 사람들의 건강에 주의를 기울여야 하는 이유이다. 소득이 매우 낮은 사람에게만 초점을 맞추면 건강에 부정적인 영향을 받는 중간 소득 계층을 놓칠 수 있다.[15] 소득은 평생 누적 효과가 있으며 단기적으로 가장 많이 바뀔 수 있는 사회경제적 지위 지표이다.[8] 빈곤 해결과 소득 불평등 완화 정책으로는 최저 임금 인상, 보편적 기본 소득 또는 역(逆) 소득세(저소득자에게 정부가 지급하는 보조금) 같은 소득 보장 제도가 있다.[15] 소득 불평등을 줄이면 건강의 사회경제적 불평등이 감소하는지에 대한 실증적 연구가 있다. 모든 사람의 소득을 평균 소득 쪽으로 10% 옮길 경우 (소득 지니 계수의 10% 감소를 의미함) 전체 사망률이 4%, 사망률의 소득 간 불평등은 12% 감소하였다.[15-1]

공정한 고용과 좋은 일자리는 건강 형평성 제고에 강력한 효과가 있다. 일자리는 교육 및 소득수준과 밀접한 관계가 있다. 교육 수준이 낮을수록 소득은 낮고, 나쁜 작업 환경 때문에 사망 및 질병 이환 위험이 크다. 근로 조건의 개선은 작업 중 중대 재해와 화학물질 노출 위험 감소에 매우 중요하다. 이러한 개선에서 노동조합의 역할은 지대하다.[16] 좋은 일자리는 건강한 생활을 영위할 정도의 임금을 제공한다. 근로자의 근무 조건을 개선하여 유해 물질이나 물리적 위험, 업무 관련 스트레스 노출을 줄여야 한다. 정부는 정규직 및 비정규직 노동자를 위한 핵심 노동 기준을 제정, 집행하고, 일과 삶의 균형을 보장하는 정책을 개발한다.[9] 일자리가 소득만 의미하는 것은 아니다. 같은 수입을 벌어도 정규직의 건강이 비정규직보다 좋다. 비정규 노동은 고용

불안정, 낮은 자기 효능감, 불확실한 미래 등 건강에 해로운 여러 위험 요인을 더 많이 갖고 있다.[17]

보건의료 체계는 건강의 사회적 결정요인이며, 다른 사회적 결정요인의 영향을 받고 그 효과에 영향을 미친다. 가난과 질병은 악순환한다. 지역 간 보건의료서비스의 불균형이 해소되어야 한다. 보건의료는 질병이 발생했을 때 치료뿐 아니라 질병 예방과 건강증진에도 중심이 되어야 한다. 건강 형평성 제고를 위하여 모든 사람이 필요할 때, 양질의 보건의료에 접근하고 이용할 수 있어야 한다. 따라서 공공 부문의 역할이 강화되어야 한다.[8] 우리나라는 병원급 이상 의료기관 중 공공의 비중은 기관 수 5%, 병상수로는 10%로 선진국 중 최하위 수준이다.[18] 우리가 건강하게 오래 살기 위해서는 질병의 시기에 따라 질병의 발생을 예방하는 일차예방, 질병을 조기 발견하여 치료하는 이차예방 그리고 아플 때 치료하거나 고통을 줄이는 삼차예방이 필요하다. 전통적으로 보건의료가 관심을 덜 가지는 일차 및 이차예방에도 더 큰 역할을 담당할 때, 다양한 사회경제적 집단 간의 건강 불평등을 줄이는 데 기여할 수 있다.

권력, 돈, 자원의 불평등한 분포가 개선되어야 한다.

일상생활 조건의 불평등은 더 깊은 사회적 구조와 과정에 의해 형성된다. 불평등은 체계적이며 권력, 돈 및 기타 필요한 사회적 자원의 불공평한 분배와 접근을 용인하거나 촉진하는 사회적 규범, 정책 및 관행에 의해 일어난다.[9] 지역 간 건강 불평등도 그 맥락적 원인은 지역의 권력, 돈, 자원의 불평등한 분포를 반영하는 사회경제적 환경이다. 건강 수준이 낮은 지역은 사회적, 경제적 환경의 박탈 수준이 높다. 건강 형평성 제고를 위해서는 일상생활 조건과 지역 간 사회경제적 환경 차이의 구조적인 원인인 권력, 돈, 자원의 불평등한 분배를 세계적, 국가적, 지역적으로 개선해야 한다.[9]

건강증진은 권력의 이동을 요구한다. 건강 수준을 향상하려는 개인 또는 지역사회 모든 노력을 건강증진이라고 한다. 앞에서 세계보건기구(WHO)는 건강증진을 '사람들이 건강 및 건강 결정요인을 통제하여 건강 수준을 향상할 수 있도록 하는 과정'으로 정의한다고 한 바 있다. 건강의 결정요인은 개인의 건강행태와 환경적 요인으로 크게 나눌 수 있다. 자연환경, 특히 자연재해는 통제 불가능이지만, 인간이 초래한 기후변화와 환경오염은 통제할 여지가 있다. 인간이 만든 사회적 환경은 통제가 가능하다. 통제하는 힘(권력)은 누가 갖는가? 정치는 '누가, 무엇을, 언제, 어떻게 갖느냐'라는 것이고, 정치 엘리트 소수 지배계층이 권력을 독점한다.[19] 우리나라 헌법에는 모든 권력의 원천은 국민임을 명시하고 있다. 이상적으로는 모든 국민이 직접 국가의 의사결정에 참여하는 것이 바람직하다. 오늘날 다원화된 사회 현실에서는 주권자인 국민은 대표자를 선출하여 정치를 맡긴다. 대표적인 선출 권력인 국회의원은 다양한 국민의 목소리를 대변해야 한다. 하지만 우리나라 국회의원은 일반 국민보다 부자, 다주택자, 수도권, 특히 강남 3구 주택 소유자가 훨씬 많다.[20] 당선 전 직업으로는 정치인과 법조인이 많으며 농어민 출신은 거의 없다. 건강 수준이 나쁜 가난한 사람, 사회적 취약계층, 지방 사람을 대변할 목소리가 없거나 적다. 그러면서 그들은 '국민을 위(爲)하여' 정치할 것이라고 외친다.

건강증진 영역에서 '자신들의 삶과 삶의 영향 요인에 대한 통제력을 높이고자 하는 과정'을 임파워먼트(empowerment)라고 한다. 임파워먼트란 건강증진의 중심 개념이다.[21] 역량 강화, 권력 강화, 또는 권한 부여로 번역되는 임파워먼트는 어원으로 볼 때 누군가 권력(power)을 부여한다는 것이지만, 사람이 마땅히 누려야 할 스스로 결정할 권리를 보장한다는 의미가 강하다.[22] 무기력(powerlessness)은 '자신의 운명에 대한 통제력 부족'을 의미하는 것으로, 이를 동반하는 가난은 나쁜 건강의 핵심적인 사회적 결정요인이다.[21] 건강증진을 통하여 사람들의 건강 결정요인에 대한 임파워먼트 수준을 높이고 결국 건강을 나아지게 한다. 건강증진이란 임파워먼트 수준이 높은 시민이 건강 결정요인에 대한 정책이나 자원 분배 등 의사결정에 참여하는 것이다. 정치는 그들과 더불어(與) 해야 한다. 사회적 가치를 국가의 권력으로 권위 있게 분배하는 것을 정치라고 한다.[23] 건강증진은 권력의 이동을 요구하므로 본질적으로 정치적이다.[24]

어떻게 임파워먼트 수준을 높일 것인가는 건강증진의 주요 과제이다. 개인은 시민 활동이나 정치 캠페인 등에 참여하면서 정치적 변화에 이바지할 수 있다는 정치적 효능감을 경험하는 것이 필요하다. 정보 및 기술 제공을 포함하는 교육을 통해서도 높일 수 있다.[5] 임파워먼트 수준을 높이기 위해서는 지식을 전달하는 교육이 아니라, 집단이 모여 경험과 이해를 나누는 참여 학습 방법을 적용한다. 교사는 촉진자로서 대화(토의)를 듣고, 격려하며 참가자들이 이미 알고 있지만, 보통은 표현하지 않는 것을 이끌어내는 역할을 한다.[25] 참여 학습을 적용하여 지역사회 건강 활동을 강화하는 건강사업을 지역사회 조직화라고 한다. 주민 주도형 건강증진 전략으로서 주민들이 스스로 건강 문제 규명, 자원 동원, 전략 수립 그리고 사업을 수행하고 평가하는 것을 도와준다. 이 과정을 통해 지역사회 임파워먼트 및 사회적 자본 수준 향상과 장기적으로는 건강 수준 향상을 꾀한다.[26] 이러한 건강증진 사업이 특히 사회적으로 불리한 집단 대상을 대상으로 이루어질 때 건강 형평성 제고에 도움이 된다.[21] 지역 간, 집단 간 건강 격차를 줄이기 위해서는 현재 공정한 몫의 권력을 가지고 있지 않은 집단과 지역사회의 임파워먼트가 있어야 한다.[9]

건강 형평성 제고를 위해서 시민들은 건강과 건강의 결정요인에 대해 통제할 수 있다는 것을 자각하고 함께 행동해야 한다. 바로 고 노무현 대통령이 말한 대로 '깨어있는 시민의 조직된 힘'이라는 민주주의 최후 보루가 바로 건강증진이다. 시민은 투표 참여, 여론조사 참여, 정당 후원, 가입, 집회 및 시위 등 정치와 시민 단체 활동을 통해 정치적 의사결정 과정에 참여함으로써 함께 건강하고 행복한 사회를 만들 수 있다. 정치인이 되면 더 직접적으로 정치에 관여할 수 있다. 법과 제도는 시민의 정치 참여를 보장해야 한다. 어렵지만 가능한 변화를 만들기 위해서는 정부의 정치적 의지도 필수적이다.[9]

돈과 자원의 불균형 분포 개선도 중요하다. 자본주의 사회의 가치 척도인 돈도 지역별로 매우 불평등하게 분포한다. 국토의 12%에 불과한 서울 등 수도권에 인구의 50%. 지역 내 총생산액(GRDP)의 52%, 대기업 본사 대부분이 위치한다. 서울은 1인당 개인소득도 전국에서 가장 높다.[27] 수도권, 특히 서울은 경제 활동이 가장 활발한 지역으로 번 돈보다 더 많은 돈이 몰리는 경향이 있다. 수도권의 자본 집중은 경제적 기회의 격차를 초래하고, 이는 더 많은 사람과 자원을 빨아들인다.

부의 재분배와 건강 형평성 제고를 위해서 공정한 자금 조달이 중요하다. 소득세, 상속세, 법인세, 종합 부동산세의 부과에서 수입, 자산, 가치에 비례해서 세율을 높이는 누진적 과세를 적용한다. 사회적 건강 결정요인에 대한 정부 부처 간 필요한 조치의 자금을 조달한다. 아울러 지역 간, 사회 집단 간에 공평하게 자금을 할당하는 기전이 확립되어야 한다.[9]

돈만 수도권에 모이는 것이 아니다. 공공청사와 정부 투자기관, 예금 대부분도 수도권에 집중돼 있다.[28] 보건의료 체계의 핵심인 의료자원의 불균형 분포도 심화하고 있다. 비수도권은 병원 수와 병상수가 수도권에 비해 많지만, 의사 수와 간호사 수는 적다. 비수도권은 전체 환자 수는 많지만, 난도 높은 입원환자 수는 많지 않다.[29] 관내 의료 이용률이란 지역 주민 환자 중 관내 의료기관을 이용한 비율로 낮을수록 취약성을 나타낸다. 상급종합병원의 경우 전국 64%에 비하여 서울은 96%이다. 전남이 25%라는 말은 상급종합병원 환자 4명 중 3명은 광주나 서울 등 다른 시도로 간다는 의미다. 경북과 제주는 0%로 관내에 상급의료기관이 아예 없다.[18] 광역 시도로 비교할 때 서울은 인구당 의사 수는 가장 많고, 치료 가능 사망률은 가장 낮다. 의사 인력의 부족과 지역별 불균형 대책으로 미래환경 변화를 반영한 의대 정원 확대와 실효성 있는 지역 의사 확보가 필요하다.[30] 공공성이 강하고 국민의 생명과 직결되는 필수 의료 서비스인 응급의료의 불균형 문제는 더욱 심각하다. 응급의료기관이 없는 시군구가 15%, 활동 중인 응급의학과 전문의가 한 명도 없는 시군구가 29%에 달한다. 응급의료 자원의 불균형과 함께 최근(2024년) 의정 갈등으로 인한 의료 공백의 장기화로 인한 소위 '응급실 뺑뺑이' 문제가 심각하다.[31] 다시 이런 일이 재발하지 않도록 합리적이고 효율적인 응급의료체계의 구축도 시급하다.

3. 모두가 건강하고 행복한 사회로 가는 길

한 세대 안에 건강 격차를 줄이는 것이 가능한가? 지금처럼 계속한다면 전혀 가능성이 없다. 우리나라도 그렇다. 어렵지만 사람들의 삶의 기회와 건강이 더 이상 우연히 태어난 장소와 의지와 무관하게 정해진 부모에 의해 결정되지 않는 세상을 만들겠다는 비전, 정치적 의지와 열망이 있다면 가능하다.[9]

우리나라가 가는 방향은 올바르지 않다.

　우리나라는 모두가 건강하고 행복한 사회로 가고 있는가? 우리나라는 고도의 경제성장, 높은 교육 수준, 기대수명의 신장 등에서 세계의 부러움을 살 정도로 잘해 왔다. 지난 수십 년 사이 개발도상국에서 선진국으로 도약했다. 우리나라를 모두가 잘사는 행복한 사회라고 아무도 말하지 않는다. 오히려 청년들은 우리나라를 지옥 같은 사회란 뜻인 '헬조선'이라고 부른다. 경제협력개발기구(이하 OECD) 국가 중 자살률 1위, 출산율 꼴찌라는 통계는 우리 사회가 얼마나 살기 힘들고, 희망이 없는지 보여준다. 이는 OECD 자료로도 확인된다. OECD는 '더 나은 삶을 위한 더 나은 정책'을 장려하는 사업의 하나로 '하우이즈 라이프?'(How's Life?) 보고서를 2~3년마다 발간하고 있다.[32] 다음은 이 보고서의 최신판(2020년)의 내용이다.

　OECD는 국가별 삶이 어떤지 평가하기 위한 웰빙(well-being) 지표의 핵심 영역에 물질적 측면(소득과 부, 주거, 일과 일자리의 질)뿐 아니라 삶의 질 측면(건강, 지식과 역량, 환경의 질, 주관적 웰빙, 안전, 일과 삶의 균형, 사회적 관계, 시민 참여)을 같이 포함한다. 핵심 영역의 대표 지표를 가지고 수준의 평균과 불평등의 두 가지 방향에서 평가한다. 웰빙의 평균 수준은 가계 소득, 가구의 자산, 주택 구매력, 고용률, 기대수명, 과학 분야의 학생 역량, 녹지 공간에 대한 접근, 삶의 만족도, 살인율, 휴식 시간, 사회적 상호 작용, 투표율 12개 지표를 기반으로 한다. 웰빙의 불평등 수준은 가구 소득 상위 20%와 하위 20%의 비, 주택 과밀도, 성별 임금 격차, 장시간 유급 노동, 교육 수준 별 기대수명 격차, 낮은 역량 보유 학생 비율, 대기오염 노출 비율, 부정 정서 균형(어제의 긍정적 느낌과 상태보다 부정적 느낌과 상태를 보고한 인구 비율), 안전감에 대한 성별 격차, 노동 시간의 성별 격차, 사회적 지지 부족 인구 비율, 정부에 대해 발언권 없는 비율, 12개 주요 지표로 평가한다. 분석 결과 OECD 국가의 삶은 평균적으로 나아지고 있다. 하지만 웰빙 불평등은 지속된다. 여전히 일부 인구는 불안과 단절, 절망에 시달린다. 우리나라도 마찬가지다. 나라별 분석에서 북유럽 국가, 네덜란드 사람은 높은 웰빙 수준과 낮은 불평등을 누리고 있다. 우리나라는 평균 웰빙 점수에 비해 상대적으로 불평등한 나라 중 하나다. 주관적 웰빙은 삶의 만족도와 정서(느낌과 상태)로 측정하는 행복의 지표로 국제 비교가 가능하다. 삶의 만족도로 본 우리나라 행복 수준은 OECD 국가 중 밑에서 두 번째로 낮다.[32]

우리나라는 오직 경제성장만을 목표로 달려왔다고 해도 과언이 아니다. 이제 우리도 남부럽지 않게 잘살게 되었다. 대부분 사람은 더 먹기보다 덜 먹기를 원한다. 역사상 처음으로 가난한 사람이 평균적으로 더 비만하다. 진보를 위한 경제성장이라는 큰 엔진은 부자 나라에서는 대체로 역할을 다했다[33] 경제 활동의 진정한 목적은 상품 자체를 생산하는 것이 아니라 사회 복지를 극대화하기 위한 자원으로 보는 관점이 필요하다.[9] 아직도 우리나라 정부의 목표는 일 인당 국민소득 4만 불 달성이다. 그때가 되면 양극화가 완화될 것이라고 한다.[34] 지금까지 지겹도록 듣던 소리가 아닌가? 소득이 증가하고 있지만 건강과 소득의 불평등은 심화하고 있다. 양극화를 해소할 때는 바로 지금이다.

이제 국가의 목표를 성장보다 분배에 두어야 한다.

건강 불평등은 건강의 사회적 결정요인의 불균형한 분포 때문이다. 건강 불평등은 체계적으로 발생한다. 사회경제적 지위가 낮을수록 건강 수준이 나빠지는 사회적 경사와 지역 간 건강 격차가 존재한다. 나쁜 건강은 우연이나 개별 사건이 아니라 사회의 구조에 뿌리를 두고 있다. 건강 불평등은 피할 수 있다. 자연적인 생물학적 차이가 아니라 사회가 자원과 기회를 분배하는 방식의 결과이므로 사회의 집단적 행동으로 해결할 수 있다. 건강 불평등은 불공정하고 불의하다. 기본 인권인 건강이 개인의 노력이나 선택이 아니라 사회경제적 요인에 따라 구조적으로 결정되는 것은 사회적 정의가 아니다.[35] 건강 형평성 제고가 사회적 정의이다.

이제는 복지국가다. 건강에 가장 강력한 영향을 미치는 맥락적 요인은 복지국가와 복지국가의 재분배 정책(또는 그러한 정책의 부재)이 있다.[9] 앞에서 보았듯이 높은 웰빙 수준과 낮은 불평등을 함께 구가하는 지역은 대표적인 복지국가인 스칸디나비아 국가들이다. 복지국가는 국가가 시민의 경제적, 사회적 복지를 보호하고 증진하는 데 핵심적인 역할을 한다. 기회균등과 부의 공평한 분배 원칙 그리고 최저 생활 수준 보장을 위한 공적 책임 원칙에 기반을 둔다. 일반적으로 교육, 의료 서비스 그리고 주택(어떤 경우에는 저렴하거나 무료)을 공공에서 제공한다. 복지국가의 근본적인 특징은 사회 보험으로 주요 기능 중 하나는 소득 재분배이다.[8]

복지국가는 각자도생하지 않는다, 복지국가는 연대와 신뢰 같은 사회적 자본에 기반한다.[5] 스칸디나비아 국가와 네덜란드는 유럽에서 가장 높은 수준의 사회적 자본을 가지고 있다. 복지국가의 사회적 지출이 관대할수록 사회적 자본은 높다.[36] 사회적 자본인 사람 간 신뢰 형성에 개인 간의 사적인 관계뿐 아니라 국가의 제도적 환경과 정책도 중요한 역할을 한다.[37]

복지국가가 아니더라도 사회적 자본 수준을 높이기 위해 국가는 시민의 접근과 참여를 쉽게 하는 정책과 제도를 마련해야 한다.[8] 건강의 결정요인으로서 사회적 자본은 건강의 구조적 결정요인(소득, 교육 등)과 중간 결정요인(물질의 부족 등) 차원을 가로지르며, 둘 다 연결하는 특징이 있다.[8] 예를 들면 지방자치단체의 연결망을 통해 저소득층이 정부 복지 프로그램의 혜택을 받거나 시민단체가 주선하여 지역사회가 더 나은 주거환경을 조성할 수 있다. 앞에서 기술한 주민 주도형 건강사업도 주민들이 스스로 건강 문제 규명, 자원 동원, 전략 수립 그리고 사업을 수행하고 평가하는 과정에서 지역사회 임파워먼트 수준과 사회적 자본 수준을 높일 수 있다.[26] 마을마다 경로당을 설치하고 거주 지역 인근에 만남의 장소와 시설을 만드는 것도 주민들의 사회적 관계를 촉진하는 방법이다. 건강 향상 목적으로 사회적 자본 수준에 대해 정책적으로 개입하는 시도가 있어 왔다. 개입 평가 연구를 통합한 분석에 따르면 연구가 많지 않아 효과에 대해서는 결론을 내릴 수 없다.[38] 영국의 경우 공중보건 문제로서 외로움에 대처하기 위하여 정부 내에 외로움 부(部)가 있다.

요약 및 마무리

우리는 지금 그 어느 때보다, 어느 나라보다 더 오래 산다. 하지만 지역에 따라서, 소득수준에 따라서 건강 수준의 차이가 크다. 건강 불평등이다. 기본권인 건강을 모두가 같은 수준으로 누리지 못하는 것은 사회적 정의가 아니다. 사회와 국가는 건강 불평등을 해소하고 건강 형평성을 높이는 노력이 필요하다.

건강의 사회적 결정요인은 '사람들이 태어나고, 성장하고, 살고, 일하고, 나이를 먹는 환경'과 '이러한 환경의 근본적인 원인'이다. 소득, 교육, 직업, 사회계급, 성별, 인종 그리고 이로 인한 결과적인 사회경제적 지위는 사회 속에서 개인이나 집단의 위치와 자원 접근성에 차이를 만든다. '구조적 결정요인'이다. '중간 결정요인' 범주에는 물질적 여건(구매력), 사회심리적 여건(스트레스) 그리고 건강행태 요인이 있다. 건강 형평성 제고를 위해서 일상생활 조건 개선과 불평등한 권력, 돈, 자원 분배 문제의 해결이 필요하다.

일상생활 조건 개선은 건강과 삶을 유지하기 위해서 물질적 필요가 충족되는 것이다. 안전한 주택과 주변 환경, 건강에 좋은 음식과 따뜻한 옷, 스트레스가 적은 안정된 직장, 아프거나 다치면 이용할 수 있는 보건의료 체계가 필수적이다. 이러한 '건강의 중간 결정요인'에의 접근성은 소득, 교육, 직업 그리고 결과적인 사회경제적 지위라는 '구조적 결정요인'에 따라 차이가 생긴다. 건강 불평등 해소를 위해서는 책임을 정부의 최고 수준에 두는 범정부적 접근이 요구된다. 두 번째 해결책은 일상생활 조건과 지역 간 사회경제적 환경 차이의 구조적인 원인인 권력, 돈, 자원의 불평등한 분배를 개선하는 것이다. 건강증진은 사람들의 건강 결정요인에 대한 통제력을 높이는 것이므로, '자신들의 삶과 삶의 영향 요인에 대한 통제력을 높이고자 하는 과정'인 임파워먼트와 일맥상통한다. 건강증진은 국가에서 시민으로 권력의 이동을 요구하므로 본질적으로 정치적이다.

우리나라는 OECD 국가 중 웰빙 평균 점수에 비해 상대적으로 불평등한 나라이다. 삶의 만족도로 본 우리나라 행복 수준은 밑에서 두 번째로 낮다. 소득이 증가하고 있지만 건강과 소득의 불평등은 심화하고 있다. 양극화를 해소할 때는 바로 지금이다. 이제 국가의 목표를 성장보다 분배에 두어야 한다. 나는 가난한 집 민수와 부잣집 진수 둘 다 건강하게 오래오래 살았으면 좋겠다. 건강 형평성을 제고하고 모두가 건강하고 행복한 사회로 가는 길을 우리는 알고 있다. 그 길에 대한 비전과 열망, 깨어있는 시민의 조직된 힘 그리고 사회와 정부의 정치적 의지가 필요하다.

제3장
건강에 바람직한 행태를 위한 건강증진

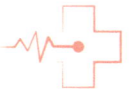

들어가는 말

앞 장에서 언급한 대로 건강한 생활양식 또는 건강행태의 건강 기여도는 40% 정도이다. 이는 유전적 소인이나 사회경제적 여건에 무관하게 자신의 선택이나 노력만으로 절반 가까운 수준의 건강은 만들어 갈 수 있다는 의미이다. 하지만 말처럼 쉬운 것이 아니다.

담배가 건강에 매우 나쁘다는 것을 누구나 알고 있지만, 남자 성인 3명 중 한 명은 흡연한다. 술 마시기 싫어해도 억지 강권으로 마시거나, 원치 않은 2차, 3차 술자리를 가기도 한다. 많은 사람이 신체활동과 운동량이 부족하며, 계단으로 걸어 다니기보다는 엘리베이터를 좋아한다. 가까운 거리도 걷기보다 차를 이용한다. 건강에 좋은 채소와 과일을 충분히 먹지 않는 사람이 늘고 있다. 패스트푸드 섭취와 잦은 회식으로 인해서 비만한 사람들이 늘어나는가 하면, 먹을 것이 부족한 사람도 없지 않다. 자신의 혈압이나 혈당 수준을 모르고, 암 검진을 받지 않는 사람도 많다.

왜 건강에 좋은 생활습관을 실천하지 않을까? 아직도 가난, 무지, 오래된 관습이나 규범, 건강생활을 격려하지 않는 사회적 분위기, 건강정책의 미비 및 상업적 이윤 추구 등의 장애요인이 있기 때문이다. 돌밭에 장미꽃이 피기 어렵듯이 척박한 환경 속에서 건강행태를 채택하고 유지하기 쉽지 않다. 생활양식을 자신이 결정하는 것처럼 보이지만, 자신이 처한 환경의 영향을 크게 받는다. 다행히 담배를 권하던 우리 사회의 분위기는 바뀌고 있다. 함께 술 마시는 회식 문화도 줄어들고 있다. 건강 정보도 차고 넘친다.

가난한 사람은 건강행태에 좋지 않다. 가난은 나쁜 건강행태의 근본적이고 구조적 원인이다. 나쁜 건강행태는 가난의 한 증상이라고 할 수 있다. 가난에 대한 대책은 근본적인 강의 상류에서 이루어지는 개입이다. 나쁜 건강행태를 예방하거나 변경하는 노력은 강의 하류 대책이다.

건강수명이 가장 낮은 **군의 사람들도 건강행태를 바람직하게 개선한다면 생활 수준은 성남시 분당구에 못 미쳐도 건강수명 격차를 줄일 수 있다. 물론 사회의 많은 사람이 건강에 바람직한 건강행태를 갖도록 하기 위해서는 상류와 하류 대책이 다 필요하다.

1. 생활양식은 개인의 선택이자 환경의 산물이다.

앞에서 기술한 바대로 생활양식(또는 생활습관)은 환경 속에 형성된 습관화된 행동 양상이다. 이것이 건강과 연관되면 건강행태라고 한다. 금연의 경우를 예로 들면, 금연을 시도하는 행위 자체는 건강 행동, 금연 후 몇 개월이 지나서 금연 성공이라고 할 만하면 건강행태, 몇 년이 지나면 금연을 생활양식이라 부를 수 있다. 생활양식은 좀 더 영속적인 의미로 쓰이지만, 일반적으로 건강한 생활양식과 건강행태를 구분 없이 사용한다. 생활양식은 개인의 삶과 건강에 지대한 영향을 미친다. 특히 건강에 바람직한 생활양식으로는 비흡연, 좋은 식습관, 신체활동, 적정 체중 유지, 절주 혹은 금주, 스트레스 관리, 충분한 수면, 건강검진 받기 등이 중요하다.

건강한 생활양식은 개인적 비용을 초래한다. 만약 어떤 사람이 건강에 대해 무한한 값어치를 매긴다면 세계에서 가장 오래 사는 일본인의 식습관을 따를 것이다. 실제로는 일본에 살지 않는 사람이 그렇게 하기에는 비용이 너무 들 뿐 아니라 건강의 가치를 그렇게까지 높게 치지도 않는다. 마찬가지로 흡연자는 건강과 금연의 이점이 흡연의 즐거움을 포기하고 금연의 어려움을 감수할 정도인지 결정해야 한다. 결국 질병 예방을 위한 생활양식은 선택의 문제이다.[1] 건강의 가치를 중시하는 사람은 건강에 나쁜 행태를 좋게 바꾸는 노력을 함으로써 건강 수준을 높일 수 있다. 그런데 말처럼 쉽지 않다. 달그렌-화이트헤드 모델이 보여주듯이 개인의 건강행태는 여러 건강 결정요인의 영향을 직간접으로 받기 때문이다. 이 모두를 고려한 포괄적인 정책이나 개입이 필요하다.

사람들이 나쁜 건강행태를 가지는 이유는 복합적이다. 예를 들어 보자. 직장생활로 인한 스트레스 해소를 위하여 술을 마시거나 담배를 피운다(사회심리적 요인). 과거에 남자 성인의 술, 담배는 당연하였다(문화적 요인). 어떤 운동, 어떤 음식이 건강에 좋은지 모르는 사람도 있다(정보 부족). 외식할 때 소금과 당류 함유가 적은 식당을 찾기 힘들다(건강한 식품 접근성). 운동을 하고자 하나 가까운 곳에 운동 시설이 없다. 자전거로 출퇴근하고자 하나 자전거 도로가 위험하다(도시 환경). 가난한 사람은 신선한 채소와 과일을 살 돈이 없다(경제적 요인). 직장인은 운동할 시간이 없다(여가 부족). 비정규직 청년 노동자는 컵라면을 자주 먹는다(시간 부족, 돈 부족). 흡연 청소년은 친구가 담배를 피우고, 아버지나 형제가 담배를 피운다(사회적 요인). 이처럼 생활양식의 변경이 어려운 이유 중 하나는 생활양식이 사회적, 문화적 환경의 복합적인 영향을 받기 때문이다.[2] 다른 이유도 있다. 술, 담배를 많이 하는 사람 중 일부는 그 행위를 중단하려고 해도 니코틴, 알코올에 중독되어 어렵다(생리적 중독). 어릴 때 호기심으로 시작한 나쁜 건강행태가 어른이 되어서도 지속되는 것이다. 금연을 원하더라도 금연정보나 기술이 부족하면 어렵다(정보 접근의 어려움). 기후변화로 인한 더운 날씨로 신체활동이 감소한다(자연환경).

건강을 원한다면 우리는 좋은 건강행태를 가져야 한다. 행태가 건강에 바람직하지 않은 사람에게는 나쁜 행태는 버리는 대신 좋은 행태를 받아들이도록 설득해야 한다. 이를 위해 개인 상담 또는 집단교육 형태로 건강교육을 한다. 정의상 건강교육은 행태를 자발적으로 건강에 바람직하게 변화하도록 촉진하기 위해 계획된 학습 경험이다.[3] 건강교육은 건강행태가 순전히 선택의 문제임을 전제한다. 이 관점에서는 건강의 책임은 개인에게 있다. 나쁜 건강행태로 인해 질병에 걸리면 위로는커녕 비난할지 모른다. 예컨대 오랫동안 담배를 피우다가 폐암에 걸린 사람에게 '그렇게 담배를 피우지 말라'고 했건만 안 끊더니 병에 걸렸다고 당연시할지 모른다. 이를 희생자 비난(victim blaming)이라고 한다.

건강행태는 선택이자 환경의 지배를 받는다. 흡연은 담배를 피우는 사람이 선택한 것이 아니고 주어진 환경 속에서 그렇게 조건화된 것이다. 환경이 비만 어린이를 만든다. 개인의 선택이므로 건강에 바람직한 행태를 촉구하는 설득(교육)도 필요하지만, 이를 실천하기 쉽게 하는 환경이 조성되어야 한다. 즉 건강에 이로운 행동과 삶의 조건을 위해서 교육적 지지와 환경적 지지 둘 다 요구된다. 이것이 그린(LW Green) 박사가 정의하는 건강증진이다. 그림1의 건강증진 정의에 대입해 보면, '행동'은 건강행태 실천을 위한 시도이고, '삶의 조건'이란 환경 요소의 하나이다. 이제 건강은 사회의 책임이 된다.

구성원이 좋은 건강행태를 갖도록 하는 노력을 건강증진이라고 한다. 전통적인 건강교육은 건강증진의 한 요소이다. 세계보건기구(WHO)가 건강증진을 '사람들이 건강 및 건강 결정요인을 통제하여 건강 수준을 향상할 수 있도록 하는 과정'이라고 폭넓게 정의한 데 비하면, 그린 박사의 정의는 바람직한 건강행태를 목표로 한다. 건강증진의 공중보건학적 의미는 이러하지만, 건강증진의 사전적 의미는 '점점 더 튼튼한 상태로 나아감'이어서 건강 향상과 구분되지 않는다.

2. 건강증진 어떻게 하나?

건강증진은 건강행태의 교육적 및 환경적 지지이다.

건강증진이란 교육적 지지와 환경적 지지를 통하여 건강행태를 권장하고, 이를 쉽게 채택하고 유지하는 환경을 조성하기 위한 노력이다. 교육적 지지인 건강교육은 건강행태에 대한 인식을 높이고, 건강한 선택을 하도록 돕는다. 건강증진은 무엇보다 건강교육이 중심이 되어야 한다. 행태변화는 자발적으로 일어나야 하기 때문이다. 자율성은 의료윤리의 중요한 원칙이다. 그렇지 않으면 건강증진을 위한 노력이 자칫 조작이거나 강압적인 접근이 되기 쉽다. 규제만을 통해 얻는 행태 및 환경변화는 지속되기 어렵기 때문이다.[4] 교육으로 행태변화를 설득하는 것은 쉽지 않다. 금연 교육이라는 교육적 접근보다는 담배 가격 인상이 더 강력한 효과가 있다. 건강증진 인력은 자주 교육보다는 환경적 접근을 더 선호한다. 하지만 설득이 전제되지 않는 행태변화는 자발성이 담보되지 않아 하나의 사회적 조작이 된다. 심하게 비유하면 금연을 위하여 담배를 피우는 사람을 감옥에 보낼 수는 없다.

건강교육은 질병 예방, 건강 향상에 필요한 지식, 기술, 태도를 개인과 집단에 제공하는 역할을 한다. 예를 들면 금연 교육은 흡연이 얼마나 건강에 나쁜지, 담배를 끊는 방법은 무엇인지 등에 대해 최신 정보를 제공하고 금연할 수 있다는 자신감을 함양함으로써 금연 실천 동기가 생기게 한다. 오늘날 건강교육은 단순한 정보 제공 이상을 의미한다. 건강교육으로 건강 수준 향상의 매개 역할을 하는 건강 문해력을 높여야 한다.[5] 문해력이란 글을 읽고 이해하는 능력을 말한다. 건강 문해력은 개인이 '자신과 가족, 지역사회의 건강을 증진하고 유지하는 데 필요한 정보에 접근하고 이해하고 사용할 수 있는 능력'을 광범위하게 일컫는다.[6] 건강 문해력은 단순히 '건강 소책자 읽기', '병원 예약하기', '영양 정보 이해하기' 또는 '의사 지시 따르기'를 잘할 수 있다는 것 이상을 의미한다. 건강 문해력 수준이 높은 사람들은 필수 의료에 대한 접근, 건강보험 보장성, 대기오염 감소 또는 차별적인 법률과 관행

타파에 대해 정부의 책임을 물을 정도로 임파워먼트(empowerment, 역량 강화, 권한 부여) 수준이 높다.[6] 인구집단의 건강 문해력 향상은 시민이 자신의 건강을 향상하고, 지역사회 건강 활동에 적극적으로 참여하는 기반이다. 특히 취약하고 소외된 집단의 건강 문해력 요구 충족은 건강 불평등 완화의 중요한 과제이다.[6] 건강증진에서 임파워먼트는 건강 문해력의 궁극적인 목표이자 건강의 전체 조건이다. 임파워먼트와 건강 문해력을 향상하는 것은 공중보건과 건강정책의 핵심이다.[7] 건강 문해력을 향상하기 위해 건강교육은 수동적이 아닌 상호 작용하는 참여형 교육이 되어야 한다.[5]

건강증진의 두 번째 측면은 환경적 지지로 건강에 도움이 되는 환경을 조성하는 것이다. 환경적 지지의 목표는 '건강한' 선택을 가장 '쉬운' 선택으로 만드는 것이다.[8] 한 세대 전만 해도 우리나라는 남자 성인이 건강한 선택인 비흡연을 유지하거나 금연을 하는 것이 어려웠다. 성인 남자는 거의 모두 담배를 피우고, 담배 권하는 사회였기 때문이다. 그간의 노력 덕분에 지금은 오히려 담배를 피우기가 어렵고, 건강한 선택인 비흡연 또는 금연이 쉽다. 우리 사회는 정부의 담뱃세 인상에 따른 담배 가격 대폭 인상을 비롯하여 담배 광고 금지, 금연 구역 설정 및 미성년자에게 담배 판매 금지(지역사회의 역할이 필요함) 그리고 담뱃값 경고 그림 도입과 금연 교육 등의 다양한 수준에서 다양한 차원의 사업을 수행해 왔다.

잘 알려진 건강 이득에도 불구하고 생활 속의 자동화와 승용차의 증가 등으로 우리나라에서 걷기나 신체활동 실천율이 높지 않고 잘 증가하지 않는다. 신체활동은 귀찮고 시간과 노력이 요구된다. 실천율을 높이는 한 가지 방안은 일상생활 속에서 신체활동을 쉽게 할 수 있게 하는 환경적 지지이다. 대표적으로 기후변화 대응에도 필요하고 신체활동도 권장하는 도시 대중교통 정책이 있다. 걷거나 자전거로 출퇴근하는 길이 안전하고 즐겁다면 더 많이 걷고 자전거를 타지 않을까? 대중 교통이 편리하고 값이 싸다면 더 많은 시민이 걸을 것이다. 유럽에는 배울 도시들이 많이 있다. 서울은 자전거 교통 분담률이 2%도 안 되지만, 암스테르담과 코펜하겐은 30%를 넘는다. 자전거가 차와 사람과 섞이지 않는 안전한 자전거 전용도로 덕분이다.[9] 파리가 조성하는 '15분 도시'는 작고 밀집된 도시 공간으로 걷거나 자전거로 15분 이내 일상생활에 필요한 서비스를 받을 수 있다. 여기에 녹지 공간까지 확보하여 파리를 친환경 녹색 도시로 만드는 것을 목표로 한다.[10] 스페인의 폰테베드라는 '차 없는 도시'로 모든 차량의 도심 진입이 금지된다.[11] 계단을 걸어갈지 엘리베이터를 타고 갈지 갈등하는 경우가 있다. 결정해야 하는 시점에 "엘리베이터를 기다리는 대신 계단을 이용하면 건강에 좋습니다."라는 포스터를 붙여 놓기도 한다. 이와 함께 걷기 좋게 계단을 디자인하고 계단 걷기에 대한 정보를 제공하면 계단을 이용하는 사람이 많아진다. 동네에서 걷기 운동을 쉽게 할 수 있도록 걷기 코스를 조성하거나 함께 걸을 수 있게 걷기동아리를 지원하기도 한다.

건강한 선택을 쉽게 만드는 것보다 더 바람직한 것은 개인이 특별한 노력을 하지 않더라도 자연스럽게 건강한 선택이 되도록 환경을 바꾸는 것이다. 이렇게 하면 교육, 소득 등 사회적 요인에 관계 없이 모두의 선택이 건강하다.[12] 우리나라 사람의 최근 소금 섭취가 감소한 주된 이유는 개인의 선택 때문이 아니라 김치, 장류(간장, 된장, 고추장), 라면 등 가공식품 속 소금 함량이 감소한 데 따른 것이다.[13] 가공식품 속 트랜스 지방을 퇴출하거나, 식당이나 급식 시설의 식단에서 소금 사용을 줄이는 것도 같은 맥락이다. 다른 예로 수돗물 불소 농도 조정사업(이하 수불사업)이 있다. 수돗물에 불소를 적정 수준(0.8ppm)으로 주입하면 효과적으로 충치를 예방할 수 있다. 미국 질병예방통제센터(CDC)가 백신 개발 등과 함께 20세기 미국 공중보건의 위대한 10대업적의 하나로 꼽는 사업이다. 문제는 수돗물을 먹는 모든 사람에게 일률적으로 적용되므로 원하지 않는 사람까지 불소를 섭취하는 것이다. 의료윤리의 자율성 원칙을 위배한다. 우리나라는 시민단체의 강력한 반대로 시행한 지 38년 만에 2018년 전국에서 모두 중단되고 말았다.[14]

건강정책, 규제 그리고 지역사회 조직화

건강증진의 교육적, 환경적 지지를 가능하게 하는 구체적인 전략은 정책, 규제 그리고 조직화이다. 정책은 조직이나 정부의 활동을 잡아주는 목표와 규칙의 집합이다. 규제는 정책, 지침 또는 법률을 시행하는 행위이다. 조직화란 프로그램을 실행하는 데 필요한 자원을 체계적으로 모으고 조정하는 행위를 의미한다.[3] 우리나라 건강증진 정책의 방향은 국민건강증진법에 따른 '국민건강증진종합계획'이라는 범정부적 중장기종합계획에서 제시한다. 이 계획의 목표는 건강수명 연장과 함께 건강 형평성 제고이며, 건강행태와 관련된 중점 정책 과제에는 금연, 절주, 영양, 신체활동이 포함된다.[15] 정책 방향에 따라 정부나 지방자치단체는 법률이나 지침을 통해 건강에 나쁜 행태는 제한하고, 건강에 좋은 행태는 장려하고 지원한다. 예를 들어 영양 부문의 국가 건강증진 목표인 건강한 식생활 정책을 위한 법률, 규제 및 지침은 다음과 같다. 국민건강증진법은 국민 대상 식생활 교육 및 홍보와 고열량, 저영양 식품 광고를 규제하는 근거이다. 이 밖에도 여러 법률에 따라 국가 영양 정책 수립, 초중고등학교 내 매점이나 자판기 탄산음료 판매 제한, 또는 가공식품의 열량, 당류, 나트륨, 지방 등 주요 영양 성분을 의무적으로 표시하도록 하는 영양표시제도를 시행한다. 보건복지부는 다른 부처와 함께 일반 국민 대상으로 건강하고 균형 잡힌 식생활을 위해 '한국인을 위한 식생활 지침'을 제정한다. 시군 보건소는 복지부의 영양 사업 안내나 공문에 따라 주민들의 식생활 행태를 건강에 바람직하게 개선하는 사업을 수행한다.

법률과 규제는 강력한 효과가 있고, 건강행태를 사회적 규범화하는 데도 도움이 된다. 하지만 앞에서 언급한 수돗물 불소 농도 조정사업 사례처럼 자율성 위배라는 윤리적 문제가 발생한다. 개인의 선택권과 자유를 제한할 수 있으므로 일부 시민의 강력한 반발에 부딪힌다. 아무리 건강을 위한다고 해도 금연이나 금주를 법률로 강제할 수는 없다. 도로교통법에 따라 자동차의 운전자와 동승자는 안전띠를 매어야 한다. 사고가 나면 안전띠가 치명적인 부상 위험을 줄인다는 근거가 있지만, 안전띠를 매지 않아도 다른 사람에게 해가 있는 것은 아니다. 개인의 자유와 공공 안전 사이의 균형 사이에 윤리적 문제가 있다. 건강교육을 통한 설득이 먼저다.

조직화, 특히 지역사회 조직화는 지역사회 구성원이 외부의 도움을 받아 공동의 건강 문제를 찾고, 자원을 동원하여 함께 세운 목표를 달성하기 위한 전략을 개발하고 실천하는 과정이다.[16] 주민 주도형의 건강 활동을 통하여 지역사회 임파워먼트 및 사회적 자본 수준 향상과 장기적으로는 건강 수준 향상을 꾀한다.[17] 특히 가난과 같은 건강의 사회적 결정요인에 따른 건강 불평등의 완화를 위해서는 지역사회 임파워먼트 전략이 적절하다.[16] 주민들이 주도적으로 건강 활동을 하는 과정에서 임파워먼트 수준을 높이는 이러한 전략은 상향식 또는 풀뿌리 접근이다.[18] 우리나라에서 이런 형태의 건강마을 조성 사업은 2007년 부산 해운대구 반송동에서 시작하여 여러 지역으로 확산하였다. 경상남도는 2010년부터 지역사회 조직화에 기반한 '건강플러스 행복플러스 사업'을 상대적으로 사망률이 높은 40개 읍면동에서 6년간 수행한 바 있다. 이 사업은 한 명의 코디네이터와 15~25명의 주민 대표로 구성된 건강위원회가 보건소와 협의하여 사업을 이끌어 간다.[19] 일반인이 사업을 주도하기 때문에 사업 수행 속도가 느리고 지역사회의 에너지 소모가 많다. 대상이 되어야 할 가난하고 소외된 사람의 참여는 어렵다. 관료주의에 익숙한 농촌 지역사회에서는 진정한 주민 주도형이 아닌 건강위원회만의 사업이 되기 쉬운 면도 있다. 하지만 이 전략은 주민을 동원하여 건강 지식을 주입식으로 교육하는 전통적인 건강증진에 비하여 주민 스스로 건강 문제를 해결할 수 있는 역량을 높인다는 점에서 장점이 크다. 생선을 주기보다 생선 잡는 방법을 가르치는 것이 장기적으로 더 바람직하다. 건강위원회의 활동이 지역 주민의 건강행태에만 국한되는 것이 아니고, 다양한 건강의 결정요인에 대한 노력을 포괄하는 점도 긍정적인 성과다. 읍(면, 동)장, 시장 또는 군수, 시, 군, 또는 도의원과 공식적인 접촉 과정에서 시군 건강정책, 지역 환경 문제, 또는 주민 복지에 대해서도 관심을 가진다. 건강위원들에게 별도의 건강교육을 하지 않아도 건강위원들은 수년간의 활동 후에 금연, 음주운전 금지 등을 당연하게 여기게 되는 것도 중요한 변화이다.[16] 말하자면 건강행태에 대한 사회적 규범이 바뀐다. 함께하면 변화가 더 쉽다.

사회적 규범은 신체활동과 건강한 식습관 같은 건강행태에 영향을 미친다. 이는 사람의 행태에 대해 눈에 잘 띄지는 않지만, 매우 강력한 사회적 통제의 한 형태이다. 한 집단의 건강행태는 전염성이 있는 것처럼 보인다.[20] 예컨대 개인이 나머지 가족 및 사회 집단과 매우 다르게 먹을 가능성은 거의 없다. 개인이 동료와 다르게 행동할 것이라 기대할 수 없다. 이런 측면에서 한 사람의 건강행태는 다른 사람의 행태도 건강에 바람직하게 바꾸는 데 도움이 된다. 선한 영향력을 미치는 것이다. 나는 다른 사람의 환경이다. 사회적 규범의 변화를 추구하는 전략으로 지역사회 조직화가 중요하다. 문제점도 있다. '담배 연기 없는 금연 아파트' 사업은 지역사회 조직화 전략이 적용된 주민 대표자로 구성된 위원회 중심 접근 방식이다. 금연을 사회적 규범으로 취하지만, 자칫 성과에 집중하다 보면 흡연을 죄악시하고 흡연자를 따돌리는 경향이 생긴다. 정책, 법률과 규제, 지침 등 정부, 지자체 또는 공공기관의 노력도 개인이 더 쉽게 건강한 선택을 할 수 있는 환경을 조성함으로써 건강한 생활양식을 사회적 규범으로 정착하는 데 일조한다.

건강증진 사업은 삶터, 일터, 배움터 등 다양한 생활터에서 수행한다, 대상 집단에 따라 가정, 학교, 병의원, 직장, 마을, 시장 등 다양한 생활터 단위에서 할 수 있다. 전략에 따라서 지역사회 또는 사회 전체가 대상이다. 생활터 접근을 할 때도 다양한 수준의 개입이 바람직하다. 우리나라 금연 및 흡연 예방 사업의 경우 공공장소 및 시설 내 금연 구역 지정하는 법 또는 조례 제정, 보건소 금연 클리닉 운영(국가나 지자체 수준), 학교나 사업장의 금연 정책 및 프로그램 운영(조직 수준) 그리고 학생, 직원, 또는 주민 대상의 금연 교육(개인 수준) 등 여러 수준에서 사업이 전개된다.[4]

바람직한 건강증진을 위하여 좋은 거버넌스(governance)의 확립도 빼놓을 수 없다. 거버넌스는 일반적으로 '과거의 일방적인 정부 주도적 경향에서 벗어나 정부(중앙 및 지자체), 기업, 비정부기구, 시민(또는 시민단체) 등 다양한 당사자가 공동의 관심사에 대한 네트워크를 구축하여 문제를 해결하는 새로운 국정운영의 방식'을 말한다.[21] 좋은 정부보다 좋은 거버넌스가 필요한 이유는 건강의 결정요인 모형이 보여주듯이 개인의 건강행태는 여러 건강 결정요인의 영향을 직간접으로 받기 때문이다. 건강행태는 개인의 선택이자 환경의 지배를 받는다. 환경을 빼놓고는 건강증진을 할 수 없다. 따라서 건강증진에는 여러 분야 당사자의 협력과 시민의 참여가 필수이다. 시민은 공청회, 주민 투표,

설문조사, 지역위원회 등을 통해 지역의 건강정책 의사결정 과정에 참여할 수 있다. 임파워먼트 수준이 높은 깨어있는 시민의 역할이 요구된다.

3. 건강 형평성과 건강증진

인구집단의 건강 수준 향상과 건강 격차 해소,
두 마리의 토끼를 잡아야 한다.

건강증진의 우선 대상은 가난한 사람이다. 가난한 사람이나 부자나 건강하고 오래 살기 위해 개인이 실천해야 하는 것이 있다. 금연 및 절주, 걷기와 운동, 적정 체중 유지, 스트레스 덜 받기, 잘 먹고 잘 자기, 건강검진 받기 등. 건강행태는 돈으로 살 수 없다. 하지만 부자는 가난한 사람보다 건강행태가 더 좋다. 건강에 좋지 않은 행태는 가난하고 소외된 계층에서 더 널리 퍼져 있다. 가난한 사람의 건강 수준이 좋지 않은 경로의 하나는 나쁜 건강행태를 통한 것이다. 왜 가난한 사람은 건강행태가 나쁠까? 생활습관인 행태적 위험요인은 개인의 선택으로 치부되지만, 그 선택은 사회적 차이가 있다. 생활습관의 형성은 사람들이 처한 사회경제적 지위에 따른 환경이 절대적으로 중요하다.[22] 가난하고 불우한 지역에 사는 사람은 일상생활에서 다양한 만성적 스트레스 요인에 직면한다. 생계를 이어가기 위해 고군분투한다. 실업, 결혼 파탄, 재정적 손실과 같은 부정적인 삶의 사건을 경험한다. 차별, 소외, 고립, 무력감을 경험한다. 이러한 스트레스는 과식, 음주, 흡연과 같은 건강에 나쁜 행태를 유발한다. 가난한 사람은 건강행태에 대한 지식과 정보에 대한 접근성이 부족하다. 경제적 측면에서 보면 저소득층은 평생의 소득과 부가 크지 않기 때문에 미래의 건강에 투자할 이유가 적다.[23]

가난한 사람을 위한 건강증진은 어떻게 해야 할까? 건강의 사회적 결정요인 대책인 소득 격차(소득 불평등)를 줄이고 저소득층의 수를 줄이는 것은 근본적인 상류 대책이다. 다음은 저소득층의 건강행태에 대한 환경적 지지이다. 생활양식이 구조적인 요인인 사회경제적 지위에 따라 결정되는 만큼 구조적인 접근이 중요하다. 누구에게나 해로운 제품에 대한 접근은 어렵게 하고 건강에 좋은 생활양식은 쉽게 선택할 수 있게 하는 보편적 정책이나 개입이 좋다. 예를 들면 담뱃값 인상, 청소년에게 담배 판매 금지, 과일, 채소 가격을 값싸게 공급하기 위하여 농부에게 보조금 지급, 저지방 우유에 대한 접근성 제고, 걷기 좋은 계단 디자인 등이 있다.[22] 술은 국민 건강 차원에서 보통 높은 세율이 적용된다. 우리나라에서도 도수가 높은 소주나 위스키 등 증류주에 대해서는 세율이 높다. 유럽 국가들은 보통 주세를 알코올 함량에 따라 부과함으로써 도수가 높은 술의 소비를 억제하고자 한다. 위스키의 본산으로 알코올 오남용 문제가 심각한 스코틀랜드는 2018년부터 주류 최저가격제(순수 알코올 함량에 따라 적용)를 시행하고 있다. 값이 싸고 도수가 높은 술을 선호해 온 저소득층의 반발이 크다.[24] 최근 최저가격을 인상한 스코틀랜드는 알코올 관련 사망률의 저하를 기대하고 있다.[25] 구조적 개입의 중요성은 고소득 집단보다 저소득 집단에서 훨씬 더 크다.[22] 형편이 안 되는 사람에게는 정부나 지자체가 채소, 과일, 우유 등을 구매할 수 있는 별도의 농식품 바우쳐(일종의 상품권)를 지급하기도 한다.

건강행태 개선을 권고하는 건강교육은 저소득층이 당장 원하는 요구가 아니기 때문에 효과가 적다.[26] 이들에게는 단순한 건강 정보 제공보다는 임파워먼트 수준을 높이는 지역사회 조직화 전략에 따른 참여 교육이 바람직하다. 그 결과 사람들이 자신의 삶과 미래에 대해 자각하게 되는 통제력은 삶의 모든 측면에서 스며든다. 이제 아픈 아이가 있다면 '운명'에 맡기기보다는 치료를 받는다. 나아가 아이에게 예방접종을 하여 질병을 예방한다.[18]

보편적인 정책이나 개입이라고 해도 취약계층은 건강행태의 개선 가능성이 가장 낮기 때문에 자칫 건강 격차를 더 확대할 수 있다. 따라서 바람직한 건강행태를 지지하는 하류의 건강증진 대책은 소득 격차 요인을 근절하는 근본적인 상류 대책과 함께 사용되어야 한다.[26] 건강증진으로 인구집단의 전반적인 건강 수준이 좋아져야 하지만, 건강 격차를 줄이는 것도 중요하다. 우리의 목표는 우리 사회 건강 수준의 상향 평준화이다.

국가와 지방자치단체는 건강 수준 향상과
건강 격차 해소에 힘써야 한다.

보건소는 지방자치단체의 건강행태 개선을 위한 건강증진 사업의 최일선 핵심 기관이다. 보건소의 존재 이유는 지역 주민의 건강 수준 향상이다. 일반인은 보건소를 예방주사, 모자 보건 사업, 금연 사업, 건강교육 및 상담, 진료 등 주로 사업을 수행하는 기관으로 알고 있다. 보건소 말고도 지역에 있는 수많은 공공기관, 민간 단체, 시민단체, 병의원, 학교, 사업장 등이 건강과 연관되어 있다. 각 조직은 고유의 목표를 위하여 업무를 수행하지만 아무도 지역의 건강 수준, 흡연, 신체활동, 식생활, 음주 등 건강행태가 나빠지고 있는지, 다른 지역보다 나쁜지 신경 쓰지 않는다. 지역의 건강 및 건강 결정요인이 주 관심사인

기관이 바로 보건소이다. 지역보건법에 따르면 보건소의 주요 기능 중 하나가 건강정책의 기획 및 평가이다.

보건소는 건강증진의 사업 수행 기관에서 건강증진의 기획 및 평가 기관으로 역할을 전환해야 한다. 건강증진의 세계보건기구(WHO) 오타와 헌장에 따르면 건강증진 활동은 크게 세 가지이다. 옹호(advocate)는 일반 시민이나 조직이 건강과 건강행태에 대한 인식과 이해를 높여서 행동에 나서도록 촉구하는 것이다. 능력 부여(enable)는 건강 친화적 환경을 조성하고 건강 정보와 기술 제공하여 개인이 건강에 좋은 활동을 할 수 있게 하는 것이다. 중재(mediate)는 지역의 건강 목표 달성을 위하여 지역 내 다양한 당사자들의 이해관계를 조정하고 협력하는 것이다.[27] 건강증진 사업에서 지역사회 자원과 연계하는 중재 전략이 더 필요하다. 한 예로서 지역 주민의 신체활동 향상 노력을 보자. 신체활동 사업을 보건소가 다 해야 하는 것은 아니다. 보건소는 지역 주민의 신체활동 수준을 높이기 위하여 이해 당사자인 행정 부서(환경, 도시계획, 건설, 공원, 녹지, 교통, 관광 등), 생활체육 관련 단체, 건강보험공단, 동호회, 노인 단체, 학교와 직장 등이 함께 목표를 세우고, 역할을 조정하며 협력하는 노력을 더 해야 한다. 건강증진 사업의 '콜라보레이션'(협업)이다. 건강행태를 지지하기 위한 건강증진 활동도 보건소뿐 아니라 지자체 여러 부서와 단체가 관계한다. 건강 책임을 정부의 최고 수준에 두는 범정부적 접근과 마찬가지로 지방자치단체도 '모든 정책에서 건강' 접근이 필요하다.

보건소 건강증진 사업은 효과가 있어야 한다. 어떤 행위가 기대하는 바를 성취한 정도를 효과라 한다. 금연 사업은 흡연자를 금연하게 함으로써 건강을 좋게 해야 효과적이다. 건강증진 사업은 실제로 행태를 건강하게 바꾸는 사람이 늘게 해야 한다. 효과에 대한 과학적 근거가 있는 사업, 즉 근거 기반 건강증진을 해야 한다. 건강증진개발원은 해마다 지침을 통하여 보건소에 근거가 있는 건강증진 사업에 대해 안내하고 있다. 보건소 건강증진 사업에 포함되는 건강행태에는 금연, 신체활동, 영양(건강한 식생활), 음주 폐해 예방(절주) 그리고 비만 예방 관리가 있다.[28] 절주 또는 음주 폐해 예방에 대해서는 효과 검증이 된 바 없는 사업이 포함되어 있다. 해외에서 효과가 검증된 절주 사업으로는 법규를 통해 주류 접근성을 제한하는 규제로 매장 내 주류 판매 시간 단축, 주류세 인상, 주류 판매점 밀도 규제, 미성년자에게 주류 판매금지 등이다.[29] 교육 또는 상담 개입으로는 간단한 설문으로 찾아낸 문제 음주자와 짧은 상담(5~15분)이 절주에 효과가 있다.[30] 우리나라 건강증진 사업 안내서의 권장되는 절주 사업은 지역사회 캠페인, 금주 구역 지정 및 관리, 학생, 직장인, 노인 대상의 절주 교육 등[28]으로 효과에 대한 검증이 필요하다. 건강증진 사업의 효과를 고려하지 않으면 주민에게 인기가 있거나, 단체장이 좋아하거나 관행적인 사업을 선호하게 된다. 그러나 효과가 없는 사업은 열심히 해도 소용이 없다.

보건소는 이제 건강 격차 해소를 첫 번째 목표로 해야 한다. 우리나라의 기대수명은 세계적으로 높다. 중상층 계층은 자신의 건강 향상을 위해 스스로 노력한다. 지역보건법에 따르면 국가나 지방자치단체는 주민의 건강 향상에 이바지할 뿐 아니라, 건강 격차가 생기지 않도록 필요한 방안을 마련하여야 한다. 문제는 새로운 건강사업을 시행하면 처음 부유층이 먼저 채택하고 따라서 불평등이 증가한다는 것이다.[31] 잘 사는 사람은 처분할 수 있는 자원이 더 많아서 건강 조언에 더 잘 따를 수 있을 뿐 아니라, 정치적 영향력도 더 크기 때문에 원하는 바를 요구하는 목소리도 낼 수 있다.[26] 가장 가난한 계층은 다른 모든 그룹보다 뒤처진다.[31] 따라서 대다수의 건강증진 사업은 의도치 않게 건강 불평등을 악화시킨다. 건강 개입은 뒤처진 특정 하위 그룹을 대상으로 해야 한다. 게다가 보건소의 대부분 건강증진 사업은 건강 형평성 제고

보다 인구집단의 건강 수준 향상을 목표로 한다. 전통적으로 보건소 건강증진의 대상은 교육 수준이 높은 중상층이다.[2] 이들은 건강교육에 잘 참여하고, 반응해서 건강행태 개선 사업을 효과적으로 만들기 때문이다. 결과적으로 건강 격차를 확대할 가능성이 있다. 보건소 사업 중 인구집단의 건강 수준은 향상할 수 있으나 건강 격차를 심화할 우려가 큰 경우는 정보통신기술을 활용하는 사업이다. 보건소의 핵심 사업의 하나인 모바일 헬스케어 사업은 혈압, 공복혈당, 허리둘레, 중성지방, HDL 콜레스테롤 등의 건강검진 결과에 따라 건강 위험요인이 많은 사람을 우선 대상자로 등록하여 맞춤형, 비대면 상담 서비스를 제공한다.[28] 그간의 경험은 사업이 효과가 있음을 보여주지만, 디지털 기술을 이용하는 사업은 필연적으로 개인정보의 보호뿐 아니라 접근성의 불평등 문제에 부딪힌다. 모든 사람이 디지털 기기, 인터넷 연결 또는 기술 문해력에 동등하게 접근할 수 있는 것은 아니다. 저소득층이나 노인과 같은 특정 인구 집단에서 더욱 그렇다. 디지털 격차는 건강 격차 확대로 이어질 가능성이 높다.[32]

보건소는 열심히 건강증진 사업을 하고 있다. 이제는 올바른 방향으로 일하고 있는지 되돌아봐야 한다. 효과적인 사업으로 지역 주민의 건강 수준을 높이되, 건강 격차를 확대하지 않아야 한다. 예를 들면 비만 또는 과체중 대상의 수영 교실은 일정 부분 효과는 있겠지만 비용이 많이 든다. 중산층이 주로 참여하므로 건강 격차 해소에도 도움이 안 된다. 집단 대상의 절주 교육과 캠페인은 효과가 의심된다. 정보통신 기술을 활용하는 걷기 앱이나 모바일 헬스케어 사업은 건강 격차를 확대할 위험이 크다.

요약 및 마무리

　건강에 바람직한 행태는 비흡연, 좋은 식습관, 신체활동, 적정 체중 유지, 절주 혹은 금주, 스트레스 관리, 충분한 수면, 건강검진 받기 등이다. 건강을 원한다면 우리는 좋은 건강행태를 가져야 한다. 행태가 건강에 바람직하지 않은 사람에게는 나쁜 행태는 버리는 대신 좋은 행태를 받아들이도록 건강교육을 통해 설득해야 한다. 건강행태는 선택이자 환경의 지배를 받기 때문에 교육만으로 어렵다. 개인의 선택이므로 건강에 바람직한 행태를 권장하는 교육도 필요하지만, 이를 실천하기 쉽게 하는 환경이 조성되어야 한다. 건강에 이로운 행동과 삶의 조건을 위한 교육적 및 환경적 지지의 조합이 요구된다. 이것이 바람직한 건강행태를 위한 건강증진이다.

　건강교육은 단순한 정보 제공 이상을 의미한다. 건강교육으로 건강수준을 높이기 위해서는 매개 역할을 하는 건강 문해력을 높여야 한다. 건강증진의 환경적 지지는 '건강한' 선택을 가장 '쉬운' 선택으로 만드는 것이다. 건강한 선택을 쉽게 만드는 것보다 더 바람직한 것은 개인이 특별한 노력을 하지 않더라도 자연스럽게 건강한 선택이 되도록 환경을 바꾸는 것이다. 풍요와 안락함의 시대, 건강에 바람직한 생활양식의 실천은 어렵다. 건강증진 사회는 더 이상 건강행태를 선택하고 유지하는 절제가 어렵지 않아야 한다. 만약 함께라면 더 쉽다.

건강증진의 우선 대상은 가난한 사람이다. 건강의 사회적 결정요인 대책인 소득 격차(소득 불평등)를 줄이고 저소득층의 수를 줄이는 것이 근본적인 상류 대책이다. 저소득층의 건강행태에 대한 환경적 지지는 구조적인 접근이 중요하다.

국가와 지방자치단체는 건강 수준 향상과 건강 격차 해소 둘 다에 힘써야 한다. 보건소는 지역 건강정책의 기획 및 평가 기관으로 중요하다. 보건소 건강증진 사업은 효과가 있어야 한다. 보건소는 효과적인 사업으로 지역 주민의 건강 수준을 높이되, 건강 격차를 확대하지 않아야 한다. 우리의 목표는 우리 사회 건강 수준의 상향 평준화이다.

글을 마무리하며, 결국은 정치다.

    삶에서 건강은 중요하다. 최고 수준의 건강을 누리는 것은 모든 사람의 권리이다. 그 어느 때보다 건강을 누리는 시대이지만 건강 불평등은 심화하고 있다. 모든 사람이 건강하게 오래 사는 사회는 예방의학자의 꿈이다. 정년퇴직을 앞두고 그간의 연구와 교육 활동을 마무리하면서 모두가 건강하고 행복한 사회로 가는 길을 정리하고 싶었다. 건강의 결정요인을 파악하면 그 길을 제시할 수 있을 것이다. 이 과정에서 습득하고 요약하여 기술한 정보가 나, 당신 그리고 그들의 건강을 위하여 무엇을 어떻게 해야 할지 참고가 되었으면 한다.

    글을 마무리하고자 하니 여러 가지 아쉬움이 남는다. 광범위한 주제를 모두 다루다 보니 깊이가 얕아서 수박의 겉만 핥은 느낌이 든다. 가장 최신 연구에 따른 근거와 데이터를 인용하고자 하였으나, 집필 과정이 생각보다 오래 걸리면서 일부는 자칫 낡은 내용이 되지 않을까 우려가 된다. 이 책은 나의 창작은 아니다. 각종 건강 정보(의학, 보건학 교과서, 전문 기관 권고, 논문, 인터넷 사이트 등)를 찾고, 모아서 요약하였다. 구글과 챗지피티(ChatGPT)의 도움도 많이 받았다. 내가 필요한 정보를 순식간에 찾아준다. 심지어 번역도 잘한다. 내가 한 일은 결과의 출처를 확인하고 적절한 질문을 한 것이다.

이 책은 3부로 구성되어 있다. 어떤 이는 건강하고, 어떤 이는 그렇지 않은가? 어떤 집단, 어떤 나라 사람은 왜 더 건강한가? 무엇이 그것을 결정하는가? 제1부는 이에 대한 답이다. 건강은 타고나는 것일까? 개인은 자신의 건강을 위해서 무엇을 해야 하는가? 그 답은 제2부 개인 차원의 건강 결정요인에서 다룬다. 건강한 사회로 가기 위해 무엇을 해야 하는지도 우리는 안다. 전문가들이 이미 과학적 근거에 기반하여 주장하고 있다. 이것은 제3부에서 기술한다. 모두가 건강한 사회를 만드는 노력을 건강증진이라고 한다. 건강 자체가 삶의 목적은 아니다. 건강은 일상생활을 영위하기 위한 수단이다. 건강은 행복의 조건이다. 우리가 진정 원하는 사회는 건강하고 오래 사는 사회라기보다 건강하고 행복한 사회이다. 행복하다면 조금 빨리 죽어도 좋지 않을까?

우리나라 사람은 세계적으로 오래 산다. 하지만 소득수준 별, 지역별 건강 불평등은 심화하고 있다. 건강수명 연장과 함께 건강 형평성 제고는 국가 과제이다. 우리가 그 어느 때보다 오래 살게 된 것은 잘살게 되었기 때문이다. 우리가 이 시대, 이 나라에 태어난 것은 행운이다. 서울이 아닌 지방에서 태어난 사람은 약간 운이 나쁘다. 사회경제적 환경이 건강에 중요하다. 개인 차원에서도 가난이 불건강의 원인이다. 이는 사회적 건강 불평등으로 이어진다. 가난과 불건강은 악순환하고, 대물림한다.

우리는 건강에 관해 불공평하게 태어난다. 건강 결정요인의 대략적인 건강 기여도는 유전 30%, 환경 30%(가난, 교육, 고용, 소득 불평등, 주택, 범죄 그리고 사회적 유대 등 사회적 환경 15%, 물리적 환경 5%, 의료 10%의 합) 그리고 생활양식 또는 건강행태 40%이다. 유전뿐 아니라 태어나는 지역, 자신의 사회경제적 지위에 절대적 영향을 미치는 부모와 부모의 경제력은 노력이 아니라 전적으로 운이 좌우한다. 크게 보면 건강은 운이 6할, 노력이 4할이다.

우리는 답을 알고 있다. 우리는 건강하고 행복한 사회로 가는 길을 알고 있다. 바로 건강증진이다. 나부터 건강한 것이 건강한 사회로 가는 첫걸음이다. 생활양식 또는 건강행태의 건강 기여 정도는 40%이다. 아무리 환경이 도와주지 않아도 나 혼자 건강을 위해 노력할 수 있다. 건강행태를 채택하고 유지하면 된다. 건강한 행태를 더 쉬운 선택으로 만드는 환경적 지지가 있으면 더 많은 사람이 건강행태 또는 생활양식을 가질 수 있다. 여기에다 여러 사람이 함께하면 더 쉽다.

나와 당신뿐 아니라 그들도 건강해야 모두가 건강하다. 건강을 결정하는 운의 반을 차지하는 사회경제적 요인에 대해서는 개입할 수 있다. 바로 건강의 사회적 결정요인 대책이다. 사회의 소득 격차가 줄어야 건강 불평등이 완화된다. 모든 사람에게 품위 있는 삶을 영위할 정도의 물질적 조건이 보장되어야 한다. 소득 격차는 좁히고, 저소득 계층을 줄여야 한다. 양극화를 해소하기 위해 기다릴 때가 아니다. 바로 지금이 적기다. 필요한 것은 더 많은 부가 아니고 부의 공평하고 적정한 분배이다. 국가는 건강 격차를 확대하지 않으면서 국민의 건강 수준을 높여야 한다. 건강정책은 건강이 나쁘고 행태가 좋지 않은 저소득층을 우선해야 한다. 우리의 목표는 사회 건강 수준의 상향 평준화이다. 지역 간, 집단 간 권력, 돈, 자원의 불평등한 분포가 개선되어야 한다. 수도권과 지방의 건강 격차를 줄이는 전제 조건이다. 취약하고 소외된 사람들의 목소리는 크게 들어야 한다.

샌델(M Sandel)의 저서 '정의란 무엇인가'에는 행복한 도시, 축복받은 시민의 도시인 오멜라스 이야기가 있다. 오멜라스의 풍요로움과 아름다움은 공공건물 지하실에 갇힌 채로 방치된 지능이 떨어지고, 영양 상태도 좋지 않은 한 아이 덕분이다. 그가 행복의 조건이다. 아이가 그 비참한 곳에서 나와서 햇빛을 본다면, 그날 그 시간부터 오멜라스의 모든 것은 시들고 파괴된다.[1] 우리 시대에도 그 비참한 아이가 있다.

저소득층, 일용직 노동자, 이주 노동자, 독거노인, 장애인, 성소수자 그리고 대도시와 수도권에서 멀리 떨어진 원자력 발전소, 고압 송전로, 또는 산업 폐기물 처리 시설 지역 주민 등의 목소리는 애써 외면하고 있지 않은가? 그들도 건강해야 모두가 건강한 사회이다. '아무도 뒤에 남기지 않기'(Leave no one behind)는 2030년까지 달성해야 할 유엔(UN) 지속가능발전목표의 핵심 약속이다.[2]

전 지구적으로 보면 무엇보다 과감하고 즉각적인 기후 위기 대응이 우선이다. 생존해야 건강도 있는 것이니까. 불확실한 미래의 획기적인 기술을 기다리며 시간을 낭비할 때가 아니다. 기후변화 대응을 위한 사회 전반의 시스템 전환은 정의로워야 한다. 온실가스 배출이 거의 없는 탈탄소 사회가 되기 위해서 저소득 또는 개발도상국의 녹색성장은 용인하더라도 선진국은 이제 탈성장이다. 물리적 환경요인의 건강 기여도 5%는 기후변화가 고려되지 않는 과거의 숫자이다. 지구 온난화는 건강에 나쁜 영향을 점점 더 많이 미치고, 마침내 인류의 생존까지 위태롭게 할 것이다.

21세기 우리는 그 어느 때보다 높은 삶의 질을 누린다. 건강도 최고 수준이다. 하지만 지구 온난화로 인한 기후 위기와 양극화에 따른 사회 위기는 우리의 삶을 위협한다. 모두가 건강하고 행복한 사회로 가기 위해 이 위기부터 벗어나야 한다. 더 이상 경제가 성장하지 않으면서도 모든 사람이 품위 있는 생활을 영위하는 사회! 그 사회는 지금보다 덜 풍요롭고, 덜 안락할지도 모른다. 대신 경쟁하고 다투기보다 함께 자신과 이웃의 건강과 안전에 함께 관심을 가진다. 우리는 그 사회로 가는 매우 좁은 길을 가야 한다.

문제는 실천이다. 그 길을 알지만, 가기 쉽지 않은 길이다. 강력한 의지가 있어야 한다. 개인이 건강한 행태를 채택하는 선택은 자신의 의지만 있으면 된다. 어느 정도의 건강은 나와 당신의 의지로 선택할 수 있다. 함께 하면 더 쉽고, 사회가 그 선택을 쉽게 하는 환경 조성을 하면 더 쉽다. 그들까지 건강하고 행복한 사회를 만드는 선택은 집단의 정치적 의지이다. 삶의 결정요인을 스스로 통제할 수 있다고 자각(이를 '임파워먼트'라고 한다)하는 사람이 많아야 한다. 국가가 나의 건강과 삶의 결정요인을 통제하는 것이 아니라 내가 한다는 깨달음이다. 이들이 함께 건강하고 행복한 사회를 만들기 위해 목소리를 내고 활동해야 한다. 우리는 주는 대로 받는 무기력하고 소극적 시민이 아니다. 건강증진은 바로 고 노무현 대통령이 말한 '깨어있는 시민들의 조직된 힘'이다. 그 힘이 우리 사회와 정부의 정치적 의지를 만든다. 시민의 정치 참여를 보장하는 법과 제도, 정치 개혁도 필요하다.

일찍이 19세기 독일의 병리학자 피르호(R Virchow)는 사회적 불평등이 불건강의 근본 원인임을 관찰하고 의학은 사회과학이며 정치라고 했다. 오늘날에도 의학은 정치이다. 그 의학은 예방의학이다. 그래서 모두의 건강을 꿈꾸는 예방의학자는 생태적 지혜와 사회정의를 강령으로 하는 녹색당에 가입하였다.

참고문헌

제1부. 건강과 그 결정요인

제1장. 건강과 건강 결정요인 모형

1. 대한예방의학회. 예방의학과 공중보건학. 제4판. 계축문화사, 2021, pp.3-6, pp.9-13, pp.61-64, p.130, p.255, p.1117, p.1360

2. WHO. The 1st International Conference on Health Promotion, Ottawa, 1986. [cited 2024 Jul 11]. Available from URL: https://www.who.int/teams/health-promotion/enhanced-wellbeing/first-global-conference

3. 통계청. 보도자료(2021년 생명표). 통계청, 2022.12

4. 에드워드 골럽. 예병일 외 역 의학의 과학적 한계. 몸과마음, 2001, p.39

5. Blagosklonny MV. No limit to maximal lifespan in humans: how to beat a 122-year-old record. Oncoscience 2021;8:110-119

6. Pyrkov TV, Avchaciov K, Tarkhov AE, Menshikov LI, Gudkov AV, Fedichev PO. Longitudinal analysis of blood markers reveals progressive loss of resilience and predicts human lifespan limit. Nat Commun 2021;12:2765

7. Kontis V, Bennett JE, Mathers CD, Li G, Foreman K, Ezzati M. Future life expectancy in 35 industrialised countries: projections with a Bayesian model ensemble. Lancet 2017;389:1323-1335

8. OECD. Health at a Glance: Europe 2020. [cited 2024 Jul 25]. Available from URL: https://www.oecd-ilibrary.org/docserver/da5bba97-en.pdf?expires=1721024549&id=id&accname=guest&checksum=4E626EBB994F9EBE591B5FA7CBE1EE33

9. AMA. What doctors wish patients knew about falling U.S. life expectancy. (2023-3-10) [cited 2024 Jul 25]. Available from URL: https://www.ama-assn.org/delivering-care/public-health/what-doctors-wish-patients-knew-about-falling-us-life-expectancy

10. 통계청. 보도자료(2022년 생명표). 통계청, 2023.12

11. Earth.org. Establishing the Link: Climate Change and Decreasing Life Expectancy. (2024-5-2) [cited 2024 Jul 25]. Available from URL: https://earth.org/establishing-the-link-climate-change-and-decreasing-life-expectancy/

12. Roy A. A panel data study on the effect of climate change on life expectancy PLOS Climate 2024;3):e0000368.

13. IAMEXPAT. Euthanasia accounted for 1 in 20 deaths in the Netherlands in 2022. (2023-4-13) [cited 2024 Jul 25]. Available from URL: https://www.iamexpat.nl/expat-info/dutch-expat-news/euthanasia-accounted-1-20-deaths-netherlands-2022

14. 경상남도 건강증진사업지원단. 경상남도 보건지표조사: 경상남도 도민의 보건의식행태와 주요 환경요인. 경상남도, 2008, pp.45-46

15. 신정우, 김혜인, 김희년. 우리나라 국민의 건강 수준에 대한 인식, 과연 OECD 국가에 비해 크게 부정적인가? 보건복지 ISSUE & FOCUS 2020;21:1-8

16. 한국건강증진개발원. 국민건강증진종합계획의 건강수명 지표 산출에 관한 연구. 한국건강증진개발원. 2018, p.7

17. 고숙자. 건강정책개발 및 평가를 위한 건강성과 지표산출에 관한 연구. 한국보건사회연구원, 한국건강증진재단. 2013, p.46, Available from URL: file:///C:/Users/user/Downloads/[13-25]%20%EA%B3%A0%EC%88%99%EC%9E%90_%ED%95%9C%EA%B5%AD%EB%B3%B4%EA%B1%B4%EC%82%AC%ED%9A%8C%EC%97%B0%EA%B5%AC%EC%9B%90.pdf

18. Im D, Mahmudah NA, Yoon SJ, Kim YE, Lee DH, Kim YH, et al. Updating Korean disability wights for causes of disease: adopting an add-on study method. J Prev Med Public Health 2023;56:291-302

19. 보건복지부, 한국건강증진개발원. 제5차 국민건강증진종합계획(2021~2030). 보건복지부, 한국건강증진개발원. 2022

20. Rose G. Rose's strategy of preventive medicine. New York: Oxford University Press. 2008, pp.36-39

21. 박상철, 주혜정, 정의진. 고령화: 과학에서 해답을 찾다. 대한민국의학한림원, 한국과학기술한림원, 한국공학한림원. 2017. p.13

22. 통계청. 사망원인(237항목)/성/연령(5세)별 사망자수, 사망률. [cited 2024 Jul 25]. Available from URL: https://kosis.kr/statHtml/statHtml.do?orgId=101&tblId=DT_1B34E07&vw_cd=MT_ZTITLE&list_id=F_27&scrId=&seqNo=&lang_mode=ko&obj_var_id=&itm_id=&conn_path=K2&path=%252Fcommon%252Fmeta_onedepth.jsp

23. 강영호. 사회경제적 건강 불평등에 대한 생애적 접근법. 예방의학회지 2005;38:267-275

24. Jung YS, Kim YE, Ock M, Yoon SJ. Trends in healthy life expectancy (HALE) and disparities by Income and region in Korea (2008-2020): analysis of a nationwide claims database. J Korean Med Sci 2024;39:e46

25. Smith GD. A fatter, healthier but more unequal world. Lancet 2016;387:1349-1350

26. 박진욱. 지역 건강 불평등 현황. 보건복지포럼 2018;5:7-19

27. National Cancer Institute. Disease. [cited 2024 Jul 11]. Available from URL: https://www.cancer.gov/publications/dictionaries/cancer-terms/def/disease

28. Moser M. Historical Perspectives on the Management of Hypertension. The Journal of Clinical Hypertension 2006;8:15-20

29. 통계청. 보도자료(2021년 사망원인 통계 결과). 통계청, 2022.9.26.

30. GPnotebook. Senility and death certification. (2022-4-11) [cited 2024 Jul 26]. Available from URL: https://gpnotebook.com/pages/general-practice/senility-and-death-certification

31. 유성호. 사망원인과 사망의 종류 결정. J Korean Med Assoc 2018:61:451-459

32. 박상희, 이태용. 노인의 불명확한 사망원인진단 관련요인 분석과 개선 방안. 보건행정학회지 2011;21:329-348

33. 김현아. 죽음을 배우는 시간. 창비, 2020, p.99-100

34. 김일순. 역학적 연구 방법. 민음사, 1986, p.25

34-1. verywell health. What Percentage of Smokers Get Lung Cancer? (2023-11-17) [cited 2023 Dec 28. Available from URL: https://www.verywellhealth.com/what-percentage-of-smokers-get-lung-cancer-2248868#citation-1

35. R for epidemiology, 43 Sufficient and Component Cause Diagrams. [cited 2024 Jul 26]. Available from URL: https://www.r4epi.com/sufficient-and-component-cause-diagrams

36. Lalonde M. A New perspective on the health of Canadians. Minister of Supply and Services Canada. 1981, pp.31-33

37. Gouberman S. Towards a new perspective on health policy. Canadian Policy Research Networks Inc., 2001, p.13,

38. Dahlgren G, Whitehead M. The Dahlgren-Whitehead model of health determinants: 30 years on and still chasing rainbows. Public Health 2021;199:20-24

39. Dahlgren G, Whitehead M. European strategies for tackling social inequities in health: Levelling up part 2. WHO Regional Office for Europe. 2007, pp.20-23

40. Institute of Medicine. The future of the public's health in the 21st century. National Academies Press. 2003, p.53

41. SNUH. 페닐케톤뇨증. [cited 2024 Jul 26]. Available from URL: http://www.snuh.org/health/nMedInfo/nView.do?category=DIS&medid=AA000089

42. Rothman KJ, Greenland S. Causation and causal inference. In: Rothman KJ, Greenland S, editors. Modern epidemiology. 2nd ed., Lippincott-Raven;1998, p.14

43. Office of the Surgeon General and United States. Healthy people: the Surgeon General's report on health promotion and disease prevention (Chapter 1). United States Public Health Service. 1979, p.9

44. McGinnis JM, Williams-Russo P, Knickman JR. The case for more active policy attention to health promotion. Health Affairs 2002;21(2):78-93

45. Mackenbach JP. The Contribution of medical care to mortality decline: McKeown revisited. J Clin Epidemlol 1996;49(11):1207-1213

46. O'Hara P. Creating social and health equity. Edmonton Social Planning Council. 2005, p.5

47. Mokdad AH, Marks JS, Stroup DF, Gerberding JL. Actual causes of death in the United States, 2000. JAMA 2004;291:1238-45.

제2장. 일반적인 사회경제적, 문화적 및 환경적 요인

1. Dahlgren G, Whitehead M. European strategies for tackling social inequities in health: Levelling up part 2. WHO Regional Office for Europe. 2007, p.21, pp.36-37, pp.42-43

2. Institute of Medicine. The future of the public's health in the 21st century. National Academies Press. 2003, p.52, p.70

3. Collaborative on Health and the Environment. Socioeconomic environment. [cited 2024 Jul 29]. Available from URL: https://www.healthandenvironment.org/environmental-health/environmental-risks/socioeconomic-environment

4. Turrell G, Kavanagh A, Draper G, Subramanian SV. Do places affect the probability of death in Australia? A multilevel study of area-level disadvantage, individual-level socioeconomic position and all-cause mortality, 1998-2000. J Epidemiol Community Health 2007;61:13-19

5. World Health Organization. Social and environmental determinants of health and health inequalities in Europe: fact sheet. [cited 2021 Jan 13]. Available from URL: https://www.euro.who.int/__data/assets/pdf_file/0006/185217/Social-and-environmental-determinants-Fact-Sheet.pdf

6. Bilas V, Franc S, Bosnjak M. Determinant factors of life expectancy at birth in the European Union countries. Coll Antropol 2014;38:1-9

7. The World Bank. Reproductive, Maternal, Newborn, Child, and Adolescent Health. [cited 2021 Jan 12]. Available from URL: https://www.worldbank.org/en/topic/reproductivematernalchildhealth

8. Panel on Understanding Cross-National Health Differences Among High-Income Countries. U.S. Health in International Perspective: Shorter lives, poorer health. National Research Council and Institute o Medicine, 2013, pp.40-41,p.97,p.192

9. Max Roser, Esteban Ortiz-Ospina and Hannah Ritchie. Life Expectancy. [cited 2021 Jan 13]. Available from URL: https://ourworldindata.org/life-expectancy

9-1. Picket R, Wilkinson K. The spirit level: why more equal societies almost always do better? Penguin Press. 2009

10. World Economic Forum. The relationship between GDP and life expectancy isn't as simple as you might think. [cited 2021 Jan 13]. Available from URL: https://www.weforum.org/agenda/2016/10/the-relationship-between-gdp-and-life-expectancy-isnt-as-simple-as-you-might-think

11. 한국건강형평성학회. 지역별 건강격차 프로파일. [cited 2024 Jul 29]. Available from URL: https://drive.google.com/uc?id=1Czdweu2_Db5QsKJOiqSGo1BJp2ody0nI&export=download

12. 김동진. 지역박탈에 따른 사회계층 간 건강행태의 격차 현황과 과제. 보건복지포럼 2018;260:20-38

13. Kim I, Kang HY, Khang YH. Life Expectancy in Areas around Subway Stations in the Seoul Metropolitan Area in Korea, 2008-2017. J Korean Med Sci 2020;35:e365.

14. Mackenbach JP. The Contribution of medical care to mortality decline: McKeown revisited. J Clin Epidemlol 1996;49(11):1207-1213

15. Max Roser, Esteban Ortiz-Ospina and Hannah Ritchie. Life Expectancy. [cited 2024 Jul 29]. Available from URL: https://ourworldindata.org/life-expectancy

16. Bahk J, Lynch JW, Khang YH. Forty years of economic growth and plummeting mortality: the mortality experience of the poorly educated in South Korea. J Epidemiol Community Health 2017;71:282-288

17. Hernandez M, Gibb JK. Culture, behavior and health. Evolution, Medicine, and Public Health 2019;2020:12-13

18. Bruhn J.G. (1988) Life-Style and Health Behavior. In: Gochman D.S. (eds) Health Behavior. Springer, Boston, MA. [cited 2021 Jan 19]. Available from URL: https://doi.org/10.1007/978-1-4899-0833-9_4

19. 임영숙, 박나리, 전수빈, 정소연, 조나스트세렌데지드, 박혜련. 우리나라 여성의 주관적 체형인식에 따른 체중조절행동: 2010년 국민건강영양조사 자료를 이용하여. 대한지역사회영양학회지 2015;20:141-150

20. CNN. How paradise islands became the world's fattest place - CNN. [cited 2021 Jan 20]. Available from URL: http://edition.cnn.com/2015/05/01/health/pacific-islands-obesity/index.htm

21. Wikipedia. Obesity in the Pacific. [cited 2024 Jul 29]. Available from URL: https://en.wikipedia.org/wiki/Obesity_in_the_Pacific

22. 헬스컨슈머. 세계인의 삶에서 찾아보는 건강비결. [cited 2024 Jul 29]. Available from URL: http://www.healthumer.com/news/articleView.html?idxno=2347

23. 주영하. 한국인은 왜 이렇게 먹을까? [cited 2021 Jan 20]. Available from URL: https://www.aladin.co.kr/shop/ebook/wPreviewViewer.aspx?itemid=163505678

24. Green LW, Kreuter MW. Health promotion planning: an education and ecological approach. 3rd ed. Mayfield Publishing Company;1999.p.172

25. 한겨레. 119, 222, 112 송년회…기업 60%가 절주 캠페인(2013-12-10). Available from URL: http://www.hani.co.kr/arti/economy/working/614729.html

26. 대한예방의학회. 예방의학과 공중보건학. 제4판. 계축문화사, 2021, p.13, pp. 914-915

27. 이정민, 김채영, 정성훈, 최용성, 배종우. 남북한 모성 소아 보건 통계 비교. 한국모자보건학회지 2020;24:170-180

28. 황나미. 건강수준 향상 통해 통일비용 절감해야. 보건산업동향 2015;June:2-5

29. Panel on Understanding Cross-National Health Differences Among High-Income Countries. U.S. Health in International Perspective: Shorter lives, poorer health. National Research Council and Institute o Medicine, 2013, pp.40-41,p.97,p.192

30. Prescott SL, Logan AC. Transforming Life: A Broad View of the Developmental Origins of Health and Disease Concept from an Ecological Justice Perspective. Int J Environ Res Public Health 2016;13:1075

31. Frumkin H, Jackson RJ, Coussens CM. Health and the environment in the Southeastern United States: Rebuilding Unity: Workshop Summary. Roundtable on Environmental Health Sciences, Research, and Medicine. 2002, pp.22-23. [cited 2024 Jul 30]. Available from URL: https://www.ncbi.nlm.nih.gov/books/NBK221129/pdf/Bookshelf_NBK221129.pdf

32. Patz JA, Fumkin H. In: Frumkin H, editor. Environmental Health: from global to local. 3rd ed. Jossey-Bass; 2016, pp. 275-343

33. UpToDate®. Overview of occupational and environmental health. UpToDate, Inc., 2021

33-1. 기후변화에 관한 정부 간 협의체(IPCC). 기후변화 2023 종합보고서. WMO, UNEP, 2023

34. NASA. Carbon dioxide. (2024-6) [cited 2024 Jul 30]. Available from URL: https://climate.nasa.gov/vital-signs/carbon-dioxide/?intent=121

35. 외교부. 공동보도자료. 향후 10년의 기후 행동이 온난화 제한을 결정한다-기후변화에 관한 정부 간 협의체, 제6차 평가보고서 종합보고서 승인- 2023.3.20.

36. 그린피스. 기후변화의 경고: 폭염과 건강피해. 그린피스 동아시아 서울사무소; 2020. [cited 2024 Jul 30]. Available from URL: https://www.greenpeace.org/static/planet4-korea-stateless/2020/08/99b108b5-greenpeace_warning-of-climate-change_heatwaves-and-health-imact_web.pdf

37. Center for Disease Control and Prevention. Climate and Health. [cited 2021 Jan 27]. Available from URL: https://www.cdc.gov/climateandhealth/effects/default.htm

38. Luber G, Knowlton K. In: Melillo JM, Richmond TC, Yohe GW, editors. Climate Change Impacts in the United States; The Third National Climate Assessment. U.S. Global Change Research Program; 2014. pp.220-256 [cited 2024 Jul 30]. Available from URL: https://nca2014.globalchange.gov/report/sectors/human-health

39. 임연희, 이현지, 홍윤철. 2006-2018년 폭염으로 인한 초과사망자 추정. 주간건강과 질병 2019;12:1435-1439

40. 메디포뉴스. 올해 온열질환자 2,818명 및 사망 32명. (2023-10-6). [cited 2024 Jul 30]. Available from URL: https://www.medifonews.com/mobile/article.html?no=183093

41. Robert A Hiatt, Naomi Beyeler. Cancer and climate change. Lancet Oncol 2020;21:e519-527

42. 김다영, 김동민. 한국의 흔한 진드기 매개 감염병: 쯔쯔가무시병과 중증열성혈소판감소증후군. 대한내과학회지 2018;93:416-423

43. 대한예방의학회. 예방의학과 공중보건학. 제3판. 계축문화사, 2018, p.325, p.520, pp.528-531

44. 신현일, 이상은, 이희일, 조신형. 2019년 세계 말라리아 보고서. 주간건강과 질병 2020;13:1092-1105

45. 질병관리본부. 보도자료: 올해 첫 중증열성혈소판감소증후군(SFTS) 사망자 발생에 따른 예방수칙 준수 당부. 2020.5.22.

46. 질병관리본부. 쯔쯔가무시증: 역학과 관리. 보건복지부, 질병관리본부.

47. Harvard T.H.Chan School of Public Health. Coronavirus, Climate Change, and the Environment. [cited 2024 Jul 30]. Available from URL: https://www.hsph.harvard.edu/c-change/subtopics/coronavirus-and-climate-change

48. Government of Canada. Climate change in developing countries. [cited 2021 Feb 3]. Available from URL: https://www.international.gc.ca/wor

ld-monde/issues_development-enjeux_developpement/environmental_protection-protection_environnement/climate-climatiques.aspx?lang=eng

49. 아비지트 배너지, 에스테로 뒤플로. (김승진 역) 힘든 시대를 위한 좋은 경제학. 생각의 힘, 2020, p.363

50. 데이비드 월러스 웰즈(김재경 옮김). 2050년 거주불능 지구. 추수밭, 2020, p.16, p.22

51. 나오미 오레스케스, 에릭 콘웨이(홍한별 옮김). 다가올 역사, 서양 문명의 몰락, 갈라파고스, 2015, p.117

52. 한겨레. 인간이 격리되자…가려졌던 지구 모습이 복원됐다. (2020.4.13.) [cited 2024 Jul 30]. Available from URL: https://n.news.naver.com/article/028/0002493320

53. Health Effects Institute. State of global air 2020. Special report. Health Effects Institute, 2020, p.15

54. Robert A Hiatt, Naomi Beyeler. Cancer and climate change. Lancet Oncol 2020;21:e519-527

55. 제3차 미세먼지특별대책위원회. 미세먼지 관리 종합계획(2020-2024). 관계부처 합동, 2019. pp.1-7

56. 데이비드 월러스 웰즈(김재경 옮김). 2050년 거주불능 지구. 추수밭, 2020, p.16, p.22

57. Health Effects Institute. State of global air 2020. Special report. Health Effects Institute, 2020, p.5,9,10

58. State of global air 2020. Explore the data. [cited 2021 Feb 5]. Available from URL: https://www.stateofglobalair.org/data/#/health

59. 제3차 미세먼지특별대책위원회. 미세먼지 관리 종합계획(2020-2024). 관계부처 합동, 2019. pp.1-7

60. 프레시안. 미세먼지가 불량배라면, 기후변화는 핵폭탄. 조천호 전 국립기상과학원장 인터뷰(2019-4-21). [cited 2024 Jul 31]. Available from URL: https://www.pressian.com/pages/articles/235479

61. 프레시안. 소고기 탐식은 시장의 축복, 그리고 기후의 저주. (2021-2-28) [cited 2024 Jul 31]. Available from URL: https://www.pressian.com/pages/articles/2021022516391723320

62. 한겨레. 우리는 왜 수돗물을 마시지 않게 되었나? (2019-7-13) [cited 2024 Jul 31]. Available from URL: https://www.hani.co.kr/arti/society/society_general/901677.html

63. 대한예방의학회. 예방의학과 공중보건학. 제4판. 계축문화사, 2021, p.752

64. 환경부. 보도자료. 전국 수돗물 안전관리에 총력 대응. 2020.7.21

65. 김석구. 녹조와 조류경보제. 물과 미래 2017;50:22-26

66. WHO. Drinking-water. [cited 2024 Jul 31]. Available from URL: https://www.who.int/news-room/fact-sheets/detail/drinking-water

67. 환경부. 보도자료. 수돗물 중 미세플라스틱 함유실태 조사결과 발표. 2017.11.24.

68. 울산매일. 생수병에 미세플라스틱이 들어있다? (2024-4-16) [cited 2024 Jul 31]. Available from URL: https://www.iusm.co.kr/news/articleView.html?idxno=1038179#google_vignette

69. WHO. Microplastics in drinking-water. World Health Organization, 2019. p.vii-xii

70. 박지아, 강현본, 최윤식. 해양 환경의 미세플라스틱과 인간의 건강에 미치는 영향. 생명과학회지 2021;4:442-451

71. 대한예방의학회. 예방의학과 공중보건학. 제4판. 계축문화사, 2021, p.574, pp.585-586, pp. 623-624, p.659-669, pp.677-678, p.705, p.709-715, p.765

72. 구민지. 한국 성인에서 혈중 납 농도와 사망률의 관련성. [석사학위논문]. 한양대학교;2019.

73. Kang SY, Kim CK. Association between lead exposure and increased risk of bronchial asthma in Korean adolescents. Allergy Asthma Respir Dis 2019;7:37-43.

74. Center for Disease Control and Prevention. Childhood lead poisoning prevention. [cited 2021 Aug 11]. Available from URL: https://www.cdc.gov/nceh/lead/prevention/infographic-lead-exposure.htm

75. 프레시안. 또 발생한 집단 수은 중독, 범인은 바로… (2015-11-26.). Available from URL: https://www.pressian.com/pages/articles/131379

76. 구마모토현 환경생활부 미나마타병 보건과. 처음 배우는 미나마타병. [cited 2023 April 13]. Available from URL: https://www.pref.kumamoto.jp/uploaded/attachment/17888.pdf

77. 데일리메디. '미나마타 협약' 1년 연장…병·의원 안도. (2022—7-5) [cited 2024 Jul 31]. Available from URL: https://www.dailymedi.com/news/news_view.php?wr_id=885870

78. Zlatnik MG. Endocrine-disrupting chemicals and reproductive health. J Midwifery Womens Health 2016;61:442-455.

79. 질병관리청. 생활 속의 환경호르몬. [cited 2023 April 24]. Available from URL:. https://health.kdca.go.kr/healthinfo/biz/health/gnrlzHealthInfo/gnrlzHealthInfo/gnrlzHealthInfoView.do?cntnts_sn=5836

80. 전숙, 윤수진. 내분비의사가 알아야 할 내분비교란물질과 영향. 대한내분비학회 소식지 2020;13(2)

81. 한겨레21. 위험사회에서 생존할 수 있을까? (2016-1-19). cited 2024 Jul 31]. Available from URL: https://h21.hani.co.kr/arti/society/society_general/41063.html

82. 환경부. 가습기살균제 피해구제를 위한 특별법. (2020-9-25)

83. 법률신문. [판결] 대법원, '가습기살균제 제조사 손해배상 책임 인정' 첫 판결. (2023-11-9) [cited 2024 Jul 31]. Available from URL: https://www.lawtimes.co.kr/news/192994

84. World Health Organization. Chemical safety: pesticides. [cited 2023 April 24]. Available from URL:. https://www.who.int/news-room/questions-and-answers/item/chemical-safety-pesticides

85. United States Environmental Protection Agency. Human health issues related to pesticides. [cited 2023 April 25]. Available from URL:. https://www.epa.gov/pesticide-science-and-assessing-pesticide-risks/human-health-issues-related-pesticides#info

86. 이원진. 농약 노출과 건강. 한국환경보건학회지, 제37권 제2호(2011) 81-93. https://koreascience.kr/article/JAKO201115037884478.pdf

87. Cha ES, Chang SS, Gunnell D, Eddleston M, Khang YH, Lee WJ. Impact of paraquat regulation on suicide in South Korea. International Journal of Epidemiology 2016;45:470-479

88. 위키백과. 방사선. [cited 2024 Jul 31]. Available from URL: https://ko.wikipedia.org/wiki/%EB%B0%A9%EC%82%AC%EC%84%A0

89. 질병관리청. 방사선. (20222-8-9) [cited 2024 Jul 31]. Available from URL:https://www.kdca.go.kr/contents.es?mid=a20205100200

90. Center for Disease. [cited 2023 May 2]. Available from URL: https://www.cdc.gov/nceh/radiation/ionizing.htm

91. 이나경, 정연. 끝나지 않은 고통: 원폭피해자 2세의 건강 수준에 대한 연구. 보건사회연구 2022;42:266-280

92. 이원진. 저선량 방사선 노출과 건강 영향에 대한 역학적 고찰. J Environ Health Sci 2023;49:1-10

93. 녹색당. [논평]핵발전소 인접주민 건강피해 역학조사 조속히 실시하고 핵발전소 인접주민 이주 지원법률 입법하라! [cited 2023 May 3]. Available from URL: https://www.kgreens.org/statement/?idx=10474830&bmode=view

94. 단비뉴스. '원전 옆에 사는 죄'로 암 걸렸다는 사람들. [cited 2023 May 3]. Available from URL: http://www.danbinews.com/news/articleView.html?idxno=21787

95. Kim JH, Ha M. The disease burden of lung cancer attributable to residential radon exposure in Korean homes. J Korean Med Sci 2018;16;33:e223

96. 환경부. 보도자료: 겨울철 주택 실내 라돈 농도, 감소 추세 이어가. 2019.4.4

97. National Cancer Institute. Electromagnetic Fields and Cancer. [cited 2024 Jul 31]. Available from URL: https://www.cancer.gov/about-cancer/causes-prevention/risk/radiation/electromagn

98. World Health Organization. Electromagnetic fields and public health: mobile phones. (2014-10-8) [cited 2024 Jul 31]. Available from URL: https://www.who.int/news-room/fact-sheets/detail/electromagnetic-fields-and-public-health-mobile-phones

제3장. 생활 및 근로 조건

1. Dahlgren G, Whitehead M. European strategies for tackling social inequities in health: Levelling up part 2. WHO Regional Office for Europe. 2007, pp.20-21, p.25, pp.30-31, p.46, pp.51-52, p.57-58, p.61, pp.63-64, pp.66-67.

2. Institute of Medicine. The future of the public's health in the 21st century. National Academies Press. 2003, p.52, p.57, p.59

3. Dahlgren G, Whitehead M. Policies and strategies to promote social equity in health. Institute for Future Studies. 1991, p.20, p.23, p.28, p.31, p.34

4. Robert Wood Johnson Foundation. How does employment, or unemployment, affect health? [cited 2023 June 13]. https://www.rwjf.org/en/insights/our-research/2012/12/how-does-employment—or-unemployment—affect-health-.html

5. Norstrom F, Waenerlund AK, Lindholm L, Nygren R, Sahlen KG, Brydsten A. Does unemployment contribute to poorer health-related quality of life among Swedish adults? BMC Public Health 2019;19:457

6. 대한예방의학회. 예방의학과 공중보건학. 제4판. 계축문화사, 2021, p.807, p.833, p.835, pp.840-841, p.845, pp.901-2, pp.975-976, p.1118, p.1157, p.1162, p.1168, p.1178-1179

7. 위키백과. 쌍용차 사태. [cited 2023 June 20]. Available from URL: https://ko.wikipedia.org/wiki/%EC%8C%8D%EC%9A%A9%EC%B0%A8_%EC%82%AC%ED%83%9C

8. 경향신문. 쌍용차 정리해고와 파업, 12년만에 찾은 공장의 노동조합 사무실(2022-1-11). [cited 2023 June 20]. Available from URL: https://m.khan.co.kr/national/labor/article/202201111746001#c2b

9. 나무위키. 쌍용자동차 사태. [cited 2023 June 20]. Available from URL: https://namu.wiki/w/%EC%8C%8D%EC%9A%A9%EC%9E%90%EB%8F%99%EC%B0%A8%20%EC%82%AC%ED%83%9C

10. 박주영, 윤재홍, 김승섭. 해고자와 복직자의 건강 비교: 쌍용자동차 정리해고 사례를 중심으로. 보건과 사회과학 2016;41:61~97

11. 삼성서울병원. 주부습진. [cited 2023 June 22]. Available from URL:http://www.samsunghospital.com/home/healthInfo/content/contenView.do?CONT_SRC_ID=09a4727a8000f337&CONT_SRC=CMS&CONT_ID=3309&CONT_CLS_CD=001020001009

12. 고용노동부. 2021년도 근로자 건강진단 실시결과. 열림기획, 2022, pp.10-11

13. 고용노동부. 2021년 산업재해 현황분석. 문중기획, 2022

14. 나무위키. 원진레이온 사태. [cited 2023 June 21]. Available from URL: https://namu.wiki/w/%EC%9B%90%EC%A7%84%EB%A0%88%EC%9D%B4%EC%98%A8

15. 한겨레. '직업병의 상징' 원진레이온 사건을 알리다(2018-6-5). [cited 2023 June 21]. Available from URL: https://www.hani.co.kr/arti/PRINT/847814.html

16. 최수영. OECD 국가의 건설업 산재 사망사고 실태 비교·분석. 한국건설산업연구원, 2020, pp.69-70

17. Quora. What is the difference between job stress and stress that is related to work? [cited 2023 June 23]. Available from URL:https://www.quora.com/What-is-the-difference-between-job-stress-and-stress-that-is-related-to-work

18. World Health Organization. Occupational health:stress at the workplace. [cited 2023 June 23]. Available from URL: https://www.who.int/news-room/questions-and-answers/item/ccupational-health-stress-at-the-workplace

19. National Cancer Institute. Stress and Cancer. [cited 2023 June 23]. Available from URL:https://www.cancer.gov/about-cancer/coping/feelings/stress-fact-sheet

20. CNBC. Long working hours are killing 745,000 people a year, research finds. [cited 2023 June 26]. Available from URL: https://www.cnbc.com/2021/05/17/long-working-hours-kill-745000-people-a-year-who/ilo-study-finds.html

21. Pega F, Nafradi B, Momen NC, Ujita Y, Streicher KN, Pruss-Ustun AM, et al. Global, regional, and national burdens of ischemic heart disease and stroke attributable to exposure to long working hours for 194 countries, 2000-2016: A systematic analysis from the WHO/ILO Joint estimates of the work-related burden of disease and injury. Environ Int. 2021;154:106595

22. 국회의원 용혜인. 보도자료: 지난 5년 동안 과로사 2500명 넘어. 2022.7

23. National Bullying Helpline. Stress related to bullying in the workplace. [cited 2023 June 26]. Available from URL: https://www.nationalbullyinghelpline.co.uk/stress.html

24. 고용노동부. 안전보건공단. 직장 내 괴롭힘으로 인한 건강장해 예방 매뉴얼. 안전보건공단 교육홍보본부, 2020, p.5, pp.32-33

25. 김왕배, 이경용, 이가람. 감정노동자의 직무환경과 스트레스. 한국사회학 2012;46:123-149

26. 이새롬, 박재오, 박재찬, ㈜아이알씨. 감정노동 근로자의 감정노동 실태, 위험요인, 건강영향 연구. 안전보건공단, 2015, pp.iii-iv, p.2

27. Maibach E, Covello VT. Communicating environmental risk. In: Frumkin H, editor. Environmental Health: from global to local. 3rd ed. Jossey-Bass; 2016. pp.775-776

28. WHO. Drinking-water. [cited 2021 May 10]. Available from URL: https://www.who.int/news-room/fact-sheets/detail/drinking-water

29. UNESCO. 2023년 유엔 세계물개발보고서: 물을 위한 파트너십과 협력(요약보고서). 2023

30. Wikipedia. Schistosomiasis. [cited 2024 Aug 1]. Available from URL: https://en.wikipedia.org/wiki/Schistosomiasis

31. Wikipedia. Water conflict. [cited 2023 June 27]. Available from URL: https://en.wikipedia.org/wiki/Mediterranean_diet

32. United Nations. UN report: one-third of world's food wasted annually, at great economic, environmental cost. [cited 2023 June 27]. Available from URL: https://news.un.org/en/story/2013/09/448652

33. The World Bank. What is food security. [cited 2023 June 28]. Available from URL:https://www.worldbank.org/en/topic/agriculture/brief/food-security-update/what-is-food-security

34. 임송수. 2022년 세계 식량 위기 보고서. 세계농업 2022:1-19

35. Wikipedia. Food security. [cited 2023 June 27]. Available from URL: https://en.wikipedia.org/wiki/Food_security

36. 질병관리청. 2021 국민건강통계. 질병관리청 만성질환관리국, 2022

37. Peng W, Mu Y, Hu Y, Li B, Raman J, Su Z. Double burden of malnutrition in the Asia-Pacific Region—a systematic review and meta-analysis. Journal of Epidemiology and Global Health 2020;10;16-27

38. 대한예방의학회. 예방의학과 공중보건학. 제4판. 계축문화사, 2021, p.1376-1377

39. World Health Organization. Malnutrition. [cited 2023 June 8]. Available from URL:https://www.who.int/news-room/fact-sheets/detail/malnutrition

40. World Health Organization. WHO housing and health guideline. [cited 2023 June 28]. Available from URL: https://www.who.int/publications/i/item/9789241550376

41. Fumkin H. Buildings and health. In: Frumkin H, editor. Environmental Health: from global to local. 3rd ed. Jossey-Bass; 2016. p.546

42. 보건복지부. 보도자료: 2021년도 노숙인 등의 실태조사 결과 발표. 2022.4.8.

43. 박아영, 김희애, 인혜경, 신지연, 조원중, 온진희 등. 2021년 노숙인 등 결핵검진 사업 결과 분석. 주간 건강과 질병 2022;15:1266-1279

44. 국토교통부. 2021년도 주거실태조사-요약보고서- 2022

45. 김승연, 김세림, 이진석. 주거환경이 건강수준에 미치는 영향. 보건과 사회과학 2013;12:109-133

46. World Health Organization. Household air pollution. [cited 2023 July 10]. Available from URL: https://www.who.int/news-room/fact-sheets/detail/household-air-pollution-and-health?

47. Health Effects Institute. State of global air 2020. Special report. Health Effects Institute, 2020, p.12

48. 대한폐암학회. 비흡연여성 폐암 증가…원인은? 대한의학회 E-Newsletter. 2018.12

49. 케미컬뉴스. [초점] 폐암 일으킨다는 조리 연기, '흄'에는 어떤 물질이 들어있나? [cited 2023 July 11]. Available from URL: https://www.chemicalnews.co.kr/news/articleView.html?idxno=4226

50. National Cancer Institute. Chemicals in meat cooked at high temperatures and cancer risk. [cited 2023 July 11]. Available from URL: https://www.cancer.gov/about-cancer/causes-prevention/risk/diet/cooked-meats-fact-sheet

51. IARC Working Group. Monographs on the evaluation of carcinogenic risks to humans volume 95 Household use of solid fuels and high-temperature frying. World Health Organization International Agency for Research on Cancer. 2010, p.392

52. Zhang X, Rao L, Liu Q, Yang Q. Meta-analysis of associations between cooking oil fumes exposure and lung cancer risk. Indoor and Built Environment 2021;31:820-837

53. 보건복지부. 보도자료: 학교급식실 조리환경 개선 방안 발표. 2023.3.15.

54. 김장락, 정백근, 박기수, 강윤식. 사망률이 높은 지역사회에서 임파워먼트 및 사회적 자본과 주관적 건강수준의 연관성. J Agric Med Community Health 2012;37:131~144

55. 서울특별시. 보도자료: 서울시, 10년 만에 부활한 '희망의 인문학' 노숙인 등 303명 수료. 2022.8.26.

56. Alemayehu YK, Theall K, Lemma W, Hajito KW, Tushune K. The role of empowerment in the association between a woman's educational status and infant mortality in Ethiopia: secondary analysis of Demographic and Health Surveys. Ethiop J Health Sci 2015;25:353-362.

57. Bahk J, Lynch JW, Khang YH. Forty years of economic growth and plummeting mortality: the mortality experience of the poorly educated in South Korea. J Epidemiol Community Health 2017;71:282-288

58. 김명희. 포용복지와 건강정책의 방향. 보건복지포럼. 2019.12

59. 박진욱. 지역 건강 불평등 현황. 보건복지포럼 2018;5:7-19

60. 이은환, 김욱. 코로나19 팬데믹은 우리에게 평등하지 않았다! 경기연구원 이슈&진단. 2023.3.17.

61. Mishra V, Seyedzenouzi G, Almohtadi A, Chowdhury T, Khashkhusha A, Axiaq A, et al. Health inequalities during COVID-19 and their effects on morbidity and mortality. J Healthc Leadersh 2021;13:19-26.

62. 최규연. 성인기 질환의 태중 기원. Korean Journal of Obstetrics and Gynecology 2010;53:475-488

63. 김민형. 태아 프로그래밍과 성인기 질환. J Korean Soc Matern Child Health 2017;21:1-13

64. Mackenbach JP. The Contribution of medical care to mortality decline: McKeown revisited. J Clin Epidemlol 1996;49(11):1207-1213

65. Hubbard T. Healthy people in a healthy economy: a blueprint for action in Massachusetts. The Boston Foundation and The New England Healthcare Institute. 2009

66. Medici AC. Health sector challenges and policies in the context of ageing populations. UN DESA. 2021

67. Hao L, Xu X, Dupre ME, Guo A, Zhang X, Qiu L, et al. Adequate access to healthcare and added life expectancy among older adults in China. BMC Geriatrics 2020;20:129 https://doi.org/10.1186/s12877-020-01524-9

68. Buxbaum JD, Chernew ME, Fendrick AM, Cutler DM. Contributions of public health, pharmaceuticals, and other medical care to US life expectancy changes, 1990-2015. Health Affairs 2020;39:1546-1556.

69. 대한민국청소년의회 기자단. 영국의 의료제도 National Health Service (2021-1-22). Available from URL: https://www.youthassembly.kr/news/583080

70. 순대. 미국의 의료보험 총정리 (2022-4-24). Available from URL: https://www.sundae.org/%EB%AF%B8%EA%B5%AD%EC%9D%98-%EC%9D%98%EB%A3%8C%EB%B3%B4%ED%97%98-%EC%B4%9D%EC%A0%95%EB%A6%AC

71. Peter G. Peterson Foundation. Nearly 30 million Americans have no health insurance (2022-11-17). Available from URL: https://www.pgpf.org/blog/2022/11/nearly-30-million-americans-have-no-health-insurance

72. 나무위키. 의료보험/국가별 현황. [cited 2023 July 20]. Available from URL: https://namu.wiki/w/%EC%9D%98%EB%A3%8C%EB%B3%B4%ED%97%98/%EA%B5%AD%EA%B0%80%EB%B3%84%20%ED%98%84%ED%99%A9

73. Braveman P, Gottlieb L. The social determinants of health: It's time to consider the causes of the causes. Public Health Rep. 2014;129(Suppl 2):19-31.

74. 주혜진, 장빛나, 주재홍, 박은철, 장성인. 2020년 미충족의료율과 추이. 보건행정학회지 2022;32:237-243.

75. 의학신문. 의료접근성에 관하여 (2022-10-17). [cited 2023 July 20]. Available from URL: http://www.bosa.co.kr/news/articleView.html?idxno=2182703

76. 보건복지부. 공공보건의료 발전 종합대책(2018.10.1)

77. Med One. Understanding Overuse, Underuse, and Misuse of Medical Care (2022.1.4) Available from URL: https://www.medonegroup.com/aboutus/blog/understanding-overuse-underuse-and-misuse-of-medical-care

78. 의사신문. 서울대병원의 고해성사_과잉진료와 과소진료를 말하다(2011.10.17.). [cited 2023 July 25]. Available from URL: http://www.doctorstimes.com/news/articleView.html?idxno=148152

79. Medical Times. 실손보험을 둘러싼 이해당사간의 분쟁에 대하여(2022.1.21) [cited 2023 July 25]. Available from URL: https://www.medicaltimes.com/Main/News/NewsView.html?ID=1132996

80. 매경헬스. '백내장 수술' 실손보험 기준 강화…과잉진료는 막지 못해(202212.7). [cited 2023 July 25]. Available from URL: https://www.mkhealth.co.kr/news/articleView.html?idxno=61446

81. Marsack KP, Hollier LH Jr. Review of "Medical error—the third leading cause of death in the US" by Makary MA and Daniel M in BMJ 353: i2139, 2016. Journal of Craniofacial Surgery 2017;28:1390

82. McGill. Office for Science and Society. Medical error is not the third leading cause of death (2021.8.27.). [cited 2023 July 26]. Available from URL: https://www.mcgill.ca/oss/article/critical-thinking-health/medical-error-not-third-leading-cause-death

83. 김유리, 이상옥, 한정수, 설희윤, 김성수. 의사들의 파업이 의료기관 내 사망률에 미치는 영향. 한국의료윤리학회지 2020;23:171-189

84. Siegel-Itzkovich J. Doctors' strike in Israel may be good for health. BMJ 2000;320:1561

85. McCoubrie P. Development of medical imaging technologies is the best way to advance clinical diagnostic accuracy and there is no such thing as VOMIT. J R Coll Physicians Edinb 2012;42:326-328

86. Sanno N, Oyama K, Tahara S, Teramoto A, Kato Y. A survey of pituitary incidentaloma in Japan. European Journal of Endocrinology 2003;149:123-127

87. 나무위키. 불로초. [cited 2023 August 1]. Available from URL: https://namu.wiki/w/%EB%B6%88%EB%A1%9C%EC%B4%88

88. 이은주. 노화방지의학의 허와 실. J Korean Med Assoc 2007;50:228-233

89. USA Today. Want to live healthier longer? Scientists aim to improve life quality over quantity. (2023.7.10.). [cited 2023 August 1]. Available from URL: https://www.usatoday.com/story/news/health/2023/07/10/longevity-rapamycin-metformin-life-span-aging-research/70392701007/

제4장. 사회와 지역 내 관계망

1. 로버트 D. 퍼트넘. 정승현 옮김. 볼링 얼론 - 사회적 커뮤니티의 붕괴와 소생. 페이퍼로드, 2015, pp.19-20, pp.298-299, p.438, p.469, pp.540-554

2. 에릭 클라이넨버그. 홍경탁 옮김. 폭염 사회. 글항아리, 2018, pp.14-15, pp.198-199

3. Morgan A, Swann C. Social capital for health: issues of definition, measurement and links to health. Health Development Agency, 2004, pp.2-3, p.12, pp.19-20

4. 조병희. 사회자본과 건강. 통계개발원. 2014. p.122-123, pp.126-127

5. Ferlander S, Stickley A, Kislitsyna O, Jukkala T, Carlson P, Makinen IH. Social capital – a mixed blessing for women? a cross-sectional study of different forms of social relations and self-rated depression in Moscow. BMC Psychology 2016;4:37

6. Leal MC, Pereira APE, Lamarca GA, Vettore MV. The relationship between social capital, social support and the adequate use of prenatal care. Cad. Saude Publica, Rio de Janeiro 2011;27:S237-S253.

7. Veenstra G. Location, location, location: contextual and compositional health effects of social capital in British Columbia, Canada. Social Science & Medicine 2005;60:2059–2071

8. Han S, Kim H, Lee ES, Lee HS. The contextual and compositional associations of social capital and subjective happiness: a multilevel analysis. J Happiness Stud 2013;14:1183–1200

9. Ramirez-Duran D, Neuhaus M. What is social wellbeing? 12+ activities for social wellness (2021-5-2). [cited 2023 Aug 24]. Available from URL: https://positivepsychology.com/social-wellbeing/#google_vignette

10. Institute of Medicine. The future of the public's health in the 21st century. National Academies Press. 2003, p.63-65

11. 약업신문. 〈3〉100세 시대의 고찰: 독거노인의 실태와 대응(2021-3-24). [cited 2023 Sep 15]. Available from URL: http:// http://m.yakup.com/pharmplus/index.html?mode=view&cat=23&cat2=472&nid=3000132547

12. Dahlgren G, Whitehead M. European strategies for tackling social inequities in health: Levelling up part 2. WHO Regional Office for Europe. 2007, pp.80-82

13. Fortune Well. Adopting these 8 healthy habits by middle age could add between
23 and 24 years to your life (2023-7-26). [cited 2023 Aug 25]. Available from URL: https://fortune.com/well/2023/07/26/8-healthy-habits-extend-lifespan-decades-middle-age-study-va-harvard-veterans/

14. Centers of Disease Control and Prevention. Loneliness and Social Isolation Linked to Serious Health Conditions. [cited 2023 Aug 25]. Available from URL: https://www.cdc.gov/aging/publications/features/lonely-older-adults.html

15. Park J, Shin HE, Kim M, Won CW, Song YM. Longitudinal association between eating alone and deterioration in frailty status: The Korean Frailty and Aging Cohort Study. Experimental Gerontology 2023;172:112078

16. 하미옥, 김장락, 정백근, 강윤식, 박기수. 사망률이 높은 지역사회에서 사회적 참여와 신뢰의 자살 생각 및 시도와 연관성. 농촌의학·지역보건 2013;38:116-129

17. 이태호, 허순임. 사회자본이 노인자살률에 미치는 영향. 보건사회연구 2021;41:128-146

18. Ehsan A, Klaas HS, Bastianen A, Spini D. Social capital and health: a systematic review of systematic reviews. SSM - Population Health 2019;8:100425

19. Xue X, Reed WR, Menclova A. Social capital and health: a meta-analysis. Journal of Health Economics 2020;72:102317

20. Kidambi N, Lee EE. Insight into potential mechanisms linking loneliness and cognitive decline: commentary on "health factors as potential mediator the longitudinal effect of loneliness on general cognitive ability". Am J Geriatr psychiatry 2020;28:1284-1286

21. npr. America has a loneliness epidemic. Here are 6 steps to address it (2023-5-2). [cited 2023 Aug 29]. Available from URL: https://www.npr.org/2023/05/02/1173418268/loneliness-connection-mental-health-dementia-surgeon-general

22. 차승은. 노인 가구 유형의 변화를 통해 본 노년기 가족. 통계개발원. 2022, p.75

23. 이승현, 이규호. 사회참여영역과 성별에 따른 독거노인의 우울감. 한국콘텐츠학회논문지 2021;21:607-620

24. Nieminen T, Prattala R, Martelin T, Harkanen T, Hyyppa MT, Alanen E, Koskinen S. Social capital, health behaviours and health: a population-based associational study. BMC Public Health 2013;13:613

25. Kim JR, Jeong B, Park KS, Kang YS. Association of social capital at the individual level with physical activity in communities with high mortality in Korea. Health Promot Int 2017;32:850-859

26. Kim JR, Jeong B, Park KS, Kang YS. Individual-level associations between indicators of social capital and alcohol use disorders identification test scores in communities with high mortality in Korea. J Prev Med Public Health 2020;53:245-255

27. Kim JR, Jeong B, Park KS, Kang YS. Associations of Generalized Trust and Social Participation at the Individual Level with Unmet Healthcare Needs in Communities with High Mortality. J Korean Med Sci 2018 Mar 12;33(11):e84

28. Lindstrom M. Marital status, social capital, material conditions and self-rated health: a population-based study. Health Policy 2009;93:172-179

29. Office of the assistant secretary for planning and evaluation. A synthesis of recent research evidence: the effects of marriage on health(2007-6-30). [cited 2023 Aug 4]. Available from URL: https://aspe.hhs.gov/reports/effects-marriage-health-synthesis-recent-research-evidence-research-brief

30. Office for National Statistics. Mortality by marital status in England and Wales: 2010 to 2019 (2022-2-8). [cited 2023 Sep 6]. Available from URL: https://www.ons.gov.uk/peoplepopulationandcommunity/birthsdeathsandmarriages/deaths/articles/mortalitybymaritalstatusinenglandandwales/2010to2019

31. Wang L, Yi Z. Marital status and all-cause mortality rate in older adults: a population-based prospective cohort study. BMC Geriatrics 2023;23:214

32. 매일경제. "연금도 못받고 죽다니"…독신남이 독신녀보다 훨씬 빨리 죽는 이유 (2022-11-19). [cited 2023 Sep 6]. Available from URL: https://www.mk.co.kr/news/world/10536949

33. Ikeda A, Iso H, Toyoshima H, Fujino Y, Mizoue T, Yoshimura T, et al. Marital status and mortality among Japanese men and women: the Japan Collaborative Cohort Study. BMC Public Health 2007;7:73

34. T Okui. An analysis of difference in mortality rates by marital status in Japan every 5 years from 2000 to 2015. J Natl Inst Public Health 2022;71:92-105

35. 통계청. 혼인상태별 독거노인가구(성/시군구/연령별). [cited 2023 Sep 4]. Available from URL: https://gsis.kwdi.re.kr/statHtml/statHtml.do?orgId=338&tblId=DT_1LBB051

36. Stroebe M, Schut H, Stroebe W. Health outcomes of bereavement. Lancet 2007; 370: 1960–73

37. Katsiferis A, Bhatt S, Mortensen LH, Mishra S, Westendorp RGJ. Sex differences in health care expenditures and mortality after spousal bere

avement: A register-based Danish cohort study. PLOS ONE 2023 https://doi.org/10.1371/journal.pone.0282892

38. Schaefer C, Quesenberry CP Jr., Wi S. Mortality following conjugal bereavement and the effects of a shared environment. Am J Epidemiol 1995;141:1142-1152

39. 윤종빈, 김진주. 한국적 사회적 자본에 대한 탐색적 연구. 문화와 정치 2019;6:171-206

제2부. 개인 차원의 건강 결정요인

제1장. 개인의 생활양식 요인 - 총론
제2장. 개인의 생활양식 요인 - 각론

1. Dahlgren G, Whitehead M. European strategies for tackling social inequities in health: Levelling up part 2. WHO Regional Office for Europe. 2007, pp.84-95

2. Jensen M. Defining lifestyle. Environmental Sciences 2007;4:63-73

3. 대한예방의학회. 예방의학과 공중보건학. 제4판. 계축문화사, 2021, p.23, pp.249-250, p.458, pp.975-976, p.1118, p.1157, p.1162, p.1168, p.1178-1179, pp.1210-1212

3-1. World Health Organization. Noncommunicable diseases: Risk factors. [cited 2024 Mar 23]. Available from URL: https://www.who.int/data/gho/data/themes/topics/noncommunicable-diseases-risk-factors

4. 정영호, 고숙자. 생활습관병 감소 전략을 위한 건강의식-건강행태-건강수준 경로분석. 한국보건사회연구원. 2014, p.5

4-1. Green LW, Kreuter MW. Health promotion planning; an educational and environmental approach. 2nd ed. Mayfield, 1991, p.3

4-2. Conner M. The definition of health behaviors. [cited 2024 Oct 29]. Available from URL:https://www.sciencedirect.com/topics/social-sciences/health-behavior

5. Housman J, Dorman S. The Alameda County Study:a systematic, chronological review. American Journal of Health Education 2005;36:302-308

6. Li Y, Pan A, Wang DD, Liu X, Dhana K, Franco OH, et al. Impact of healthy lifestyle factors on life expectancies in the US population. Circulation. 2018;138:345-355

7. Zhang YB, Pan XF, Chen J, Cao A, Xia L, Zhang Y, et al. Combined lifestyle factors, all-cause mortality and cardiovascular disease: a systematic review and meta-analysis of prospective cohort studies. J Epidemiol Community Health 2021;75:92-99

8. American Society for Nutrition. These eight habits could lengthen your life by decades (2023-7-24). [cited 2023 Dec 5]. Available from URL: https://nutrition.org/these-eight-habits-could-lengthen-your-life-by-decades/

9. Office of the Surgeon General and United States. Healthy people: the Surgeon General's report on health promotion and disease prevention (Chapter 1). United States Public Health Service. 1979, p.9

10. Mokdad AH, Marks JS, Stroup DF, Gerberding JL. Actual causes of death in the United States, 2000. JAMA 2004;291:1238-45.

11. 정영호. 우리나라 국민의 건강결정요인 분석. 한국보건사회연구원. 2006, p.v-vi

12. Kang K, Sung J, Kim CY. High risk groups in health behavior defined by clustering of smoking, alcohol, and exercise habits: National Heath and Nutrition Examination Survey. J Prev Med Public Health 2010;43:73-83

13. Stockton JSNA. Behaviour and lifestyle [cited 2023 Dec 18]. Available from URL: https://www.teesjsna.org.uk/stockton-behaviour-and-lifestyle/

14. 노을희, 박상찬. 보건의료 빅데이터를 활용한 생활습관 군집현상과 만성질환 유병의 연관성 분석: 지역사회건강조사 원시자료를 활용하여. J Health Info Stat 2020;45:113-123

15. 위키백과. 담배. [cited 2023 Dec 21]. Available from URL: https://ko.wikipedia.org/wiki/%EB%8B%B4%EB%B0%B0

16. Cancer Council NSW. A brief history of smoking. [cited 2023 Dec 22]. Available from URL: https://www.cancercouncil.com.au/news/a-brief-history-of-smoking/

7. Wikipedia. Smoking and Health: Report of the Advisory Committee to the Surgeon General of the United States. [cited 2023 Dec 22]. Available from URL: https://en.wikipedia.org/wiki/Smoking_and_Health:_Report_of_the_Advisory_Committee_to_the_Surgeon_General_of_the_United_States

18. World Health Organization. Tobacco. (2023-7-31) [cited 2023 Dec 26]. Available from URL: https://www.who.int/news-room/fact-sheets/detail/tobacco

19. 질병관리청. 일반담배(궐련)-우리나라. [cited 2023 Dec 22]. Available from URL: https://www.kdca.go.kr/contents.es?mid=a20205010601

20. 질병관리청 만성질환관리국 건강영양조사분석과. 2021 국민건강통계. 질병관리청. 2022

21. 보건복지부, 한국보건사회연구원. OECD Health Statistics 2022. 좋은PR소야, 2023

22. 김대현, 서영성. 질병으로서 흡연. Korean J Fam Med 2009;30:494-502

23. 의협신문. 금연을 위해 가장 필요한 것은? (2015-6-22) [cited 2023 Dec 27]. Available from URL: https://www.doctorsnews.co.kr/news/articleView.html?idxno=104345

24. Lia Y, Hechta SS. Carcinogenic Components of Tobacco and Tobacco Smoke: A 2022 Update. Food Chem Toxicol 2022;165:113179. doi:10.1016/j.fct.2022.113179.

25. Mokdad AH, Marks JS, Stroup DF, Gerberding JL. Actual causes of death in the United States, 2000. JAMA 2004;291:1238-1245

26. 조성일. 흡연 폐해 연구 기반 구축 및 사회경제적 부담 측정 연구. 질병관리청, 2021, p.21, p.199

27. CDC. Tobacco-related mortality. (2020-4-28) [cited 2023 Dec 27. Available from URL: https://www.cdc.gov/tobacco/data_statistics/fact_sheets/health_effects/tobacco_related_mortality/index.htm

28. Shaw M, Mitchell R, Dorling D. Time for a smoke? One cigarette reduces your life by 11 minutes. BMJ 2000;320:53

29. CDC. What Are the Risk Factors for Lung Cancer? (2023-7-31) [cited 2023 Dec 28]. Available from URL: https://www.cdc.gov/cancer/lung/basic_info/risk_factors.htm

30. Park S, Jee SH, Shin HR, Park EH, Shin A, Jung KW, et al. Attributable fraction of tobacco smoking on cancer using population-based nationwide cancer incidence and mortality data in Korea. BMC Cancer 2014; 14:406

31. CDC. Health effects of smoking (2021-10-29) [cited 2023 Dec 28]. Available from URL: https://www.cdc.gov/tobacco/data_statistics/fact_sheets/health_effects/effects_cig_smoking/index.htm

32. verywell health. What Percentage of Smokers Get Lung Cancer? (2023-11-17) [cited 2023 Dec 28. Available from URL: https://www.verywellhealth.com/what-percentage-of-smokers-get-lung-cancer-2248868#citation-1

33. CDC. 2014 Surgeon General's Report: The Health Consequences of Smoking—50 Years of Progress Fact sheets. Available from URL: https://www.cdc.gov/tobacco/sgr/50th-anniversary/

34. 질병관리청 국가건강정보포털. 흡연. [cited 2023 Dec 28]. Available from URL: https://health.kdca.go.kr/healthinfo/biz/health/gnrlzHealthInfo/gnrlzHealthInfo/gnrlzHealthInfoView.do?cntnts_sn=5299

35. Medical News Today. Can smoking cause a stroke? (2023-1-6) [cited 2023 Dec 28]. Available from URL: https://www.medicalnewstoday.com/articles/can-smoking-cause-a-stroke#stroke-types

36. Piazza G, Creager MA. Thromboangiitis obliterans. Circulation 2010; 121:1858-1861

37. Medical News Today. Everything you need to know about smoker's cough. (2017-8-14) [cited 2023 Dec 29]. Available from URL: https://www.medicalnewstoday.com/articles/318931

38. NIH. National Library of Medicine. How tobacco smoke causes disease: the biology and behavioral basis for smoking-attributable disease: a report of the surgeon general. [cited 2023 Dec 29]. Available from URL: https://www.ncbi.nlm.nih.gov/books/NBK53021/

39. 이관호. 노인 만성폐쇄성폐질환. The Korean Journal of Medicine 2008;75:149-152

40. Shahab L, Jarvis MJ, Britton J, West R. Prevalence, diagnosis and relation to tobacco dependence of chronic obstructive pulmonary disease in a nationally representative population sample. Thorax 2006;61:1043–1047.

41. Aguilar JP, Arriaga MB, Rodas MN, Netto EM. Smoking and pulmonary tuberculosis treatment failure: a case-control study. J Bras Pneumol 2019;45:e20180359

42. American Lung Association. Tobacco use among children and teens. (2023-5-31) [cited 2024 Jan 2]. Available from URL: https://www.lung.org/quit-smoking/smoking-facts/tobacco-use-among-children

43. Parmar MP, Kaur M, Bhavanam S, Mulaka GSR , Ishfaq L, Vempati R, et al. A systematic review of the effects of smoking on the cardiovascular system and general Health. Cureus 2023;15:e38073. doi:10.7759/cureus.38073

44. Chiang YHF, Lee YW, Lam F, Liao CC, Chang CC, Lin CS. Smoking increases the risk of postoperative wound complications: A propensity score-matched cohort study. Int Wound J 2023;20:391–402.

45. Ampelas DG. Current and former smokers and hip fractures. J Frailty Sarcopenia Falls 2018;33:148–154.

46. Won YS, Kim JH. Association between cigarette smoking status and periodontal disease in adults: results from the 2012 Korea national health and nutrition examination survey. Journal of Korean Academy of Oral Health 2016;40:133-139

47. FDA. How smoking can increase risk for and affect diabetes. (2023-12-4) [cited 2024 Jan 3]. Available from URL: https://www.fda.gov/tobacco-products/health-effects-tobacco-use/how-smoking-can-increase-risk-and-affect-diabetes

48. Rusandi MA, Solehuddin M, Ilfiandra I, Liza LO. Smoking is good. Why and how? Journal of Public Health 2023;45:e587-e588,

49. Government of Canada. Health Promotion - Smoking to relieve stress? (2021-4-8) [cited 2024 Jan 3]. Available from URL: https://www.canada.ca/en/department-national-defence/corporate/news/regional-news/western-sentinel/2021/04/smoking-to-relieve-stress.html

50. Tobacco in Australia. Health 'benefit' of smoking? (2021-3) [cited 2024 Jan 3]. Available from URL: https://www.tobaccoinaustralia.org.au/chapter-3-health-effects/3-28-health-benefits-of-smoking-

51. 서홍관. 간접흡연의 해로움. J Korean Acad Fam Med 2007;28:493-499

52. Banerjee S, Deacon A, Suter MA, Aagaard KM. Understanding the placental biology of tobacco smoke, nicotine, and marijuana (THC) exposures during pregnancy. Clin Obstet Gynecol 2022;65:347-359

53. International Agency for Research on Cancer. IARC monographs on the identification of carcinogenic hazards to humans. (2023-12-6) [cited 2024 Jan 4]. Available from URL: https://monographs.iarc.who.int/list-of-classifications

54. National Institute on Drug Abuse. What are the effects of secondhand and thirdhand tobacco smoke? (2022-5) [cited 2024 Jan 4]. Available from URL: https://nida.nih.gov/publications/research-reports/tobacco-nicotine-e-cigarettes/what-are-effects-secondhand-thirdhand-tobacco-smoke

55. CDC. Benefits of quitting. (2023-10-25) [cited 2024 Jan 4]. Available from URL: https://www.cdc.gov/tobacco/quit_smoking/how_to_quit/benefits/index.htm

56. CDC. Electronic Cigarettes, What is the bottom line? [cited 2024 Jan 5]. Available from URL: https://www.cdc.gov/tobacco/basic_information/e-cigarettes/pdfs/Electronic-Cigarettes-Infographic-p.pdf

57. CDC. Heated tobacco products. (2023-11-1). [cited 2024 Jan 5]. Available from URL: https://www.cdc.gov/tobacco/basic_information/heated-tobacco-products/index.html

58. 김지민, 조홍준. 한국 성인에서 가열담배 사용 이유. JKSRNT 2021;12:53-63

59. NHS. Using e-cigarettes to stop smoking. (2022-10-10). [cited 2024 Jan 12]. Available from URL: https://www.nhs.uk/live-well/quit-smoking/using-e-cigarettes-to-stop-smoking/

60. Auer R, Schoeni A, Humair JP, et al. Electronic nicotine-delivery systems for smoking cessation. N Engl J Med 2024 15;390:601-610

61. 국가암정보센터. 국민 암예방 수칙. [cited 2024 Jan 23]. Available from URL: https://www.cancer.go.kr/lay1/S1T200C203/contents.do

62. 질병관리청. 보도자료: 개정된 심뇌혈관질환 예방관리수칙 실천하고, 겨울철 뇌졸중과 심근경색 예방하세요! 2022.12.5.

63. 명승권. 금연과 절주. 국립암센터. Available from URL: https://ncc.ncc.re.kr/webzine/trend/trend/forum/35/file/06_MSG.pdf

64. 임민경. 금연지원사업의 성과와 과제. 보건복지포럼, 2022(05), pp.36-46

65. World Health Organization. Healthy diet. [cited 2024 Jan 23]. Available from URL: https://www.who.int/health-topics/healthy-diet#tab=tab_1

66. Zohoori FV. Chapter 1: Nutrition and Diet. Monogr Oral Sci 2020;28:1-13. doi: 10.1159/000455365. Epub 2019 Nov 7. PMID: 31940634.

67. World Health Organization. Healthy diet. [cited 2024 Jan 25]. Available from URL: https://www.who.int/news-room/fact-sheets/detail/healthy-diet

68. World Health Organization. Plant-based diets and their impact on health, sustainability and the environment:a review of the evidence. WHO European Office for the Prevention and Control of Noncommunicable Diseases. 2021, pp.1-5

69. 질병관리청 만성질환관리국 건강영양조사분석과. 2022 국민건강통계. 질병관리청. 2023

70. 강이화. 습관을 바꿔라:나트륨을 줄여라. 건강인 2018.10. 건강보험공단. 2018

71. Jeong Y, Kim ES, Lee J, Kim Y. Trends in sodium intake and major contributing food groups and dishes in Korea: the Korea National Health and Nutrition Examination Survey 2013-2017. Nutr Res Pract 2021;15:382-395

72. 관계부처합동. 보도자료: 건강한 식생활을 실천해요! 정부, 「한국인을 위한 식생활지침」 발표. 2021.4.14.

73. 박지윤, 백인경. 청소년 식사패턴 추이와 흡연 및 음주행동, 식행동과의 관련성 분석: 2007-2018년 국민건강영양조사 자료를 이용하여. J Korean Soc Food Sci Nutr 2022;51:213-220

74. 이미숙. 대체식품, 안심하지 마세요. 건강소식 2007;31:20-21

75. Joint WHO/FAO Expert Consultation on Diet, Nutrition and the Prevention of Chronic Diseases. Diet, nutrition and the prevention of chronic diseases: report of a joint WHO/FAO expert. 2002, p.81, pp.85-86, p.96

76. Wu X, Chen L, Cheng J, Qian J, Fang Z, Wu J. Effect of dietary salt intake on risk of gastric cancer: a systematic review and meta-analysis of case-control studies. Nutrients 2022;14:4260. doi: 10.3390/nu14204260

77. 국가암정보센터. 건강한 식생활. (2023-10-18). [cited 2024 Jan 26]. Available from URL: https://www.cancer.go.kr/lay1/S1T226C229/contents.do

78. Graudal N, Jurgens G, Baslund B, Alderman MH. Compared with usual sodium intake, low- and excessive-sodium diets are associated with increased mortality: a meta-analysis. Am J Hypertens 2014;27:1129-1137

79. Kwon YJ, Lee HS, Park G, Lee JW. Association between dietary sodium, potassium, and the sodium-to-potassium ratio and mortality: a 10-year analysis. Front Nutr (Sec. Clinical Nutrition) 2022;9 https://doi.org/10.3389/fnut.2022.1053585

80. American Heart Association. What is atherosclerosis? [cited 2024 Feb 22]. Available from URL: https://www.heart.org/en/health-topics/cholesterol/about-cholesterol/atherosclerosis

81. 한국지질·동맥경화학회 진료지침위원회. 이상지질혈증 치료지침. 제4판. 한국지질·동맥경화학회, 2018, pp.49-52

82. Cena H, Calder PC. Defining a healthy diet: evidence for the role of contemporary Dietary Patterns in Health and Disease. Nutrients 2020;12:334. doi:10.3390/nu12020334

83. Harvard School of Public Health. Cholesterol. [cited 2024 Feb 22]. Available from URL: https://www.hsph.harvard.edu/nutritionsource/what-should-you-eat/fats-and-cholesterol/cholesterol/

84. American Heart Association. HDL (Good), LDL (Bad) cholesterol and triglycerides. [cited 2024 Feb 22]. Available from URL: https://www.heart.org/en/health-topics/cholesterol/hdl-good-ldl-bad-cholesterol-and-triglycerides

85. White B. Dietary fatty acids. Am Fam Physician 2009;80:345-350

86. 한국농수산식품유통공사 수출정보분석부. 주요국 트랜스지방 규제 동향. 2023. Available from URL: file:///C:/Users/user/Downloads/%E2%98%85(%EC%9D%BC%EB%B0%9811)%20%EC%A3%BC%EC%9A%94%EA%B5%AD%20%ED%8

A%B8%EB%9E%9C%EC%8A%A4%EC%A7%80%EB%B0%A9%20%EA%B7%9C%EC%A0%9C%20%EB%8F%99%ED%96%A5.pdf

87. 대한영양사협회. 심혈계질환. [cited 2024 Feb 23]. Available from URL: https://www.dietitian.or.kr/work/business/kb_c_heart_life.do

88. 위키백과. 불포화 지방산. [cited 2024 Feb 22]. Available from URL: https://ko.wikipedia.org/wiki/%EB%B6%88%ED%8F%AC%ED%99%94_%EC%A7%80%EB%B0%A9%EC%82%B0

89. 헤럴드경제. 트랜스지방 최고 노출도, 이외로 이 식품. (2021.6.28.) [cited 2024 Feb 23]. Available from URL: https://news.heraldcorp.com/view.php?ud=20210627000236

90. Harvard T.H.Chan School of Public Health. The nutrition source: fish: friend or foe? [cited 2024 Mar 14]. Available from URL: https://www.hsph.harvard.edu/nutritionsource/fish/

91. 위키백과. 탄수화물. [cited 2024 Feb 27]. Available from URL: https://ko.wikipedia.org/wiki/%ED%83%84%EC%88%98%ED%99%94%EB%AC%BC

92. World Health Organization. Guideline: Sugars intake for adults and children. World Health Organization. 2015, p.1,p.4.p.7

93. 보건복지부, 한국영양학회. 2020 한국인 영양소 섭취기준 활용. 보건복지부, 2022, p.x, pp.27-28, p.43, p.70

94. 대한당뇨병학회. 2023 당뇨병 진료지침. 제8판. 대한당뇨병학회, 2023

95. 나무위키. 아스파탐. [cited 2024 Mar 7]. Available from URL: https://namu.wiki/w/%EC%95%84%EC%8A%A4%ED%8C%8C%ED%83%90

96. World Health Organization. Aspartame hazard and risk assessment results released (2023-7-14). [cited 2024 Mar 6]. Available from URL: https://www.who.int/news/item/14-07-2023-aspartame-hazard-and-risk-assessment-results-released

97. Qian F, Riddle MC, Wylie-Rosett J, Hu FB. Red and processed meats and health risks: how strong is the evidence? Diabetes Care 2020;43:265-271

98. Cancer Council NSW. You hold the cards to reducing your cancer risk. Red meat, processed meat and cancer. [cited 2024 Mar 7]. Available from URL: https://www.cancercouncil.com.au/1in3cancers/lifestyle-choices-and-cancer/red-meat-processed-meat-and-cancer/

99. World Health Organization. Cancer: carcinogenicity of the consumption of red meat and processed meat (2015-10-26). [cited 2024 Mar 7]. Available from URL: https://www.who.int/news-room/questions-and-answers/item/cancer-carcinogenicity-of-the-consumption-of-red-meat-and-processed-meat

100. NHS. Why 5 a day? (2022-7-12). [cited 2024 Feb 29]. Available from URL: https://www.nhs.uk/live-well/eat-well/5-a-day/why-5-a-day/

101. World Health Organization. Increasing fruit and vegetable consumption to reduce the risk of noncommunicable diseases. (2016-2). [cited 2024 Feb 29]. Available from URL: https://www.who.int/tools/elena/commentary/fruit-vegetables-ncds

102. Halvorsen RE, Elvestad M, Marianne Molin M, Dagfinn Aune D. Fruit and vegetable consumption and the risk of type 2 diabetes: a systematic review and dose-response meta-analysis of prospective studies. BMJ Nutrition, Prevention & Health 2021;4:e000218.

103. Diabetes UK. Fruit and diabetes. [cited 2024 Feb 29]. Available from URL: https://www.diabetes.org.uk/guide-to-diabetes/enjoy-food/eating-with-diabetes/food-groups/fruit-and-diabetes

104. Harvard Health Publishing. Get nutrients from food, not supplements, from the June 2015 Harvard Health Letter. (2015-6). [cited 2024 Feb 29]. Available from URL: https://www.health.harvard.edu/press_releases/get-nutrients-from-food-not-supplements

105. 위키백과. 통곡물. [cited 2024 Mar 6]. Available from URL: https://ko.wikipedia.org/wiki/%ED%86%B5%EA%B3%A1%EB%AC%BC

106. Harvard School of Public Health. Whole grains. [cited 2024 Mar 6]. Available from URL: https://www.hsph.harvard.edu/nutritionsource/what-should-you-eat/whole-grains/

107. 나무위키. 콩. [cited 2024 Mar 6]. Available from URL: https://namu.wiki/w/%EC%BD%A9

108. 나무위키. 견과류. [cited 2024 Mar 6]. Available from URL: https://namu.wiki/w/%EA%B2%AC%EA%B3%BC%EB%A5%98

109. Harvard Health Publishing. Plant-based diet: Nuts, seeds, and legumes can help get you there. [cited 2024 Mar 6]. Available from URL: https://www.health.harvard.edu/staying-healthy/plant-based-diet-nuts-seeds-and-legumes-can-help-get-you-there

110. Polak R, Phillips EM, Campbell A. Legumes: health benefits and culinary approaches to increase intake. Clin Diabetes 2015;33:198-205

111. Consumption of nuts and seeds and health, outcomes including cardiovascular disease, diabetes and metabolic disease, cancer, and mortality: an umbrella review
Balakrishna R, Bjørnerud T, Bemanian M, Aune D, Fadnes LT. Adv Nutr 2022;13:2136-2148

112. van Dam RM, Hu FB, Willett WC. Coffee, Caffeine, and Health. N Engl J Med 2020;383:369-378

113. Yi M, Wu X, Zhuang W, Xia L, Chen Y, Zhao R, et al. Tea consumption and health outcomes: umbrella review of meta-analyses of observational studies in humans. Mol Nutr Food Res 2019;63:1900389

114. International Agency for Research on Cancer. IARC monographs evaluate drinking coffee, mate, and very hot beverages. (2016-6-15). [cited 2024 Mar 12]. Available from URL: https://www.iarc.who.int/wp-content/uploads/2018/07/pr244_E.pdf

115. Harvard T.H.Chan School of Public Health. The nutrition source: coffee. (2020-7). [cited 2024 Mar 12]. Available from URL: https://www.hsph.harvard.edu/nutritionsource/food-features/coffee/

116. Harvard School of Public Health. Moderate amounts of coffee are the best. (2020-11-1). [cited 2024 Mar 12]. Available from URL: https://www.health.harvard.edu/staying-healthy/moderate-amounts-of-coffee-are-the-best

117. 전희진, 서환석. 채식 시장 성장에 따른 전북의 대응 전략. 이슈브리핑;228. 전북연구원, 2020

118. 이소연. 2023년 채식과 비거니즘 인식. 한국리서치, 주간 리포트 2023

119. Jafari S, Hezaveh E, Jalilpiran Y, Jayedi A, Wong A, Safaiya A, et al. Plant-based diets and risk of disease mortality: a systematic review and meta-analysis of cohort studies. Critical Reviews in Food Science and Nutrition 2022;62:7760-7772

120. Wang Y, Liu B, Han H, Hu Y, Zhu L, Rimm EB, et al. Associations between plant-based dietary patterns and risks of type 2 diabetes, cardiovascular disease, cancer, and mortality - a systematic review and meta-analysis. Nutrition Journal 2023;22:46

121. Bali A, Naik R. The impact of a vegan diet on many aspects of health: the overlooked side of veganism. Cureus 2023;15:e35148. DOI 10.7759/cureus.35148

122. 한겨레신문. 건강 식단은 지구 건강에도 좋다. (2019-11-1) [cited 2024 Mar 13]. Available from URL: https://www.hani.co.kr/arti/science/science_general/915446.html?_ns=r3#csidx57de74dc5cddc539dda0ecf8ba2b1b4

123. 코메디닷컴. '소식'하면 몸에 생기는 변화. (2022-7-9) [cited 2024 Mar 14]. Available from URL: https://kormedi.com/1407895/%EC%86%8C%EC%8B%9D%ED%95%98%EB%A9%B4-%EB%AA%B8%EC%97%90-%EC%83%9D%EA%B8%B0%EB%8A%94-%EB%B3%80%ED%99%94/

124. Xie D, Huang J, Zhang Q, Zhao S, Xue H, Yu QQ, et al. Comprehensive evaluation of caloric restriction-induced changes in the metabolome profile of mice. Nutrition & Metabolism 2022;19:41 https://doi.org/10.1186/s12986-022-00674-4

125. Phelan JP, Rose MR. Why dietary restriction substantially increases longevity in animal models but won't in humans. Ageing Res Rev 2005;4:339-350

126. National Institute on Aging. Cutting calories may slow the pace of aging in healthy adults. (2023-12-28) [cited 2024 Mar 14]. Available from URL: https://www.nia.nih.gov/news/cutting-calories-may-slow-pace-aging-healthy-adults

127. Harvard Graduate School of Arts and Sciences. Can Calorie Restriction Extend Your Lifespan? [cited 2024 Mar 14]. Available from URL: https://sitn.hms.harvard.edu/flash/2020/can-calorie-restriction-extend-your-lifespan/

128. 장소현, 서윤석, 정영진. 한국 성인의 아침식사 에너지 수준에 따른 대사적 위험과 영양 상태:2007~2009년 국민건강영양조사 자료 이용. J Nutr Health 2015;48:46-57

129. Sun Y, Rong S, Liu B, Du Y, Wu Y, Chen L, et al. Meal skipping and shorter meal intervals are associated with increased risk of all-cause and cardiovascular disease mortality among US Adults. J Acad Nutr Diet 2023;123:417-426

130. ZOE. Is fasting good for you? (2023-7-31) [cited 2024 Mar 18]. Available from URL: https://zoe.com/learn/is-fasting-good-for-you

131. Dong TA, Pratik B. Sandesara PB, Devinder S. Dhindsa DS, Mehta A, et al. Intermittent fasting: a heart healthy dietary pattern? The American Journal of Medicine 2020;133:901-907

132. Jamshed H, Felicia L. Steger FL, David R. Bryan DR, Joshua S, et al. Effectiveness of early time-restricted eating for weight loss, fat loss, a

nd cardiometabolic health in adults with obesity: a randomized clinical trial. JAMA Intern Med 2022;182(9):953-962.

133. 윤성하, 이지혜, 오경원. 식이보충제 복용 현황. 국민건강통계플러스 2022;5: 1-5.

134. Kim J, Choi J, Kwon SY, McEvoy JW, Blaha MJ, Blumenthal RS, et al. Association of multivitamin and mineral supplementation and risk of cardiovascular disease: a systematic review and meta-analysis. Circ Card iovasc Qual Outcomes 2018;11:e004224.

135. US Preventive Services Task Force Recommendation Statement. Vita min, Mineral, and Multivitamin Supplementation to Prevent Cardiovascul ar Disease and Cancer. JAMA 2022;327:2326-2333.

136. World Health Organization. Healthy diet. (2020-4-29) [cited 2024 M ar 19]. Available from URL: https://www.who.int/news-room/fact-sheets/detail/healthy-diet

137. 헤럴드경제. "먹기 번거롭잖아요" 20대 채소, 과일 섭취 부족 심각하다. (2023-6-19) [cited 2024 Mar 19]. Available from URL: https://biz.heraldcorp.com/view.php?ud=20230619000552

138. 국가암정보센터. 건강한 식생활. (2013-1018) [cited 2024 Mar 19]. Avail able from URL: https://www.cancer.go.kr/lay1/S1T226C229/contents.do

139. 질병관리청. [심뇌혈관질환예방관리] 심뇌혈관질환 예방과 관리를 위한 9대 생활 수칙 PPT 동영상. (2014-4-4) [cited 2024 Mar 19]. Available from UR L: https://www.kdca.go.kr/gallery.es?mid=a20503030000&bid=0004&b_list=9&act=view&list_no=139418&nPage=50&vlist_no_npage=50&keyField=&key Word=&orderby=

140. 식품의약품안전처. 보도자료: 영양정보 확인, 나트륨 섭취 줄이기의 지름길! 2020.12.22

141. 서울특별시. 서울시 식품 안전 정보: 당류 섭취 줄이기. [cited 2024 Mar 19]. Available from URL: https://fsi.seoul.go.kr/front/fcib/fcib.do

142. World Health Organization. Physical inactivity. [cited 2024 Apr 2]. Available from URL: https://www.who.int/data/gho/indicator-metadata-registry/imr-details/3416

143. 보건복지부, 한국건강증진개발원. 2016년 지역사회 통합건강증진사업안내[신체활동]. 2016, p.14

144. SNUH 건강소식. (2014-4-22) [cited 2024 Mar 21]. Available from URL: https://webzine.snuh.org/PostView.jsp?b_idx=1001&wzCateCode=g

145. CDC. Benefits of physical activity. (2023-8-1) [cited 2024 Mar 28]. Available from URL: https://www.cdc.gov/physicalactivity/basics/pa-health/index.htm

146. U.S. Department of Health and Human Services. Physical activity guidelines for Americans, 2nd ed. Washington, DC: U.S. Department of Health and Human Services, 2018

147. Mayo Clinic. Exercise: 7 benefits of regular physical activity. (2023-8-26) [cited 2024 Mar 28]. Available from URL: https://www.mayoclinic.org/healthy-lifestyle/fitness/in-depth/exercise/art-20048389

148. Panula J, Pihlajamaki H, Mattila VM, Jaatinen P, Vahlberg T, Aarnio P, et al. Mortality and cause of death in hip fracture patients aged 65 or older - a population-based study. BMC Musculoskelet Disord 2011; 12:105.

149. Paluch AE, Bajpai S, Bassett DR, Carnethon MR, Ekelund U, Evenson KR, et al. Daily steps and all-cause mortality: a meta-analysis of 15 international cohorts. Lancet Public Health 2022;7:e219-28

150. World Health Organization. Healthy diet. (2022-10-5) [cited 2024 Mar 28]. Available from URL: https://www.who.int/news-room/fact-sheets/detail/physical-activity

151. CNET. Get fit without working out: 10 everyday activities that count as exercise. (2024-1-8) [cited 2024 Mar 28]. Available from URL: http

s://www.cnet.com/health/fitness/10-everyday-activities-that-count-as-exercise/

152. Stamatakis E, Ahmadi MN, Friedenreich CM, et al. Vigorous intermittent lifestyle physical activity and cancer incidence among nonexercising adults: The UK Biobank Accelerometry Study. JAMA Oncol 2023;9:1255-1259

153. Wald A, Demorest S. Race to beat the heat: climate change impacts physical activity. The Journal for Nurse Practitioners 2022;18:388-394

154. Abu-Omar K, Chevance G, Tcymbal A, Gelius P, Messing S. Physical activity promotion, human and planetary health – a conceptual framework and suggested research priorities. The Journal of Climate Change and Health 2023;13:100262

155. Abu-Omar K, Gelius P, Messing S. Physical activity promotion in the age of climate change [version 1;peer review: 2 approved with reservations] F1000Research 2020,9:349. https://doi.org/10.12688/f1000research.23764.1

156. NIH. Physical activity and your heart. (2022-3-24). [cited 2024 Apr 4]. Available from URL: https://www.nhlbi.nih.gov/health/heart/physical-activity/types

157. Harvard Health Publishing. Exercise and fitness. [cited 2024 Apr 4]. Available from URL: https://www.health.harvard.edu/topics/exercise-and-fitness#exercise-fitness1

158. American College of Sports Medicine. Benefits and risks associated with physical activity. Available from URL: https://www.acsm.org/docs/default-source/publications-files/acsm-guidelines-download-10th-edabf32a97415a400e9b3be594a6cd7fbf.pdf?sfvrsn=aaa6d2b2_0

159. NHS. Walking for health. (2022-12-15). [cited 2024 Apr 4]. Available from URL: https://www.nhs.uk/live-well/exercise/walking-for-health/

160. Harvard Health Publishing. 5 surprising benefits of walking. (2023-12-7) [cited 2024 Apr 4]. Available from URL: https://www.health.harvard.edu/staying-healthy/5-surprising-benefits-of-walking

161. Saint-Maurice PF, Troiano RP, Bassett Jr DR, Graubard BI, Carlson SA, Shiroma EJ, et al. Association of daily step count and step intensity with mortality
among US adults. JAMA. 2020;323:1151-1160

162. Pedisic Z, Shrestha N, Kovalchik S, Stamatakis E, Liangruenrom N, Grgic J, et al. Is running associated with a lower risk of all-cause, cardiovascular and cancer mortality, and is the more the better? a systematic review and meta-analysis. Br J Sports Med 2020;54:898–905

163. webMD. The difference between walking and running. (2021-11-15) [cited 2024 Apr 4]. Available from URL: https://www.webmd.com/fitness-exercise/difference-between-walking-and-running

164. 보건복지부, 한국건강증진개발원. 한국인을 위한 신체활동 지침서. 2023

165. The New York Times. Running vs. walking: which is better for lasting health? (2023-11-14) [cited 2024 Apr 4]. Available from URL: https://www.nytimes.com/2023/11/14/well/move/walking-running-health-benefits.html

166. 개인정보보호위원회 데이터안전정책과. 운동(등산, 걷기, 뛰기, 자전거) 중에서 등산이 건강에 미치는 영향 가장 커. 2021.12.27

167. 국민건강지식센터. 안전하고 건강한 산행을 위한 등산 가이드. (2015-12-9) [cited 2024 Apr 4]. Available from URL: https://hqcenter.snu.ac.kr/archives/jiphyunjeon/%EC%95%88%EC%A0%84%ED%95%98%EA%B3%A0-%EA%B1%B4%EA%B0%95%ED%95%9C-%EC%82%B0%ED%96%89%EC%9D%84-%EC%9C%84%ED%95%9C-%EB%93%B1%EC%83%81-%EA%B0%80%EC%9D%B4%EB%93%9C?pnum=0&cat=106

168. Kunutsor SK, Jae SY, Laukkanen JA. 'Weekend warrior' and regularly active physical activity patterns confer similar cardiovascular and mor

tality benefits: a systematic meta-analysis. European Journal of Preventive Cardiology 2023;30:e7-e10

169. Jakicic JM, Kraus WE, Powell KE, Campbell WW, Janz KF, Troiano RP, et al. Association between bout duration of physical activity and health: systematic review. Med Sci Sports Exerc 2019;51:1213-1219

170. Araujo CG, Silva CGS, Laukkanen JA, Singh MF, Kunutsor SK, Myers J, et al. Successful 10-second one-legged stance performance predicts survival in middle-aged and older individuals. Br J Sports Med 2022;56:975-980

171. 노컷뉴스."맨발걷기" 열풍에 관련 사업 우후죽순… 안전·효과는 '물음표' (2024-3-24) [cited 2024 Apr 4]. Available from URL: https://www.nocutnews.co.kr/news/6116316?utm_source=naver&utm_medium=article&utm_campaign=20240324100115

172. Menigoza W, Latz TL, Elyc RA, Kameid C, Melvine G, Sinatra D. Integrative and lifestyle medicine strategies should include earthing(grounding): review of research evidence and clinical observations. Explore 2020;16:152-160

173. Priory. Grounding techniques can be a lifeline when anxiety takes hold, helping you stay present, focused and free from any external worries. (2023-10-4) [cited 2024 Apr 4]. Available from URL: https://www.priorygroup.com/blog/grounding-techniques

174. Health. What is grounding? (2023-10-5) [cited 2024 Apr 4]. Available from URL: https://www.health.com/grounding-7968373

175. 신은희, 함도원, 신지훈, 김향선, 권정란, 이호성 등. 우리나라 톡소포자충증의 발생 특성 연구. Public Health Weekly Report 2022;15:2590-2609

176. The struggling scientists Podcast. Is running a marathon healthy? [cited 2024 Apr 5]. Available from URL: https://thestrugglingscientists.com/is-running-a-marathon-healthy/

177. Mayo Clinic. Exercise: 7 benefits of regular physical activity. (2023-8-26) [cited 2024 Apr 5]. Available from URL: https://www.mayoclinic.org/healthy-lifestyle/fitness/in-depth/exercise/art-20048389

178. Warburton DER, Bredin SSD. Health benefits of physical activity: a systematic
review of current systematic reviews. Curr Opin Cardiol 2017;32:541-556

179. 보건복지부 건강증진과. 한국인을 위한 신체활동 지침서. 2013

180. 김도연, 김윤정, 김혜진, 오경원. 우리나라 성인의 체질량지수 분류에 따른 체중감소 시도율 및 관련요인, 2013-2021년. PHWR 2024;17:1-7

181. CDC. Assessing Your Weight. (2022-6-3) [cited 2024 Apr 24] Available from URL: https://www.cdc.gov/healthyweight/assessing/index.html

182. World Health Organization. Obesity and overweight. (2024-4-1) [cited 2024 Mar 24]. Available from URL: https://www.who.int/news-room/fact-sheets/detail/obesity-and-overweight

183. 대한비만학회. 비만 진료지침 2022. 제8판. 대한 비만학회. 2022

184. 강지현, 김경곤. 일차의료기관에서의 비만 클리닉 진료 지침. J Korean Med Assoc 2024;67:240-255.

185. Jeong SM, Jung JH, Yang YS, Kim W, Cho IY, Lee YB, et al. 2023 Obesity fact sheet: prevalence of obesity and abdominal obesity in adults, adolescents, and children in Korea from 2012 to 2021. Journal of Obesity & Metabolic Syndrome 2024;33:27-35

186. 대한비만학회. 일차성 비만의 원인. [cited 2024 Apr 24] Available from URL: https://general.kosso.or.kr/html/?pmode=obesityCause

187. CDC. Consequences of obesity. (2022-7-15) [cited 2024 Apr 24] Available from URL: https://www.cdc.gov/obesity/basics/consequences.html

188. 대한비만학회. 동반 질환. [cited 2024 Apr 24] Available from URL: https://general.kosso.or.kr/html/?pmode=obesityDisease

189. Bhaskaran K, dos-Santos-Silva I, Leon DA, Douglas IJ, Smeeth L. Association of BMI with overall and cause-specific mortality: a population-based cohort study of 3·6 million adults in the UK. Lancet Diabetes Endocrinol 2018;6:944-53

190. Flegal KM, Brian K. Kit BK, Orpana H, Graubard BI. Association of all-cause mortality with overweight and obesity using standard body mass index categories: a systematic review and meta-analysis. JAMA 2013;309:71-82

191. Zheng W, McLerran DF, Rolland B, Zhang X, Inoue M, Matsuo K, et al. Association between body-mass Index and risk of death in more than 1 million Asians. N Engl J Med 2011;364:719-729

192. Smith GD. A fatter, healthier but more unequal world. Lancet 2016;387:1349-1350

193. Visaria A, Setoguchi S. Body mass index and all-cause mortality in a 21st century U.S. population: a National Health Interview Survey analysis. PLoS ONE 2022;18: e0287218

194. 메디포뉴스. 비만 기준 'BMI 25' 올리자는 국회에 전문가 난색 "근거 있어야". (2018-10-15) [cited 2024 Apr 24]. Available from URL: https://www.medifonews.com/mobile/article.html?no=141205

195. Mayo Clinic. Obesity. [cited 2024 Apr 24]. Available from URL: https://www.mayoclinic.org/diseases-conditions/obesity/symptoms-causes/syc-20375742

196. Kim YH, Kim SM, Han KD, Jung JH, Lee SS, Oh SW, et al. Waist circumference and all-cause mortality independent of body mass index in Korean population from the National Health Insurance health checkup 2009-2015. J Clin Med 2019;8:72 doi:10.3390/jcm8010072

197. Drame M, Godaert L. The obesity paradox and mortality in older adults: a systematic review. Nutrients 2023;15:1780

198. CDC. Healthy weight, nutrition, and physical activity. (2023-6-9) [cited 2024 Apr 24]. Available from URL: https://www.cdc.gov/healthyweight/index.html

199. CDC. Finding a balance. (2024-2-23) [cited 2024 Apr 24]. Available from URL: https://www.cdc.gov/healthyweight/calories/index.html?CDC_AA_refVal=https%3A%2F%2Fwww.cdc.gov%2Fhealthyweight%2Fprevention%2Findex.html

199-1. National Institute of Diabetes and Digestive and Kidney Disease. Treatment for Overweight & Obesity. (2023-5) [cited 2024 Apr 24]. Available from URL: https://www.niddk.nih.gov/health-information/weight-management/adult-overweight-obesity/treatment

199-2. US Department of Health and Human Services, NIH. Managing overweight and obesity in adults: systematic evidence review from the obesity expert panel, 2013. US Department of Health and Human Services

199-3. Hussain SM, Newman AB, Beilin LJ, Tonkin AM, Woods RJ, Neumann JT, et al. Associations of change in body size with all-cause and cause-specific mortality among healthy older adults. JAMA Network Open 2023;6:e237482

199-4. Kritchevsky SB, Beavers KM, Miller ME, Shea MK, Houston DK, Kitzman DW, et al. Intentional weight loss and all-cause mortality: a meta-analysis of randomized clinical trials. PLoS ONE 2015;10:e0121993

199-5. Shi Q, Wang Y, Hao Q, Vandvik PO, Guyatt G, Li J, et al. Pharmacotherapy for adults with overweight and obesity: a systematic review and network meta-analysis of randomised controlled trials. Lancet 2024;403:e21-31

199-6. Garvey WT, Batterham RL Bhatta M, Buscemi S, Christensen LN, Frias JP, et al. Two-year effects of semaglutide in adults with overweight or obesity: the STEP 5 trial. Nature Medicine 2022;28:2083-2091

199-7. Lingvay I, Sumithran P, le Roux CW, Cohen RV. There is no magic bullet for obesity. Lancet 2023;11:541

199-8. 한국건강증진개발원. 2023년 보건소 모바일 헬스케어 사업 안내서. 2023, 한국건강증진개발원

200. World Health Organization. Alcohol. (2022-5-9) [cited 2024 May 16]. Available from URL: https://www.who.int/news-room/fact-sheets/detail/alcohol/?gad_source=1&gclid=CjwKCAjw26KxBhBDEiwAu6KXt3hdPPyNu_QjXPvctqDN5gdoE0dBl9lWbFOPW8fSiFLUXsBegVJrMRoChGwQAvD_BwE

201. Addiction Center. Is Alcohol A Depressant? (2024-4-16) [cited 2024 May 16]. Available from URL: https://www.addictioncenter.com/alcohol/is-alcohol-a-depressant/

202. 서울경제. '술 안 권하는 사회'로 가는 한국. (2024-3-8) [cited 2024 May 16]. Available from URL: https://www.sedaily.com/NewsView/2D6K2VYY8L

203. 국가건강정보포털. 음주. (2020-8-19) [cited 2024 May 16]. Available from URL:https://health.kdca.go.kr/healthinfo/biz/health/gnrlzHealthInfo/gnrlzHealthInfo/gnrlzHealthInfoView.do?cntnts_sn=5297

204. Harvard School of Public Health. Alcohol: Balancing Risks and Benefits. (2022-4) [cited 2024 May 16]. Available from URL: https://www.hsph.harvard.edu/nutritionsource/healthy-drinks/drinks-to-consume-in-moderation/alcohol-full-story/

205. American Heart Association. Is drinking alcohol part of a healthy lifestyle? (2019-12-30) Is drinking alcohol part of a healthy lifestyle? [cited 2024 May 16]. Available from URL: https://www.heart.org/en/healthy-living/healthy-eating/eat-smart/nutrition-basics/alcohol-and-heart-health

206. Biddinger KJ, Emdin CA, Haas ME, Wang M, Hindy G, Ellinor PT, et al. Association of habitual alcohol intake with risk of cardiovascular disease. JAMA Network Open 2022;5(3):e223849

207. Zhao J, Stockwell T, Naimi T, Churchill S, Clay J, Sherk A, et al. Association between daily alcohol intake and risk of all-cause mortality. a systematic review and meta-analyses. JAMA Network Open 2023;6(3):e236185

208. van de Luitgaarden IAT, van Oort S, Bouman EJ, Schoonmade LJ, Schrieks IC, Grobbee DE, et al. Alcohol consumption in relation to cardiovascular diseases and mortality: a systematic review of Mendelian randomization studies. European Journal of Epidemiology 2022;37:655-669

209. World Health Organization. No level of alcohol consumption is safe for our health. (2023-1-4) [cited 2024 May 16]. Available from URL: https://www.who.int/europe/news/item/04-01-2023-no-level-of-alcohol-consumption-is-safe-for-our-health

210. CDC. Alcohol use. [cited 2024 May 1]. Available from URL: https://www.cdc.gov/alcohol/fact-sheets/alcohol-use.htm

211. Mayo Clinic. Alcohol_poisoning. (2023-4-29) [cited 2024 May 16]. Available from URL: https://www.mayoclinic.org/diseases-conditions/alcohol-poisoning/symptoms-causes/syc-20354386

212. Alzheimer's Society. Alcohol and the risk of dementia. (2023-12) [cited 2024 May 16]. Available from https://www.alzheimers.org.uk/about-dementia/managing-the-risk-of-dementia/reduce-your-risk-of-dementia/alcohol

213. National Institute on Alcohol Abuse and Alcoholism. Alcohol and the human body. [cited 2024 May 16]. Available from https://www.niaaa.nih.gov/alcohols-effects-health/alcohol-topics/alcohol-facts-and-statistics/alcohol-and-human-body

214. 국가암정보센터. 간암. [cited 2024 May 16]. Available from https://www.cancer.go.kr/lay1/program/S1T211C223/cancer/view.do?cancer_seq=3317&menu_seq=3324

215. World Health Organization. Alcohol-attributable fractions, all-cause deaths by country. (2018-9-6) [cited 2024 May 16]. Available from https://apps.who.int/gho/data/view.main.53400

216. 통계청. 보도자료: 2022년 사망원인통계 결과. 2023.9.21.

217. Alcohol Change UK. Alcohol and mental health. [cited 2024 May 16]. Available from https://alcoholchange.org.uk/alcohol-facts/fact-sheets/alcohol-and-mental-health

218. 서울대학교 병원. 알코올 남용 및 의존. [cited 2024 May 16]. Available from http://www.snuh.org/health/nMedInfo/nView.do?category=DIS&medid=AA000350

219. 보건복지부 국립정신건강센터. 2021년 정신건강실태조사. 보건복지부 국립정신건강센터, 2022

220. American Addiction Center. Assessment Tools Used to Diagnose Alcohol Use Disorders. (2024-2-7) [cited 2024 May 16]. Available from https://americanaddictioncenters.org/alcohol/assessment

221. ZINNIA. Is drinking alone a sign of alcoholism? (2024-2-29) [cited 2024 May 16]. Available from https://zinniahealth.com/substance-use/alcohol/drinking-alone

222. American Addiction Center. The link between violence and alcohol use. (2022-10-25) [cited 2024 May 16]. Available from https://alcohol.org/health-effects/drinking-and-fighting/

223. 절주온. 술은 타인에게 어떠한 영향을 미치나요? (2017-10-31) [cited 2024 May 16]. Available from https://www.khepi.or.kr/board/view?pageNum=2&rowCnt=8&no1=2&linkId=24404&menuId=MENU00645&schType=0&schText=&boardStyle=Gallery&categoryId=&continent=&country=

224. 도로교통공단. 2023년판(2022년 통계) 교통사고 통계분석. 도로교통공단 교통 AI 빅데이터융합센터, 2023

225. 오동열. 태아알코올증후군 예방을 위한 임신부 현황 및 태아발육 상태 평가. 관동대학교, 2009

226. GoodRx Health. Does alcohol reduce stress? the link between drinking and stress? (2022-4-14) [cited 2024 May 16]. Available from https://www.goodrx.com/health-topic/alcohol/does-alcohol-reduce-stress

227. 아비지트 배너지, 에스테르 뒤플로. (김승진 역) 좋은 경제학. 생각의 힘, 2020, p.438

228. National Institute on Alcohol Abuse and Alcoholism. Alcohol and "Deaths of Despair" (2019-9-26) [cited 2024 May 16]. Available from https://niaaa.scienceblog.com/227/alcohol-and-deaths-of-despair/

229. Bloomfield K. Understanding the alcohol-harm paradox: what next? The Lancet Public Health 2020;5:e300-e301

230. American Society for Nutrition. The French paradox: was it really the wine? (2013-1-18) [cited 2024 May 16]. Available from https://nutrition.org/french-paradox-really-wine/

231. 문화일보. 음주·흡연·비만의 사회·경제적 비용 연 41조 8,000억 원. (2022-5-16) [cited 2024 May 16]. Available from https://www.munhwa.com/news/view.html?no=20220516MW065201986217

232. Canadian Centre on Substance Use and Addiction. Canada's guidance on alcohol and health. [cited 2024 May 16]. Available from https://www.ccsa.ca/canadas-guidance-alcohol-and-health

233. 정진규, 김종성, 윤석준, 이사미, 안순기. 음주 진료 지침. Korean J Fam Pract 2021;11:14-21

234. 인제대학교. 국민건강영양조사 스트레스 측정도구 개발 및 validity 조사. 질병관리본부, 2010

235. Bushman B. Complete guide to fitness and health. 2nd ed. American College of Sports Medicine. pp.14-18

236. 강윤식. 스트레스 관리를 위한 심신의학적 접근과 과학적 근거: 이완과 명상 요법을 중심으로. J Korean Med Assoc 2011;54:284-293

237. World Health Organization. Stress. (2023-2-21) [cited 2024 May 31]. Available from URL: https://www.who.int/news-room/questions-and-answers/item/stress

238. in equilibrium. Acute, Episodic and Chronic Stress - What's the difference? (2021-4- 9) [cited 2024 May 31]. Available from URL: https://www.in-equilibrium.co.uk/acute-episodic-and-chronic-stress-whats-the-difference/

239. The New York Times. Anxiety, worry, and stress. (2020-2-26). [cited 2024 May 31]. Available from URL: https://www.nytimes.com/2020/02/26/smarter-living/the-difference-between-worry-stress-and-anxiety.html

240. 장세진. 스트레스의 사회심리적 요인. 한국역학회지 2002;24:148-163

241. 이종하, 신철민, 고영훈, 임재형, 김승현, 정인과 등. 한글판 스트레스 자각척도의 신뢰도와 타당도 연구. 정신신체의학 2012;20:127-134

242. 대한임상건강증진학회. 스트레스 관리. [cited 2024 May 31]. Available from URL: https://www.healthpro.or.kr/health/viewC.php?cat=5&number=43

243. choosing therapy. Eustress Vs. Distress: Positive & Negative Types of Stress. (2023-11-6) [cited 2024 May 31]. Available from URL: https://www.choosingtherapy.com/eustress-vs-distress/

244. Stanford Medicine. Good stress, bad stress. (2012-12-21). [cited 2024 May 31]. Available from URL: https://med.stanford.edu/news/all-news/2012/12/good-stress-bad-stress.html

245. LaFreniere LS, Newman MG. Exposing worry's deceit: percentage of untrue worries in generalized anxiety disorder treatment. Behavior Therapy 2020;51:413-423

246. Cohen S, Janicki-Deverts D, Miller GE. Psychological Stress and Disease. JAMA 2007;298:1685-1687

247. WebMD. Stress and depression. (2023-9-26) [cited 2024 May 31]. Available from URL: https://www.webmd.com/depression/features/stress-depression

248. Ha A, Kim SH, Kang G, Yoon HJ, Kim YK. Association between sight-threatening eye diseases and death by suicide in South Korea: a nationwide population-based cohort study. Ophthalmology 2023;130:804-811

249. Schneider RH, Alexander CN, Staggers F, Rainforth M, Salerno JW, Hartz A, et al. Long-term effects of stress reduction on mortality in persons ≥55 years of age with systemic Hypertension. Am J Cardiol 2005;95:1060-1064.

250. Ghodeshwar GK, Dube A, Khobragade D. Impact of lifestyle modifications on cardiovascular health: a narrative review. Cureus 2023;15:e42616

251. Salleh MR. Life event, stress and illness. Malays J Med Sci 2008;15:9-18

252. Harvard Health Publishing. Stress. [cited 2024 May 31]. Available from URL: https://www.health.harvard.edu/topics/stress

253. CDC. Coping with stress. (2024-5-21) [cited 2024 May 31]. Available from URL: https://www.cdc.gov/mentalhealth/cope-with-stress/index.html

254. Prior A, Fenger-Grøn M, Larsen KK, Larsen FB, Magtengaard K, Robinson KM, et al. The association between perceived stress and mortality among people with multimorbidity: a prospective population-based cohort study. American Journal of Epidemiology 2016;184:199-210

255. Parker HW, Abreu AM, Sullivan MC, Vadiveloo MK. Allostatic load and mortality: a systematic review and meta-analysis. American Journal of Preventive Medicine 2022;63:131-140

256. werywell. What Is allostatic load? (2022-8-11) [cited 2024 May 31]. Available from URL: https://www.verywellmind.com/what-is-allostatic-load-5680283

257. Taouk Y, Spittal MJ, LaMontagne AD, Milner AJ. Psychosocial work stressors and risk of all-cause and coronary heart disease mortality: a systematic review and meta-analysis. Scand J Work Environ Health 2020;46:19-31

258. Vaccarino V, Bremner JD. Stress and cardiovascular disease: an update. Nat Rev Cardiol 2024. https://doi.org/10.1038/s41569-024-01024-y

259. GQ. 나의 스트레스 해소 유형은? (2023-7-20) [cited 2024 May 31]. Available from URL: https://www.gqkorea.co.kr/2023/07/20/%EB%82%98%EC%9D%98-%EC%8A%A4%ED%8A%B8%EB%A0%88%EC%8A%A4-%ED%95%B4%EC%86%8C-%EC%9C%A0%ED%98%95%EC%9D%80/

260. Mayo clinic. Meditation: a simple, fast way to reduce stress. (2023-12-14) [cited 2024 May 31]. Available from URL: https://www.mayoclinic.org/tests-procedures/meditation/in-depth/meditation/art-20045858

261. Nahin RL, Rhee A, Stussman B. Use of complementary health approaches for pain by U.S. adults increased from 2002 to 2022. JAMA 2024;331:613-614

262. Chiesa A, Serretti A. Mindfulness-based stress reduction for stress management in healthy people: a review and meta-analysis. Journal of Alternative and Complementary Medicine 2009;15:593-600

263. Goyal M, Singh S, Sibinga EMS, Gould NF, Rowland-Seymour A, Sharma R, et al. Meditation programs for psychological stress and well-being: a systematic review and meta-analysis. JAMA Intern Med 2014;174:357-368

264. Ornish D, Scherwitz LW, Billings JH, Brown SE, Gould KL, Merritt TA, et al. Intensive lifestyle changes for reversal of coronary heart disease. JAMA 1998;280:2001-2007

265. National Center for Complementary and Integrative Health. Meditation and mindfulness: what you need to know. [cited 2024 May 31]. Available from URL: https://www.nccih.nih.gov/health/meditation-and-mindfulness-what-you-need-to-know

266. 장종천(편역). 땡큐붓다. 운주사. 2014, p.595

267. 대한수면연구학회. 2024년 세계 수면의 날. (2024-2-29) [cited 2024 Jun 13]. Available from URL: https://www.sleepnet.or.kr/board/notice/686?page=1&keyword=

268. 박소영, 최창진. 비당뇨병 한국 성인의 수면시간과 인슐린 저항성의 관련성: 국민건강영양조사, 2019-2020. Korean J Fam Pract 2022;12:367-374

269. 이데일리. 한국인 평균 수면시간 6.78시간. (2024-3-17) [cited 2024 Jun 13]. Available from URL: https://m.edaily.co.kr/news/read?newsId=01738406638824304&mediaCodeNo=257

270. Willoughby AR, Alikhani I, Karsikas M, Chua XY, Michael W.L. Chee MWL. Country differences in nocturnal sleep variability: Observations from a large-scale, long-term sleep wearable study. Sleep Medicine 2023;110:155-165

271. National Sleep Foundation. (2020-11-12) What Are the Sleep Stages? [cited 2024 Jun 13]. Available from URL: https://www.thensf.org/what-are-the-sleep-stages/

272. American Psychiatric Association. What are Sleep Disorders? (2024-3) [cited 2024 Jun 13]. Available from URL: https://www.psychiatry.org/patients-families/sleep-disorders/what-are-sleep-disorders

273. 대한수면연구학회. 정상수면. [cited 2024 Jun 13]. Available from URL: https://www.sleepnet.or.kr/sleep/normal

274. American Heart Association. What is good sleep and how much do I need? (2024-1-29) [cited 2024 Jun 13]. Available from URL: https://www.heart.org/en/healthy-living/healthy-lifestyle/sleep/what-is-good-sleep-and-how-much-do-i-need

275. CDC. About sleep. (2024-5-15) [cited 2024 Jun 13]. Available from URL: https://www.cdc.gov/sleep/about/index.html

276. National Heart, Lung, and Blood Institute. Why is sleep important? (2022-3-24) [cited 2024 Jun 13]. Available from URL: https://www.nhlbi.nih.gov/health/sleep/why-sleep-important

277. Li W, Chen D, Ruan W, Peng Y, Lu Z, Wang D. Associations of depression, sleep disorder with total and cause-specific mortality: a prospective cohort study. Journal of Affective Disorders 2022;298:134-141

278. Yeo Y, Ma SH, Park SK, Chang SH, Shin HR, Kang D, et al. A prospective cohort study on the relationship of sleep duration with all-cause and disease-specific mortality in the Korean multi-center cancer cohort study. J Prev Med Public Health 2013;46:271-281

279. National Sleep Foundation. Sleep deprivation: symptoms, treatment, & effects. (2024-3-12) [cited 2024 Jun 13]. Available from URL: https://www.sleepfoundation.org/sleep-deprivation

280. 홍승철. 기면병 및 과다수면 진단과 치료의 최신 지견. JKNA 2020;59:25-28

281. 최윤경, 이헌정, 서광윤, 김린. 수면 부족과 과도한 주간졸림증의 관련성. Sleep Medicine and Psychophysiology 2023;10:93-99

282. NCOA. Sleep statistics and facts. (2024-3-7) [cited 2024 Jun 13]. Available from URL: https://www.ncoa.org/adviser/sleep/sleep-statistics/

283. Harvard Health Publishing. Sleep. [cited 2024 Jun 13]. Available from URL: https://www.health.harvard.edu/topics/sleep

284. Ge L, Guyatt G, Tian J, Pan B, Chang Y, Chen Y, et al. Insomnia and risk of mortality from all-cause, cardiovascular disease, and cancer: systematic review and meta-analysis of prospective cohort studies. Sleep Medicine Reviews 2019;48:101215

285. 대한수면학회. 수면을 위한 십계명. [cited 2024 Jun 13]. Available from URL: https://www.sleepmed.or.kr/content/info/commandments.html

286. National Sleep Foundation. Am I getting enough sleep? (2020-11-9) [cited 2024 Jun 13]. Available from URL: https://www.thensf.org/recommended-amount-of-sleep/

287. SNUH. 건강한 삶을 위한 첫 걸음, '수면' (2023-2-17) [cited 2024 Jun 13]. Available from URL: http://www.snuh.org/board/B003/view.do?viewType=true&bbs_no=6112

288. KOSIS 국가통계포털. 통합검색. [cited 2024 Jun 21]. Available from URL: https://kosis.kr/search/search.do

289. 김은정. 국가건강검진 항목의 문제점과 개선과제. 국회입법조사처, 2023

290. 조비룡. 현행 국가건강검진 프로그램 전반에 대한 타당성 평가 및 제도개선방안. 서울대학교 의과대학. 2013, p.866. Available from URL: file:///C:/Users/user/Downloads/%ED%98%84%ED%96%89+%EA%B5%AD%EA%B0%80%EA%B1%B4%EA%B0%95%EA%B2%80%EC%A7%84+%ED%94%84%EB%A1%9C%EA%B7%B8%EB%9E%A8+%EC%A0%84%EB%B0%98%EC%97%90+%EB%8C%80%ED%95%9C+%ED%83%80%EB%8B%B9%EC%84%B1+%ED%8F%89%EA%B0%80+%EB%B0%8F+%EC%A0%9C%EB%8F%84%EA%B0%9C%EC%84%A0+%EB%B0%A9%EC%95%88+%EC%A0%9C%EC%8B%9C-%EC%84%9C%EC%9A%B8%EB%8C%80-%EC%A1%B0%EB%B9%84%EB%A3%A1-2%20(1).pdf

291. 데일리팜. 갑상선암 과잉검진 오해, 이제는 풀고 싶다. (2017-8-28) [cited 2024 Jun 21]. Available from URL: http://www.dailypharm.com/Users/News/NewsView.html?ID=230180

292. 한국건강관리협회. 종합건강검진. [cited 2024 Jun 21]. Available from URL: https://www.kahp.or.kr/ho/hlthChk/cprsvchk/cprsvchkList.do

293. 대한민국의학한림원 뉴스레터. 과잉 건강검진 이대로 괜찮은가? (2022-12-31) [cited 2024 Jun 21]. Available from URL: https://www.namok.or.kr/webzine/202212/sub2_2.php

294. 안형식. 적정 진료를 위한 Choosing Wisely 캠페인의 발전과 전개. 대한내과학회지 2018;93:1-4

295. 질병관리청 국가건강정보포털. 건강검진(국가건강검진). [cited 2024 Jun 21]. Available from URL: https://health.kdca.go.kr/healthinfo/biz/health/gnrlzHealthInfo/gnrlzHealthInfo/gnrlzHealthInfoView.do?cntnts_sn=5295

296. 국가암정보센터.국가암검진사업. [cited 2024 Jun 21]. Available from URL: https://www.cancer.go.kr/lay1/S1T261C262/contents.do

297. CDC. Oral health tips for adults. (2024-5-15). [cited 2024 Jun 21]. Available from URL: https://www.cdc.gov/oral-health/prevention/oral-health-tips-for-adults.html

298. 질병관리청 국가건강정보포털. 구강병 예방 및 관리방법! 알려드리겠습니다! [cited 2024 Jun 21]. Available from URL: https://health.kdca.go.kr/healthinfo/biz/health/gnrlzHealthInfo/gnrlzHealthInfo/gnrlzHealthInfoView.do?cntnts_sn=6291

299. CDC. Handwashing facts. (2024-4-17) [cited 2024 Jun 21]. Available from URL:
https://www.cdc.gov/clean-hands/data-research/facts-stats/index.html

제3장. 연령, 성별 그리고 유전적 요인

1. Dahlgren G, Whitehead M. European strategies for tackling social inequities in health: Levelling up part 2. WHO Regional Office for Europe. 2007, p.7, p.21

2. Durmaz AA, Karaca E, Demkow U, Toruner G, Schoumans J, Cogulu O. Evolution of Genetic Techniques: Past, Present, and Beyond. Biomed Res Int 2015;2015:461524

3. 통계청. 보도자료(2022년 사망원인통계 결과). 통계청, 2023

4. 보건복지부, 한국건강증진개발원. 제5차 국민건강증진종합계획(2021~2030). 보건복지부, 한국건강증진개발원. 2022

5. WHO. Ageing and health. (2022-10-1) [cited 2024 Jul 8]. Available from URL: https://www.who.int/news-room/fact-sheets/detail/ageing-and-health

6. Padron-Monedero A. A pathological convergence theory for non-communicable diseases. Aging Medicine 2023;6:328-337

7. Our World in Data. Gender ratio. (2024-2) [cited 2024 Jul 8]. Available from URL: https://ourworldindata.org/gender-ratio

8. 통계DB조회. 총조사인구(성/연령별) (2021-8-18) [cited 2024 Jul 8]. Available from URL: https://gsis.kwdi.re.kr/statHtml/statHtml.do?orgId=338&tblId=DT_1IN0503

9. Max Plank Institute. Why do women outlive men? [cited 2024 Jul 8]. Available from URL: https://www.age.mpg.de/why-do-women-live-longer-than-men

10. 질병관리청 만성질환건강통계. [cited 2024 Jul 8]. Available from URL:https://chs.kdca.go.kr/cdhs/biz/pblcVis/details.do?ctgrSn=45

11. SCI AM. Why women report being in worse health than men. (2011-12-30) [cited 2024 Jul 8]. Available from URL: https://www.scientificamerican.com/article/why-women-report-being-in/

12. The Guardian. Women live more years in ill-health than men, finds gender health gap study. (2024-5-1) [cited 2024 Jul 8]. Available from URL: https://www.theguardian.com/society/2024/may/01/women-live-more-years-ill-health-than-men-gender-health-gap-study

13. Patwardhan V, Gil GF, Arrieta A, Cagney J, DeGraw E, Herbert ME, et al. Differences across the lifespan between females and males in the top 20 causes of disease burden globally: a systematic analysis of the Global Burden of Disease Study 2021. Lancet Public Health 2024;9:e282-e294

14. AHRQ. Genetic disorder. [cited 2024 Jul 8]. Available from URL: https://effectivehealthcare.ahrq.gov/health-topics/genetic-disorders

15. Scitable. Genes and disease. [cited 2024 Jul 8]. Available from URL: https://www.nature.com/scitable/topic/genes-and-disease-17/

16. Liu L, Li Y, Tollefsbol TO. Gene-environment interactions and epigenetic basis of human diseases. Curr Issues Mol Biol 2008;10:25-36

17. National Library of Medicine. What are complex or multifactorial disorders? [cited 2024 Jul 8]. Available from URL: https://medlineplus.gov/genetics/understanding/mutationsanddisorders/complexdisorders/

18. Klebanov N. Genetic predisposition to infectious disease. Cureus 2018;10:e3210

19. Nicolaou N, Shane S. Common genetic effects on risk-taking preferences and choices. Journal of Risk and Uncertainty 2020;59:261-279

20. 캐스린 페이지 하든. (이동근역) 유전자 로또. 에코리브르, 2023, p.22

21. Mucci LA, Hjelmborg JB, Harris JR, Czene K, Havelick DJ, Scheike T, et al. Familial risk and heritability of cancer among twins in nordic countries. JAMA 2016;315:68-76

22. Drobn ZD, Kolossvary M, Karady J, Jermendy AL, Tarnoki AD, Tarnoki DL, et al. Heritability of coronary artery disease: insights from a classical twin study. Circulation: Cardiovascular Imaging 2022;15:e013348

23. Poljsak B, Kovač V, Levec T, Irina Milisav. Nature versus nurture: what can be learned from the oldest-old's claims about longevity? Rejuvenation Research 2021;24:262-272

24. Bian Z Wang L Fan R, Sun J, Yu L, Xu M, et al. Genetic predisposition, modifiable lifestyles, and their joint effects on human lifespan: evidence from multiple cohort studies. BMJ Evidence-Based Medicine 2024; Available from URL:https://ebm.bmj.com/content/early/2024/04/16/bmjebm-2023-112583

25. National Library of Medicine. What is epigenetics? [cited 2024 Jul 8]. Available from URL: https://medlineplus.gov/genetics/understanding/howgeneswork/epigenome/

26. Ahmed F. Epigenetics: tales of adversity. Nature 2010;468:S20

27. Dahlgren G, Whitehead M. Policies and strategies to promote social equity in health. WHO Regional Office for Europe. 1991, p.49

28. Patwardhan V, Gil GF, Arrieta A, Cagney J, DeGraw E, Herbert ME, et al. Differences across the lifespan between females and males in the top 20 causes of disease burden globally: a systematic analysis of the Global Burden of Disease Study 2021. The Lancet Public Health 2024;9:E282-E294

29. 건강보험공단. 건강예측안내. [cited 2024 Jul 8]. Available from URL: https://www.nhis.or.kr/nhis/healthin/healthPredictionMain.do

30. Chen SC, Su HM, Tsai YC, Huang JC, Chang JM, Hwang SJ, et al. Framingham risk score with cardiovascular events in chronic kidney disease. PLoS One 2013;8(3):e60008

31. Rempakos A, Prescott B, Mitchell GF, Vasan RS. Xanthakis V. Association of Life's Essential 8 with cardiovascular disease and mortality: The Framingham Heart Study. J Am Heart Assoc 2023;12:e030764

32. 대한예방의학회. 예방의학과 공중보건학. 제4판. 계축문화사, 2021, pp.270-271

33. 박성해. 대규모 인구집단 유전체정보 기반 정밀의료 핵심인프라 구축. 보건산업동향 2015;11:1-5

34. All of Us Research Hub. Data methods. [cited 2024 Jul 8]. Available from URL: https://www.researchallofus.org/data-tools/methods/

35. Wikipedia. Personalized medicine. [cited 2024 Jul 8]. Available from URL: https://en.wikipedia.org/wiki/Personalized_medicine

36. Harvard Health Publishing. Angelina Jolie's prophylactic mastectomy a difficult decision. (213-5-15) [cited 2024 Jul 8]. Available from URL: https://www.health.harvard.edu/blog/angelina-jolies-prophylactic-mastectomy-a-difficult-decision-201305156255

37. National Cancer Institue. Uncovering a new principle in chemotherapy resistance in breast cancer. (2016-7-20) [cited 2024 Jul 8]. Available from URL: https://www.cancer.gov/news-events/press-releases/2016/new-principle-chemo-resistance-breast-cancer

38. Ardent. The most personal information possible: protecting genetic and biometric data. [cited 2024 Jul 8]. Available from URL: https://www.ardentprivacy.ai/blog/the-most-personal-information-possible-protecting-genetic-data/

39. 경향신문. 미 "유전자 정보 이용 고용 등 차별금지" (2009-11-16) [cited 2024 Jul 8]. Available from URL: https://www.khan.co.kr/world/america/article/200911161742355

40. 의학신문. 유전자차별금지법 제정 필요. (2018-6-25). [cited 2024 Jul 8]. Available from URL: http://www.bosa.co.kr/news/articleView.html?idxno=2085523

41. Medium. 21 lessons for the 21st century — book review & quotes. (2019-12-28) [cited 2024 Jul 8]. Available from URL: https://medium.com/@kwharrison13/21-lessons-for-the-21st-century-book-review-quotes-409621101a48

제3부. 건강증진, 건강하고 행복한 사회

건강, 행복 그리고 건강증진

1. Australian Health Promotion Association. Ottawa Charter for Health Promotion First International Conference on health promotion. [cited 2024 Aug 23]. Available from URL: https://www.healthpromotion.org.au/images/ottawa_charter_hp.pdf

2. Green LW, Kreuter MW. Health promotion planning; an educational and environmental approach. 3rd ed. Mayfield Publishing Company, 1999, p.38-39

3. Psychology Today. Happiness and health. [cited 2024 Aug 23]. Available from URL: https://www.psychologytoday.com/intl/basics/happiness/happiness-and-health

4. Harvard Health Publishing. Health and happiness go hand in hand. (2021-11-1) [cited 2024 Aug 23]. Available from URL: https://www.health.harvard.edu/mind-and-mood/health-and-happiness-go-hand-in-hand

5. 설로마, 전진호. 생애주기별 한국인의 행복지수 영향 요인. PHWR 2023;16:81

6. 경제학, 행복을 말하다. 브루노 프라이, 알로이스 스터처. (김민주, 정나영 역) 도서출판 예문. 2008, p.30, pp.126-127, p.131, p.242

7. Forbes. Does good health lead to happiness? (2015-12-31) [cited 2024 Aug 23]. Available from URL: https://www.forbes.com/sites/theapothecary/2015/12/31/does-good-health-lead-to-happiness/

8. Minkler M. Personal responsibility for health? [cited 2024 Aug 23]. Available from URL: https://journals.sagepub.com/doi/pdf/10.1177/109019819902600110

9. Resnik DB. Responsibility for health: personal, social, and environmental. J Med Ethics 2007;33:444-445.

10. 대한예방의학회. 예방의학과 공중보건학. 제4판. 계축문화사, 2021, p.1119-1120

제1장. 기후 변화 대응

1. 기후변화에 관한 정부 간 협의체. 기후변화 2023 종합보고서. WMO, UNEP, 2023

2. 오채운, 송예원, 김태호. IPCC 제6차 평가보고서 종합보고서 기반, 기후 기술 대응 시사점. 국가녹색기술연구소, 2023

3. 외교부. 공동보도자료. 향후 10년의 기후 행동이 온난화 제한을 결정한다-기후변화에 관한 정부 간 협의체, 제6차 평가보고서 종합보고서 승인. 외교부, 2023

4. UpToDateⓇ. Overview of occupational and environmental health. UpToDate, Inc., 2021

5. RMets. Tipping points in the climate system. (2021-8-18) [cited 2024 Sep 24]. Available from URL: https://rmets.onlinelibrary.wiley.com/doi/10.1002/wea.4058

6. Probable Futures. What is the Hothouse Earth trajectory? (2024-2-14) [cited 2024 Sep 24]. Available from URL:https://probablefutures.org/perspective/what-is-the-hothouse-earth-trajectory/

7. 조천호. 파란 하늘 빨간 지구. 동아시아, 2019, pp.118-123, pp.229-236

8. United Nations Climate Change. The Paris Agreement. [cited 2024 Sep 24]. Available from URL: https://unfccc.int/process-and-meetings/the-paris-agreement?gad_source=1&gclid=CjwKCAjwreW2BhBhEiwAavLwfJQzcgkTjb0f6xUf_F2dM1S2cO0AqwllRbgKGuHjz5TfMzFctIrkIRoCXh0QAvD_BwE

9. Hansen JE, Sato M, Simons L, Nazarenko LS, Sangha I, Kharecha P, et al. Global warming in the pipeline. Oxford Open Climate Change 2023;3:kgad008,

10. 돼지와 사람. 2022년 우리나라 온실가스 잠정배출량 6억 5,460만 톤… 축산 비중 1.6% (2023-7-26) [cited 2024 Sep 24]. Available from URL: http://www.pigpeople.net/news/article.html?no=13261

11. 지표누리. 온실가스 배출량. (2024-1-4) [cited 2024 Sep 24]. Available from URL: https://www.index.go.kr/unify/idx-info.do?idxCd=4288

12 외교부. 보도자료. 상향된 '2030 국가 온실가스 감축목표(NDC)' 유엔기후변화협약 사무국 제출. 2021.12.23

13. 기후위기 대응을 위한 탄소중립·녹색성장 기본법. [cited 2024 Sep 24]. Available from URL: https://www.law.go.kr/lsInfoP.do?lsiSeq=247503&efYd=20240101#0000

14. 한겨레. '아시아 첫 기후소송' 헌재 "정부 대응, 미래에 과중한 부담 이전" (2024-8-29) [cited 2024 Sep 24]. Available from URL: https://www.hani.co.kr/arti/society/environment/1155981.html

15. 한국에너지공단. 2022년 신·재생에너지 보급통계 결과안내. (2023-12-20) [cited 2024 Sep 24]. Available from URL: https://www.knrec.or.kr/biz/pds/statistic/view.do?no=270

16. Shin&Kim. 「제11차 전력수급기본계획」 실무안 공개. (2024-6-12). [cited 2024 Sep 24]. Available from URL: https://www.shinkim.com/kor/media/newsletter/2478

17. energysage. The top pros and cons of nuclear energy. (2021-11-10) [cited 2024 Sep 24]. Available from URL: https://www.energysage.com/about-clean-energy/nuclear-energy/pros-and-cons-nuclear-energy/

18. 한국경제. "韓, 6년 후엔 핵폐기물 처리 한계" (2024-4-22) [cited 2024 Sep 24]. Available from URL: https://www.hankyung.com/article/2024042284321

19. 나무위키. 방사성 폐기물. (2024-8-31). [cited 2024 Sep 24]. Available from URL: https://namu.wiki/w/%EB%B0%A9%EC%82%AC%EC%84%B1%20%ED%8F%90%EA%B8%B0%EB%AC%BC

20. Clean Energy Wire. Germany's aim for 80 percent renewables in electricity by 2030 well within reach – minister. (2024-2-27) [cited 2024 Sep 24]. Available from URL: https://www.cleanenergywire.org/news/germanys-aim-80-percent-renewables-electricity-2030-well-within-reach-minister

21. Iberdrola. Decarbonisation. [cited 2024 Sep 24]. Available from URL: https://www.iberdrola.com/about-us/decarbonized-economy-principles-regulatory-actions

22. 한국철강협회. 수소환원제철. [cited 2024 Sep 24]. Available from URL: https://steelpr.kosa.or.kr/promote/future/future03_01.jsp

23. planete energies. Copenhagen - Europe's Greenest Capital City. (2024-3-7) [cited 2024 Sep 24]. Available from URL: https://www.planete-energies.com/en/media/article/copenhagen-europes-greenest-capital-city

24. MCC. Carbon leakage. [cited 2024 Sep 24]. Available from URL: https://www.mcc-berlin.net/en/research/policy-briefs/carbonleakage.html

25. SNUAC. 기후위기와 갯벌. (2023-12-18) [cited 2024 Sep 24]. Available from URL: https://snuac.snu.ac.kr/?p=43421

26. carbon removal canada. Decoding climate solutions? The difference between carbon removal and carbon capture. [cited 2024 Sep 24]. Available from URL: https://carbonremoval.ca/decoding-climate-solutions/

27. 홍종호. 기후 위기 부의 대전환. 다산북스, 2023, pp.138-139, pp.287-288, pp.314-316

28. Sam Hampton S, Whitmarsh L. Choices for climate action: A review of the multiple roles individuals play. One Earth 2023;6:1157-11172

29. 대한예방의학회. 예방의학과 공중보건학. 제4판. 계축문화사, 2021, pp.589-590, p.608

30. 조효제. 탄소사회의 종말. 21세기북스, 2021, pp.64-65

31. Wikipedia. Delta Works. [cited 2024 Sep 24]. Available from URL: https://en.wikipedia.org/wiki/Delta_Works

32. NYC. Coastal infrastructure. [cited 2024 Sep 24]. Available from URL: https://climate.cityofnewyork.us/subtopics/coastal-infrastructure/

33. 한스경제. '부유식 해상 도시', 해수면 상승 새로운 대응책 될까. (2024-5-13) [cited 2024 Sep 24]. Available from URL: https://www.hansbiz.co.kr/news/articleView.html?idxno=693419

34. 파이낸셜 뉴스. 기후변화는 질병·경제악화 등 초래… 조기경보체계 갖춰야. (2024-8-14) [cited 2024 Sep 24]. Available from URL: https://v.daum.net/v/20240814180733467

35. 감사원. 감사보고서-기후위기 적응 및 대응 실태(물, 식량 분야). 2023.7

36. 임영아, 정학균. 기후위기 시대, 농업부문 대응 방안. Agricultural Outlook 2024 Korea

37. Postel SL, Thompson BH, Jr. Watershed protection: Capturing the benefitsof nature's water supply services. Natural Resources Forum 2005;29:98-108

38. CDC. Zoonoses—The One Health Approach. [cited 2024 Sep 24]. Available from URL: https://wwwnc.cdc.gov/travel/yellowbook/2024/environmental-hazards-risks/zoonoses-one-health-approach-

39. Zinsstag J, Crump L, Schelling E, Hattendorf J, Maidane YO, Ali KO, et al. Climate change and One Health. FEMS Microbiol Lett 2018;365:fny085

40. UN Chronicle. Population and Climate Change: Decent Living for All without Compromising Climate Mitigation. (2024-4-8) [cited 2024 Sep 24]. Available from URL: https://www.un.org/en/population-climate-change-decent-living-all-without-compromising-climate-mitigation

41. Earth.org. Demographic Shifts and Carbon Emissions: Can Population Decline Solve global environmental challenge? (2024-1-30) [cited 2024 Sep 24]. Available from URL: https://earth.org/demographic-shifts-and-carbon-emissions-can-population-decline-solve-global-environmental-challenges

42. Our World in Data. Peak global population and other key findings from the 2024 UN World Population Prospects. (2024-7-11) [cited 2024 Sep 24]. Available from URL: https://ourworldindata.org/un-population-2024-revision

43. The Voluntary Human Extinction Movement. "May we live long and die out" [cited 2024 Sep 24]. Available from URL: https://www.vhemt.org

44. The Conversation. Green growth or degrowth: what is the right way to tackle climate change? (2023-11-26). [cited 2024 Sep 24]. Available from URL: https://theconversation.com/green-growth-or-degrowth-what-is-the-right-way-to-tackle-climate-change-218239

45. Net Zero Investor. Is green growth failing? (2023-6-9) [cited 2024 Sep 24]. Available from URL: https://www.netzeroinvestor.net/news-and-views/is-green-growth-failing

46. Hickel J, Kallis G. Is green growth possible? New Political Economy 2020;25:469-486

47. 미래는 탈성장. 마티아스 슈멜쳐, 안드레아 베터, 아론 반신티안. (김현우, 이보아 역) 나름북스, 2022, p.232, p.241

48. Rao ND, Min J. Decent Living Standards: Material Prerequisites for Human Wellbeing. Soc Indic Res 2018;138:225-244

49. Net Zero Investor. Are green growth and degrowth really so different? (2023-8-31) (2023-6-9) [cited 2024 Sep 24]. Available from URL: https://www.netzeroinvestor.net/news-and-views/are-green-growth-and-degrowth-really-so-different

50. Keyßer LT, Lenzen M. 1.5 °C degrowth scenarios suggest the need for new mitigation pathways. Nat Commun 2021;12:2676

51. WIPO. Overview: technology and innovation for climate mitigation. [cited 2024 Sep 24]. Available from URL: https://www.wipo.int/green-technology-book-mitigation/en/technology-and-innovation-for-climate-mitigation/index.html

52. 위키백과. 스마트 그리드. [cited 2024 Sep 24]. Available from URL: https://ko.wikipedia.org/wiki/%EC%8A%A4%EB%A7%88%ED%8A%B8_%EA%B7%B8%EB%A6%AC%EB%93%9C

53. Maibach E, Covello VT. Communicating environmental risk. In: Frumkin H, editor. Environmental Health: from global to local. 3rd ed. Jossey-Bass; 2016. pp.775-778

54. ClientEarth. What are environmental principles? (2019-3-12) [cited 2024 Sep 24]. Available from URL: https://www.clientearth.org/latest/news/what-are-environmental-principles/

55. 질병관리청. 생활 속의 환경호르몬. [cited 2023 April 24]. Available from URL:. https://health.kdca.go.kr/healthinfo/biz/health/gnrlzHealthInfo/gnrlzHealthInfo/gnrlzHealthInfoView.do?cntnts_sn=5836

56. Goldman LR. Environmental public health: from theory to practice. In: Frumkin H, editor. Environmental Health: from global to local. 3rd ed. Jossey-Bass; 2016. pp.730

57. 환경정책기본법. [cited 2023 May 24]. Available from URL: https://www.law.go.kr/%EB%B2%95%EB%A0%B9/%ED%99%98%EA%B2%BD%EC%A0%95%EC%B1%85%EA%B8%B0%EB%B3%B8%EB%B2%95

58. 뉴시스. 전 세계 플라스틱 쓰레기 11% 코카콜라 제품-WP. (2024-4-26) [cited 2024 Sep 24]. Available from URL: https://www.newsis.com/view/?id=NISX20240426_0002714319&cID=10101&pID=10100

59. 허가형. 원자력 발전비용의 쟁점과 과제. 국회예산정책처, 2014.3

60. Visual Capitalist. Charted: Global CO2 Emissions by Income Group. (2023-12-15) [cited 2024 Sep 24]. Available from URL: https://www.visualcapitalist.com/co2-emissions-by-income/

제2장. 건강의 사회적 결정요인 대책

1. 정백근. 지역 건강불평등 완화를 위한 정책 수립 방안과 지역보건의료계획의 의의. 보건복지포럼. 2018.6

2. 최지희, 김동진, 이준협. 한국의 상대적 지역박탈 현황과 변화, 보건복지포럼. 2019.6

3. 박진욱. 지역 건강불평등 현황. 보건복지포럼. 2018.6

4. Collaborative for Health & Environment. Socioeconomic environment. [cited 2024 Oct 16]. Available from URL: https://www.healthandenvironment.org/environmental-health/environmental-risks/socioeconomic-environment

5. Dahlgren G, Whitehead M. European strategies for tackling social inequities in health: Levelling up part 2. WHO Regional Office for Europe. 2007, p.22-23, p.30, p.42-43, p.58

6. Braveman P, Gottlieb L. The social determinants of health: it's time to consider the causes of the causes. Public Health Reports 2014;129(s2):19-31

7. Institute of Medicine. The Future of the public's health in the 21st century The National Academies Press. Washington, D.C, 2003, pp.51-52

8. Solar O, Irwin A. A conceptual framework for action on the social determinants of health (Discussion Paper Series on Social Determinants of Health, 2) World Health Organization, Geneva, 2010, pp.5-7, pp.8-9, p.26, pp.30-31, p.45)

9. CSDH. Closing the gap in a generation: health equity through action on the social determinants of health. Final Report of the Commission on Social Determinants of Health. World Health Organization. Geneva, 2008, pp.2-5, pp.10-13, p.23, p.26, p.35, p.38, p.50

10. Krieger N, Chen JT, Coull BA, Selby JV. Lifetime socioeconomic position and twins' health: an analysis of 308 pairs of United States women twins. PLoS Med 2005;2:e162

11. OECD. Social mobility and equal opportunity. [cited 2024 Oct 16]. Available from URL: https://www.oecd.org/en/topics/sub-issues/social-mobility-and-equal-opportunity.html

12. OECD. A broken social elevator? how to promote social mobility. [cited 2024 Oct 16]. Available from URL: https://www.oecd.org/en/publications/broken-elevator-how-to-promote-social-mobility_9789264301085-en.html

13. 정종우. 이동원. 김혜진. 입시경쟁 과열로 인한 사회문제와 대응방안. BOK 이슈노트. 2024.8.27.

14. 캐스린 페이지 하든. (이동근역) 유전자 로또. 에코리브르, 2023, p.67

15. Avancena ALV, DeLuca EK, Iott B, Mauri A, Miller N, Eisenberg D, et al. Income and income inequality are a matter of life and death. what can policymakers do about it? AJPH 2021;111:1404-1408

15-1. Blakely T, Wilson N. Shifting dollars, saving lives: what might happen to mortality rates, and socio-economic inequalities in mortality rates, if income was redistributed? Soc Sci Med 2006;62:2024-2034

16. Dahlgren G, Whitehead M. Policies and strategies to promote social equity in health. WHO. 2007, p.20

17. 한겨레. 건강 불평등은 피할 수 없는 문제? 노! (2019-10-19) [cited 2024 Oct 16]. Available from URL: https://www.hani.co.kr/arti/society/health/822402.html

18. 국립중앙의료원. 2022년 공공보건의료통계. [cited 2024 Oct 16]. Available from URL: https://www.nmc.or.kr/nmc/board/B0000058

19. 위키백과. 정치. [cited 2024 Oct 16]. Available from URL: https://ko.wikipedia.org/wiki/%EC%A0%95%EC%B9%98

20. 뉴스타파. [재산공개 30년] '강남 사람들'의 국회… 국회의원 재산 전수 분석. (2023-11-23) cited 2024 Oct 16]. Available from URL: https://newstapa.org/article/lRGjg

21. 김장락, 정백근, 박기수, 강윤식. 사망률이 높은 지역사회에서 임파워먼트 및 사회적 자본과 주관적 건강수준의 연관성. J Agric Med Community Health 2012;37:131-144

22. 오, 시월. 술술 풀리는 어원 이야기. (2020-9-11) [cited 2024 Oct 16]. Available from URL: https://blog.naver.com/semiself/222086827113

23. 나무위키. 정치. [cited 2024 Oct 16]. Available from URL: https://namu.wiki/w/%EC%A0%95%EC%B9%98

24. Dooris M. The politics of health promotion: channelling our anger and our hope for the wellbeing of people, place and planet. International Journal of Health Promotion and Education 2024;61:332-340.

25. 김장락, 정백근, 박기수, 강윤식. 건강증진을 위한 참여학습의 적용 사례. J Agric Med Community Health 2011;36:130-142
26. 김장락, 정백근, 박기수, 강윤식. 주민주도형 건강증진전략이 수반하는 가치: 경상남도 건강플러스 행복플러스 사업을 중심으로. Korean J Health Educ Promot 2015;32:13-23

27. 경향신문. 지난해 GDP 절반은 수도권에서. (2023-12-22) [cited 2024 Oct 17]. Available from URL:https://www.khan.co.kr/economy/economy-general/article/202312221619001

28. 경남신문. [세상을 보며] 명망가보다 지역에 뼈 묻을 지역 정치인을. (2017-9-7) [cited 2024 Oct 17]. Available from URL: https://www.knnews.co.kr/news/articleView.php?idxno=1225844

29. 박수경. 수도권과 지방 간의 의료시설 및 의료인력 불균형. 한국의 사회 동향 2023. 통계청 통계개발원. 2023, pp.92-102

30. 신현웅. 보건의료정책 현황과 과제: 지속가능성 확보를 중심으로. 보건복지포럼. 2020.1

31. 문화일보. 응급 의료서비스 지역 불균형 심각. (2024-10-4) [cited 2024 Oct 17]. Available from URL:https://munhwa.com/news/view.html?no=2024100401039910114007

32. OECD. How's life? 2020: 웰빙의 측정. OECD Korea Policy Centre. 2021

33. Picket R, Wilkinson K. The spirit level: why more equal societies almost always do better? Penguin Press. 2009

34. 뉴스1. 尹 "GDP 4만달러 넘으면 양극화 해소… 변화 체감할 것". (2024-5-13) [cited 2024 Oct 17]. Available from URL: https://www.news1.kr/politics/president/5414468

35. National Collaborating Centre. Let's talk health equity. [cited 2024 Oct 17]. Available from URL: https://nccdh.ca/images/uploads/Lets_Talk_Health_Equity_English.pdf

36. Ferragina E. The welfare state and social capital in Europe: Reassessing a complex relationship. International Journal of Comparative Sociology 2017;58:55-90

37. Rothstein B, Stolle D. The state and social capital: an institutional theory of generalized trust. Comparative Politics 2008;40:441-459

38. Villalonga-Olives E, Wind TR, Kawachi I. Social capital interventions in public health:a systematic review. Social Science & Medicine 2018;212:203-218

제3장. 건강에 바람직한 행태를 위한 건강증진

1. Rose G. Rose's strategy of preventive medicine. New York: Oxford University Press. 2008, p.38

2. Green LW, Kreuter MW. Health promotion planning; an educational and environmental approach. 2nd ed. Mayfield, 1991, pp.3-4

3. Green LW, Kreuter MW. Health promotion planning; an educational and environmental approach. 3rd ed. Mayfield, 1999, p.11, p.190

4. 대한예방의학회. 예방의학과 공중보건학. 제4판. 계축문화사, 2021, p.1120, pp.1125-1126

5. Stars I. Health literacy as a challenge for health education. SHS Web of Conferences 2018;40:02004

6. World Health Organization. Health literacy. [cited 2024 Nov 4]. Available from URL: https://www.who.int/teams/health-promotion/enhanced-wellbeing/ninth-global-conference/health-literacy

7. Smith SA, Carbone ET. Reintegrate empowerment and health literacy to advance public health and healthcare delivery. Stud Health Technol Inform 2020;269:369-399.

8. Editorial. Healthy choice should be the easy choice. The Lancet Oncology 2012;13:743

9. 단비뉴스. 암스테르담 32%, 코펜하겐 30%, 서울은 2%. (2024-1-21) [cited 2024 Nov 4]. Available from URL: https://www.danbinews.com/news/articleView.html?idxno=25414

10. 삼표. 사람과 환경을 생각한 새로운 도시 개념, 15분 도시. (2023-11-14) [cited 2024 Nov 4]. Available from URL: https://sampyo.co.kr/blog/%EC%82%AC%EB%9E%8C%EA%B3%BC-%ED%99%98%EA%B2%BD%EC%9D%84-%EC%83%9D%EA%B0%81%ED%95%9C-%EC%83%88%EB%A1%9C%EC%9A%B4-%EB%8F%84%EC%8B%9C-%EA%B0%9C%EB%85%90-15%EB%B6%84-%EB%8F%84%EC%8B%9C/

11. 세계일보. 차 없는 도시 스페인 폰테베드라…"이곳은 천국이에요" (2018-9-23) [cited 2024 Nov 4]. Available from URL: https://www.segye.com/newsView/20180923000722

12. Frieden TR. A Framework for Public Health Action: The Health Impact Pyramid. Am J Public Health 2010;100:590-595.

13. 강이화. 습관을 바꿔라:나트륨을 줄여라. 건강인 2018.10. 건강보험공단. 2018

14. 건치. 수불사업 중단… 그 뼈 아픈 역사! (2019-7-12) [cited 2024 Nov 4]. Available from URL: https://www.gunchinews.com/news/articleView.html?idxno=55075

15. 보건복지부, 한국건강증진개발원. 제5차 국민건강증진종합계획(2021~2030). 보건복지부, 한국건강증진개발원. 2022

16. 김장락, 정백근, 박기수, 강윤식, 지역사회조직화 전략의 중간 결과평가: 경남 건강플러스 행복플러스 사업 3년 경험. Korean J Health Educ Promot 2014;39:146-160

17. 김장락, 정백근, 박기수, 강윤식. 주민주도형 건강증진전략이 수반하는 가치: 경상남도 건강플러스 행복플러스 사업을 중심으로. Korean J Health Educ Promot 2015;32:13-23

18. CSDH. Closing the gap in a generation: health equity through action on the social determinants of health. Final Report of the Commission on Social Determinants of Health. World Health Organization. Geneva, 2008, p.162

19. 정백근, 강윤식, 김장락, 박보현, 김준희, 하영미 등. 제2기 경상남도 건강플러스 행복플러스 사업 평가 및 사후 유지지역 사례 연구. 경상남도 공공보건의료지원단. 2022

20. Ball K, Jeffery RW, Abbott G, McNaughton SA, Crawford D. Is healthy behavior contagious: associations of social norms with physical activity and healthy eating. Int J Behav Nutr Phys Act 2010;7:86

21. 위키백과. 거버넌스. [cited 2024 Nov 4]. Available from URL: https://ko.wikipedia.org/wiki/%EA%B1%B0%EB%B2%84%EB%84%8C%EC%8A%A4

22. Dahlgren G, Whitehead M. European strategies for tackling social inequities in health: Levelling up part 2. WHO Regional Office for Europe. 2007, pp.84-85

23. Pampel FC, Krueger PM, Denney JT. Socioeconomic Disparities in Health Behaviors. Annu Rev Sociol 2010;36:349-370

24. 경향신문. 스코틀랜드 "과음 막겠다" 주류 최저가격제 도입. (2018-5-22) [cited 2024 Nov 4]. Available from URL: https://www.khan.co.kr/world/europe-russia/article/201805022146005

25. Public Health Scotland. PHS welcomes increase in MUP to maintain effectiveness. (2024-9-30) [cited 2024 Nov 4]. Available from URL: https://publichealthscotland.scot/news/2024/september/phs-welcomes-increase-in-mup-to-maintain-effectiveness/

26. Rice W. Health promotion through an equity lens: approaches, problems and solutions. [cited 2024 Nov 4]. Available from URL: https://www.wellesleyinstitute.com/wp-content/uploads/2011/02/Health_Promotion_Through_an_Equity_Lens.pdf

27. World Health Organization. The 1st International Conference on Health Promotion, Ottawa, 1986. [cited 2024 Nov 4]. Available from URL: https://www.who.int/teams/health-promotion/enhanced-wellbeing/first-global-conference

28. 보건복지부, 건강증진개발원. 2024년 지역사회 통합건강증진사업 안내. 건강증진개발원, 2024

29. Community Preventive Services Task Force. All Active Recommendations October 2024. [cited 2024 Nov 4]. Available from URL: https://www.thecommunityguide.org/media/pdf/cpstf-finding-lists/CPSTF-Recommendations-508.pdf

30. American Public Health Association., Alcohol screening and brief intervention.
Screening and brief intervention. [cited 2024 Nov 4]. Available from URL: https://www.brownhealth.org/sites/default/files/lifespan-files/documents/centers/injury-prevention-center/alcohol-screeening-and-brief-intervention-web.pdf

31. Victora CG, Joseph G, Silva ICM, Maia FS, Vaughan JP, Barros FC. et al. The inverse equity hypothesis: analyses of institutional deliveries in 286 national surveys. Am J Public Health 2018;108:464-471

32. Savience. Pros and cons of digital health. [cited 2024 Nov 4]. Available from URL: https://savience.com/2023/08/07/pros-and-cons-of-digital-health/

글을 마무리하며, 결국 정치다.

1. 마이클 샌델. 이창신 옮김. 정의란 무엇인가? 김영사. 2009, p.63

2. UN Sustainable Development Group. [cited 2024 Nov 8]. Available from URL: https://unsdg.un.org/2030-agenda/universal-values/leave-no-one-behind